作業療法の曖昧さを引き受けるということ

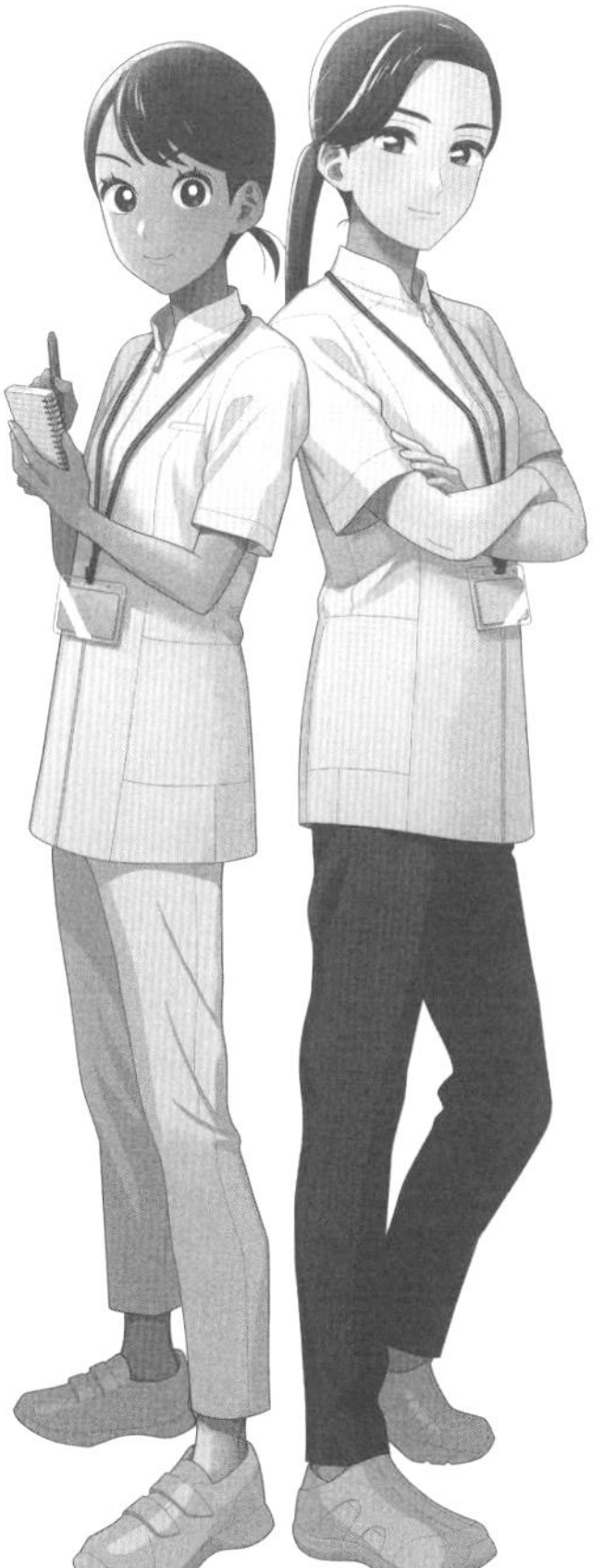

齋藤佑樹（解説）
仙台青葉学院短期大学
リハビリテーション学科作業療法学専攻 教授

上江洲聖（原作）
琉球リハビリテーション学院
作業療法学科 学科長代理

えんぴつ（マンガ・本文イラスト）

医学書院

序

学生時代、はじめて先輩たちの実習報告会に参加したときに、「自分にこんなことができるだろうか…」「来年実習に行ったら自分もこれをやるのか…」そんな不安な気持ちになりました。臨床実習が近づくにつれその不安はどんどん大きくなりました。でも何から手をつければよいのかわからない……。結局ROMやMMTなどの検査練習ばかりを繰り返しました。

本書を手にとってくれたみなさんにもそんな経験があるのではないでしょうか。作業療法はとても魅力的な仕事です。でも同時に、作業療法はとても曖昧でつかみどころのない仕事のようにも感じます。

高校時代、作業療法に興味を持ったあなたは、書籍やインターネットを使って作業療法について調べました。そこには、作業療法の対象が身体障害のみならず、精神障害や発達障害など多岐にわたること、また、治療手段として作業活動を用いることなどが記載されていました。「作業療法は心のケアも重視するのか」「工作をしながら治療をするのか」――そんな作業療法の切片にわずかな興味を抱き、作業療法士を志した人も少なくないでしょう。

養成校に入学したあなたを待っていたのは，解剖学，生理学，運動学などの基礎科目に加え，各種概論や基礎作業学などの専門科目，臨床医学など，想像をはるかに超える多分野の学習でした。それらの知識をつなぎ合わせ，自分の中に「作業療法とは」を確立することは簡単なことではありませんでした。

臨床実習に出ると，あなたは臨床実習指導者から「作業療法士はなんでも屋」「作業療法士は黒子」「作業療法士は対象者の生き様をつくる仕事」などといった抽象度の高い文学的な指導を受けたり，「作業療法はどんな領域でも同じ」「結局は解剖，生理，運動が大切」といった達観的雰囲気を帯びた指導を受けたりしました。作業療法の範囲の広さや可能性に胸を躍らせながらも，それらの言葉を行動レベルに昇華させることは容易ではありませんでした。

無事に国家試験に合格したあなたは，作業療法士としてのキャリアをスタートします。「作業療法士の専門性とはなんだろう?」そんな思いを頭の片隅にいつも抱えながら業務を遂行していると，いつの間にか「作業療法士の仕事はADLの支援」などと専門性を狭くとらえるようになってしまったり，無意識に自分の興味・関心を肯定するような言葉を成書や文献の中に探したくなったりします。

私は作業療法の曖昧さを探求し，悩みから解き放たれたのか?　それとも悩むことから降りたのか?　それを客観的に判断することは容易ではありません。

読者のみなさんが作業療法の曖昧さから逃げず、自分なりの解釈で片付けてしまうこともせず、曖昧さを引き受けながら、曖昧さの正体をひとつずつ紐解いていく——そんな勇敢な営みを支えるために本書は生まれました。本書のタイトルは、そのまま「作業療法の曖昧さを引き受けるということ」としました。

作業療法の曖昧さを共有し、追体験していただくために本書はマンガと文章(解説)とで章を構成しています。言語化が難しい現場の状況も、マンガならより具体的にイメージしていただけると思います。

本書の舞台は沖縄のリハビリテーション病院。主人公は、現在、作業療法士養成校に通っており臨床実習中の野原咲子(のはらさきこ)と、作業療法士で野原の臨床実習指導を担当する花城ゆず(はなしろゆず)です。

野原は何度も作業療法の曖昧さの壁にぶつかります。そして曖昧さの答えを花城に求めます。花城は野原が曖昧さから逃げないように、でも確実に最適解に近づくことができるように、優しく野原を支え続けます。野原と花城のやり取り、また対象者と二人とのやり取りをとおして、ぜひ読者のみなさんも作業療法について改めて考えてみてください。

すべての作業療法士は実習生でした。そして、すべての実習生はいつか作業療法士になります。学生さんも、臨床に出たばかりの駆け出しのあなたも、臨床実習指導者になったあなたも、だれもが今の自分やいつかの自分に重なる場面があると思います。対象者にとって有意義な作業療法を提供するために大切なことはなんだろう……。本書がそのヒントを提供する羅針盤のような存在になることを願っています。

最後に、本書のマンガを制作するにあたり、取材や施設内の写真提供にご協力いただいた千葉亜希子氏、山田絵里香氏、下里聡子氏、久志仁氏、饒平名亜紀子氏、西川智美氏に感謝申し上げます。

二〇二三年九月

齋藤佑樹
上江洲聖

目次

第3話

目標の満足度を確認する

第4話

検査・測定の目的と価値

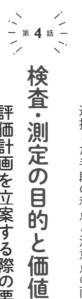

第10話
課題を解決できるようにする支援 147

第11話
退院後の長い生活を見据える 167

第12話

振り返りとこれから

第13話

付録

column

本文デザイン・装丁……加藤愛子（オフィスキントン）

読者アンケートのお願い

本書へのご意見・ご感想をお寄せいただければ幸いです．下記 URL もしくは QR コードからご回答いただけます．アンケート回答者の中から抽選で「図書カード」を進呈いたします．なお，当選の発表は賞品の発送をもってかえさせていただきます．
https://www.igaku-shoin.co.jp/prd/05057/

キャラクター紹介

作業療法士／作業療法学生

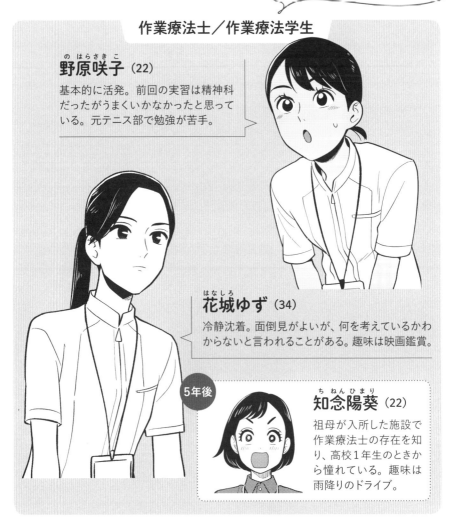

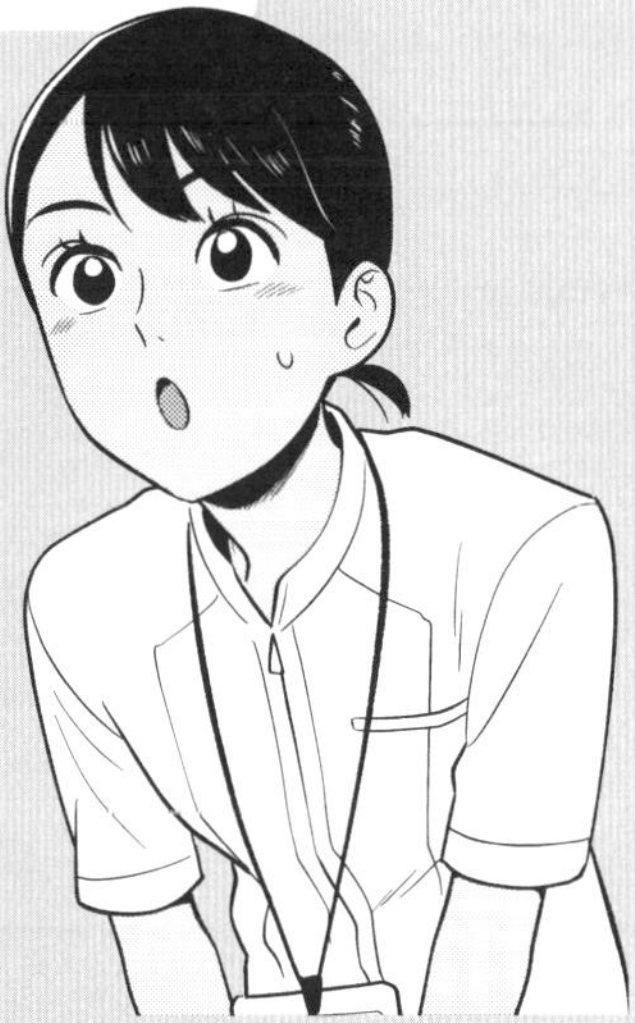

野原咲子《のはらさきこ》（22）

基本的に活発。前回の実習は精神科だったがうまくいかなかったと思っている。元テニス部で勉強が苦手。

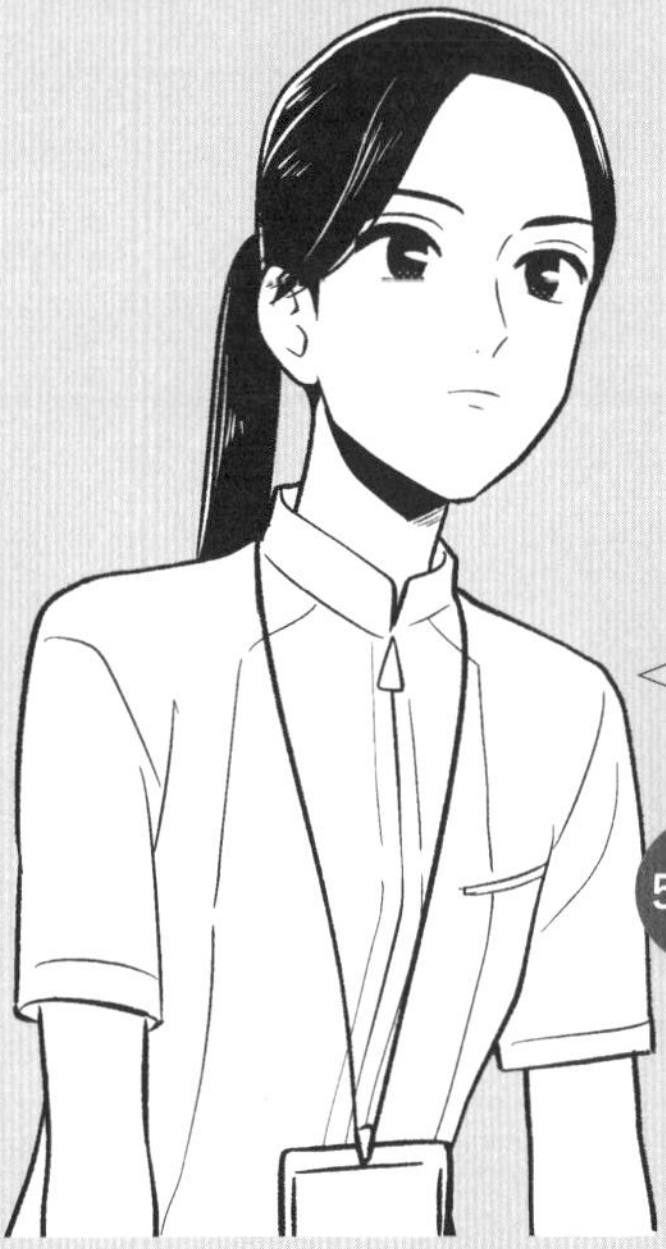

花城《はなしろ》ゆず（34）

冷静沈着。面倒見がよいが、何を考えているかわからないと言われることがある。趣味は映画鑑賞。

5年後

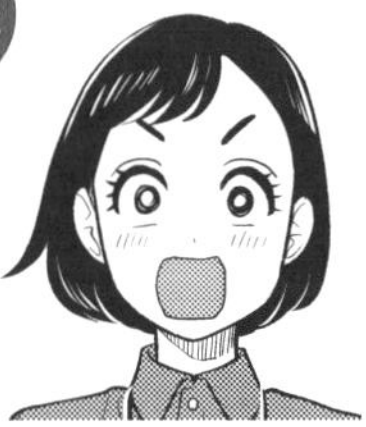

知念陽葵《ちねんひまり》（22）

祖母が入所した施設で作業療法士の存在を知り、高校1年生のときから憧れている。趣味は雨降りのドライブ。

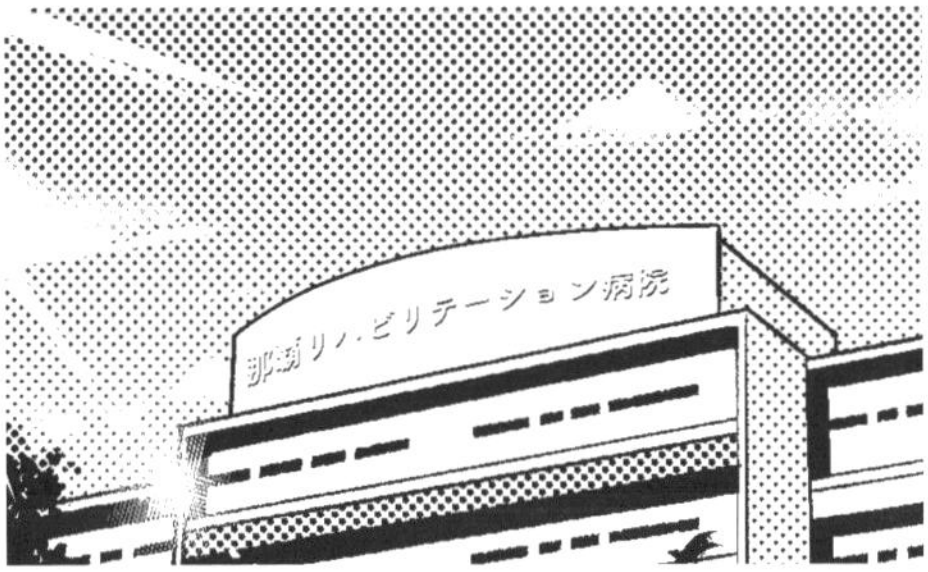

舞台設定

沖縄県那覇リハビリテーション病院。那覇市内の高台に位置する回復期リハビリテーション病院である。

病床数は 350 でスタッフは 300 人（PT 15 人、OT 10 人、ST 5 人）。

診療科は、リハビリテーション科のほかに、脳神経外科、内科、外科、整形外科、泌尿器科、形成外科、産婦人科、小児科がある。

作業療法の対象者

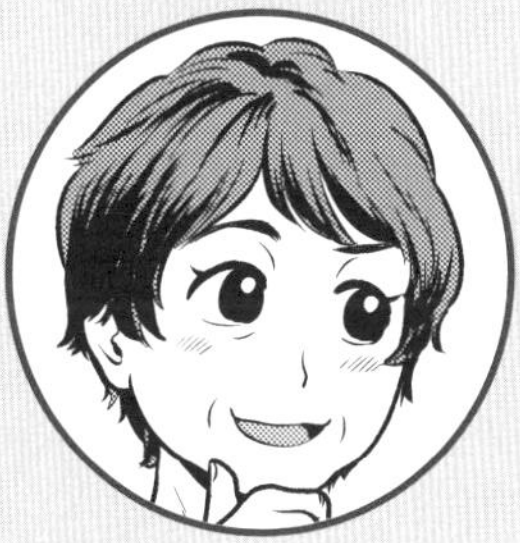

比嘉《ひが》晶子《しょうこ》（42）

専業主婦。底抜けに明るい性格。夫は会社員で、娘（9）と息子（6）がいる。趣味は友達とのカフェ巡りとショッピング。視床出血の発症から 20 週が経過、軽度～中程度の運動麻痺、上肢に軽度の感覚障害がある。

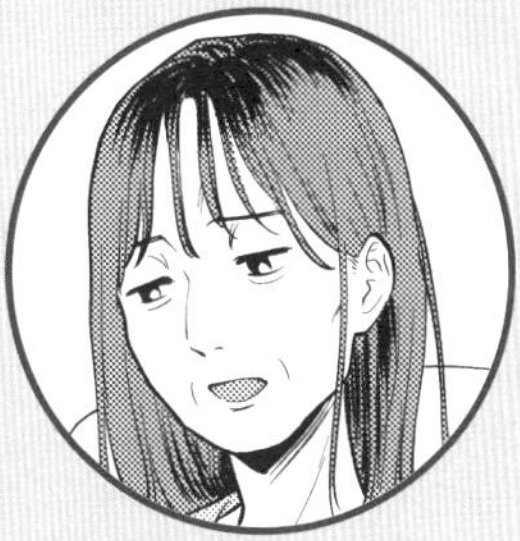

上原《うえはら》れい子（48）

パートのスナック店員。ぶっきらぼうな口をきくが、根は真面目。12 歳の一人娘がいる。夫婦仲は悪くないが、夫の面会は少ない。脳梗塞の発症から 8 週が経過。中程度の運動麻痺、手指を中心に中程度の感覚障害、肩に軽度の痛みあり。

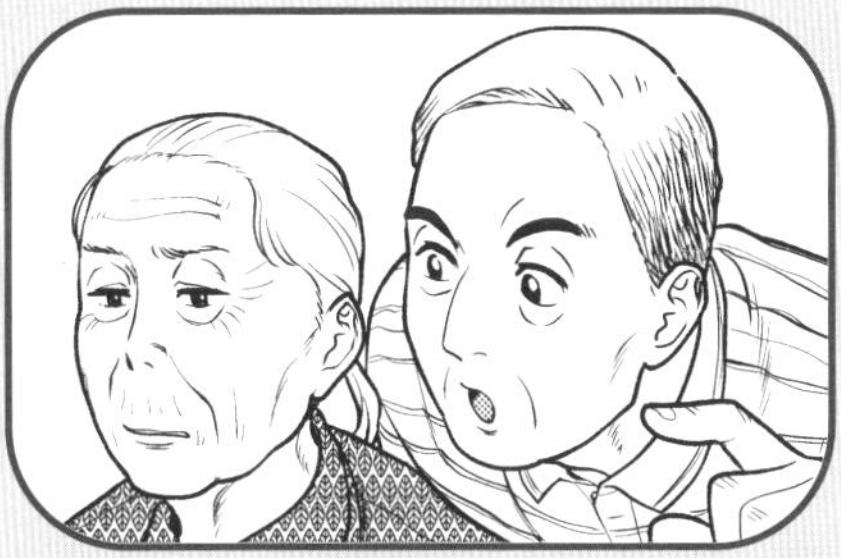

大城《おおしろ》真一《しんいち》（69）

大城安子の息子。元県庁の部長職。定年後はウォーキング、地域の卓球クラブを楽しむ。息子夫婦の子どもと遊ぶことが生きがい。兄弟仲はよい。週に 1 回は母親の様子を見に行っていた。

大城《おおしろ》安子《やすこ》（91）

元教師。生まれは離島で現在は那覇市在住。夫は 10 年前に他界。長男の真一のほかに子どもが2人いる（次男：中学校の校長、長女：美容関係の社長）。退院後は、自宅で住み込みの家政婦と生活し、デイサービスも利用予定。大腿骨頸部骨折で入院。認知症を合併している。

本書のマンガは実話を基に再構成したものです。実際の臨床場面をリアルに描いている一方で、一部省略や脚色を施している描写も含まれます。

第1話

臨床実習で初めてわかること

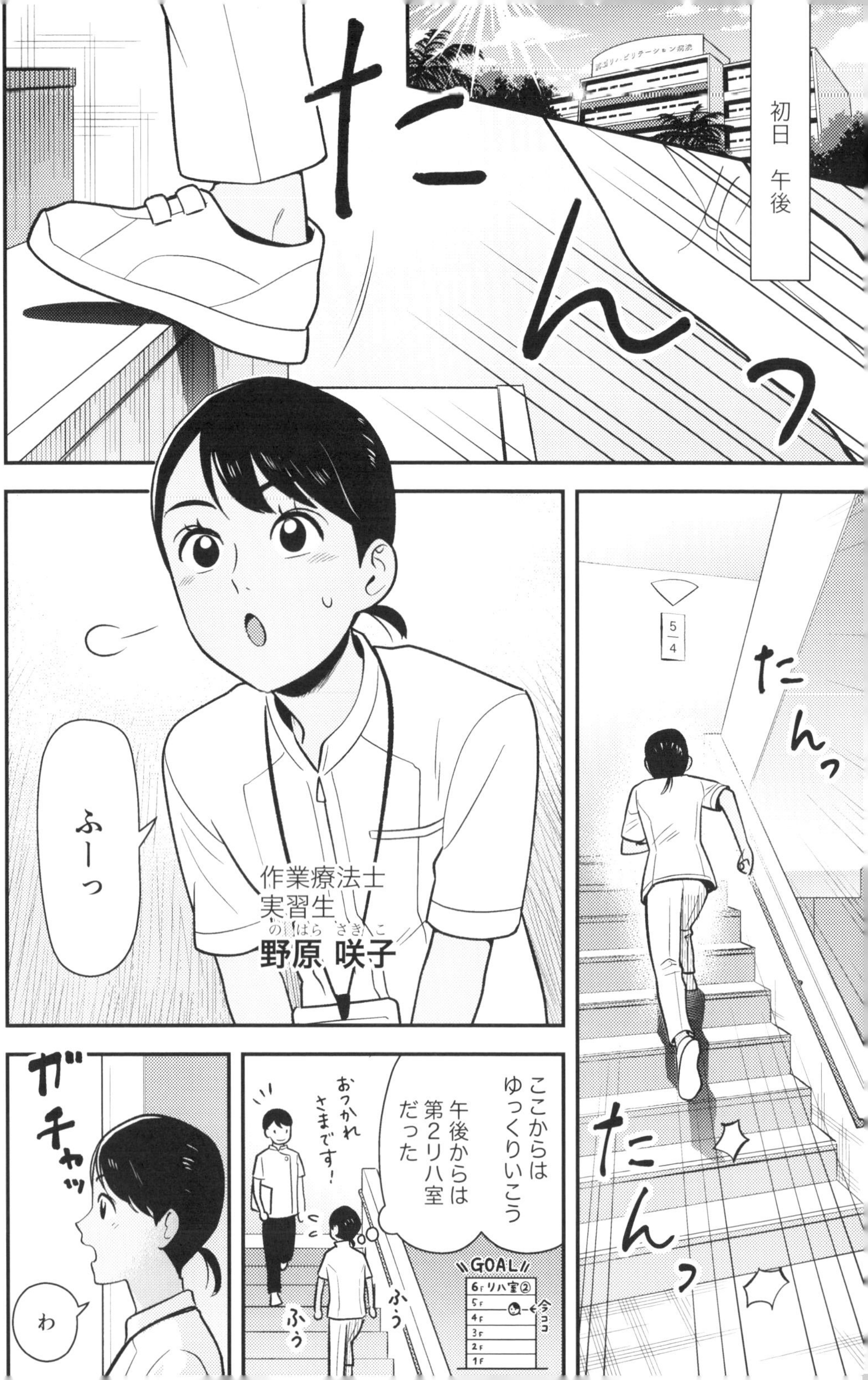
初日　午後
たーんっ
たんっ
たんっ
5
4
ふーっ
作業療法士
実習生
野原《のはら》 咲子《さきこ》
ここからは
ゆっくりいこう
午後からは
第2リハ室
だった
おつかれさまです!
ふう
ふう
GOAL
6F リハ室②
5F
今ココ
4F
3F
2F
1F
ガチャッ
わ

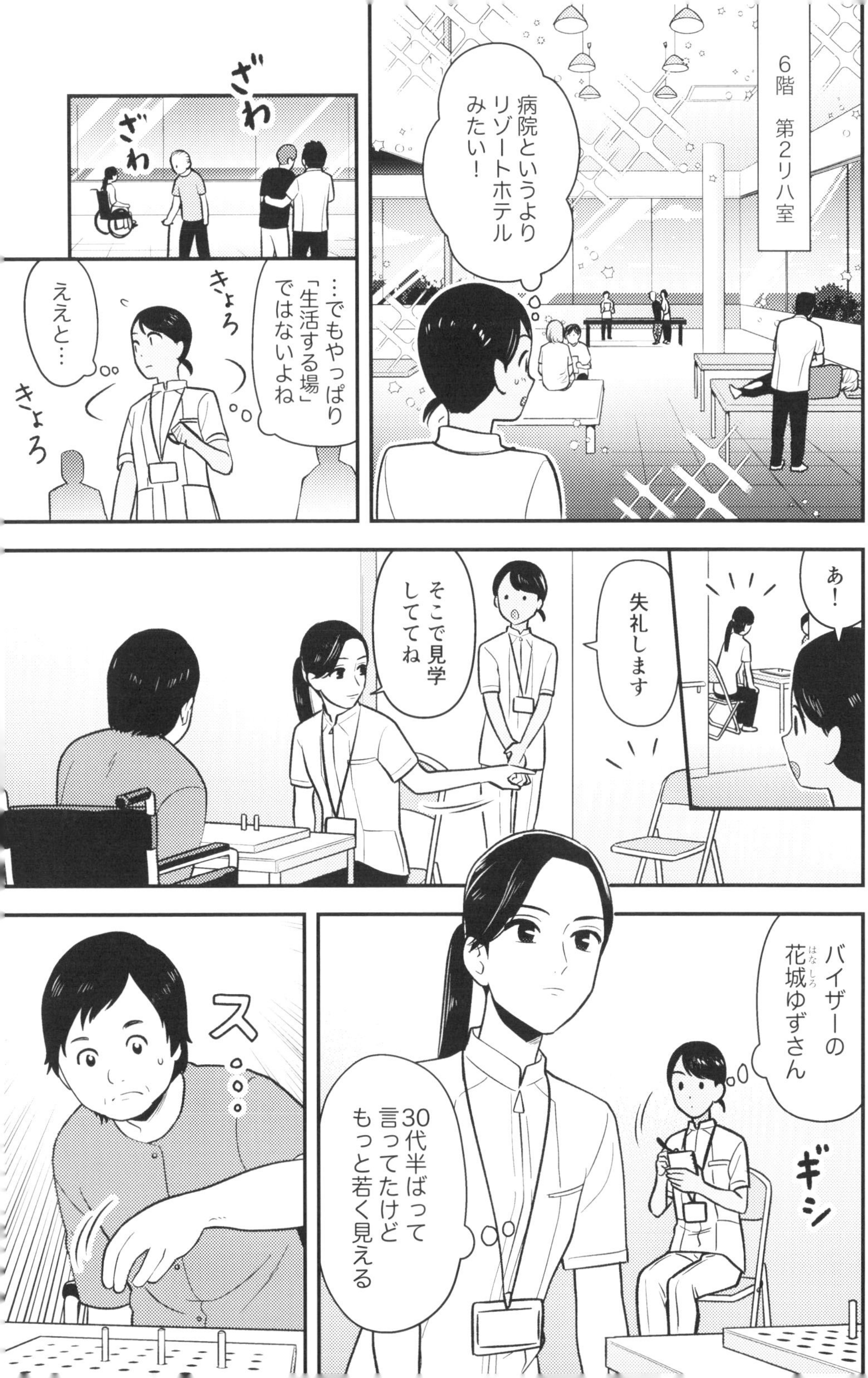
6階　第2リハ室
病院というより リゾートホテル みたい！
ざわ
ざわ
…でもやっぱり 「生活する場」 ではないよね
きょろ
ええと…
きょろ
あ！
失礼します
そこで見学 しててね
バイザーの 花城《はなしろ》ゆずさん
ギシ
30代半ばって 言ってたけど もっと若く見える
ス…

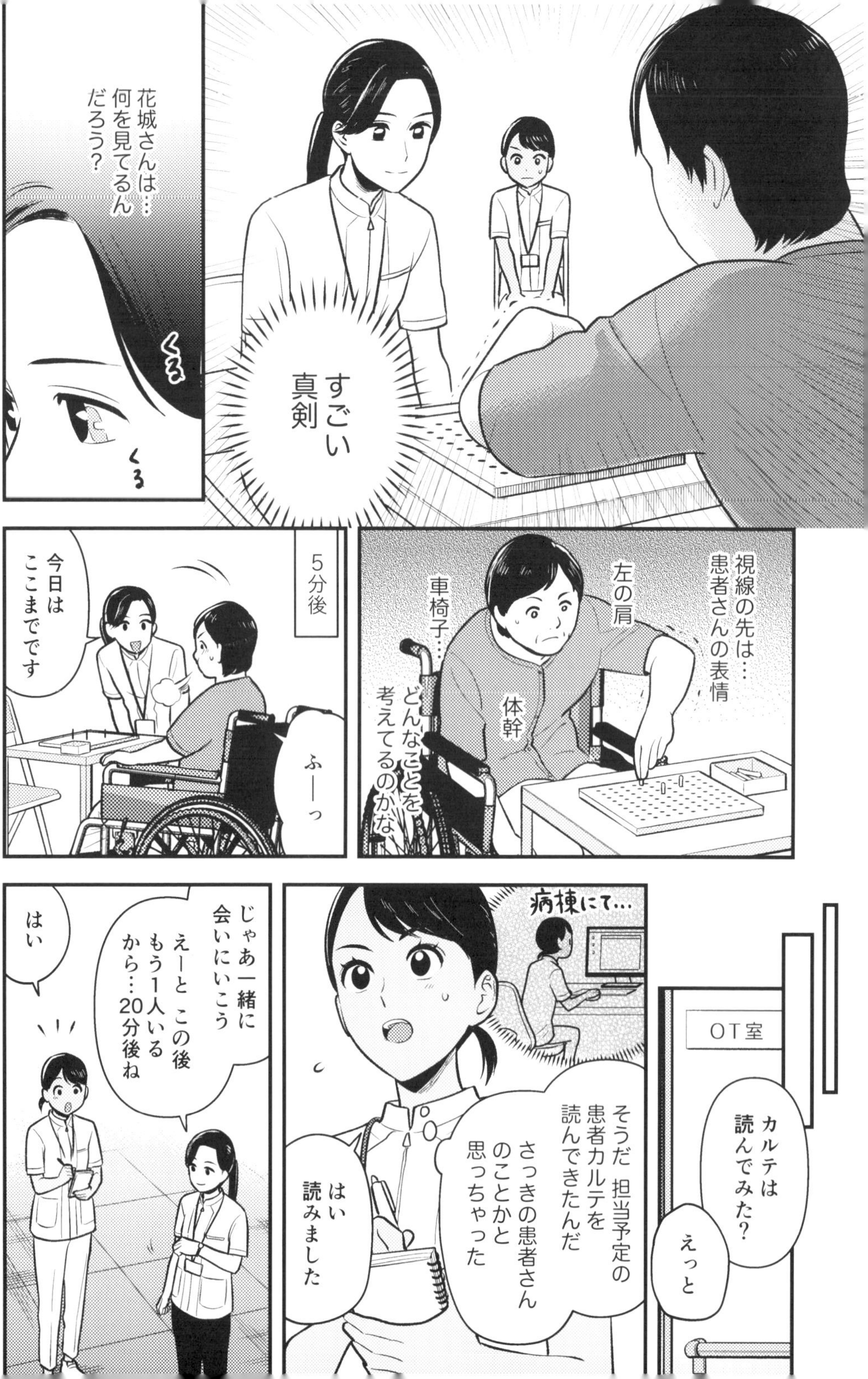
すごい
真剣
花城さんは…
何を見てるん
だろう?
くる
くる
視線の先は…
患者さんの表情
左の肩
体幹
車椅子……
どんなことを
考えてるのかな
5分後
今日は
ここまでです
ふーっ
OT室
カルテは
読んでみた?
えっと
病棟にて…
そうだ 担当予定の
患者カルテを
読んできたんだ
さっきの患者さん
のことかと
思っちゃった
はい
読みました
じゃあ一緒に
会いにいこう
えーと この後
もう1人いる
から… 20分後ね
はい

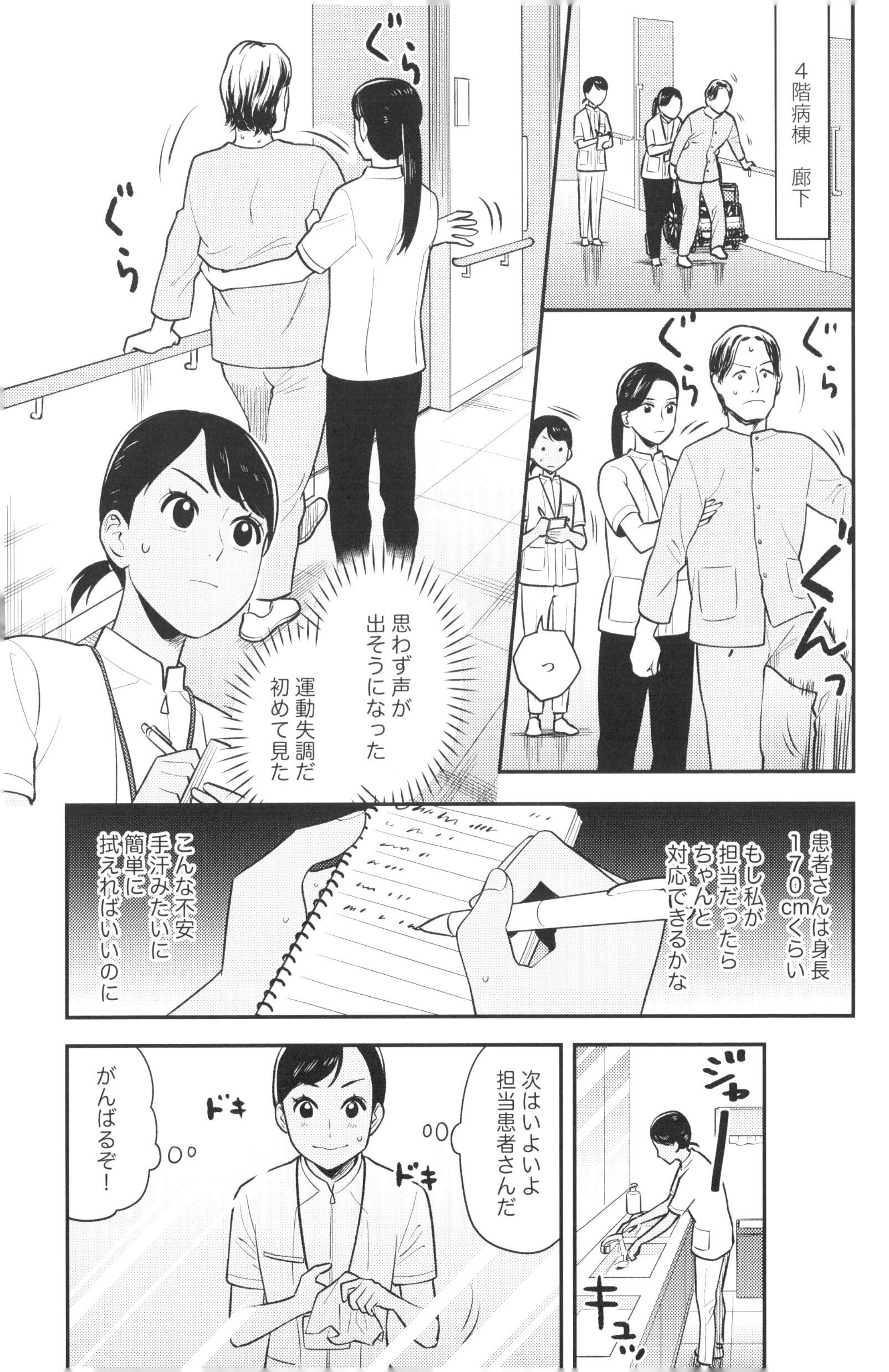
4階病棟　廊下
ぐら
ぐら
ぐら
ぐら
ぐんっ
っ
思わず声が出そうになった
運動失調だ初めて見た
患者さんは身長170cmくらい
もし私が担当だったらちゃんと対応できるかな
こんな不安手汗みたいに簡単に拭えればいいのに
ジャー
キュッ
次はいよいよ担当患者さんだ
ドキ
ドキ
がんばるぞ!

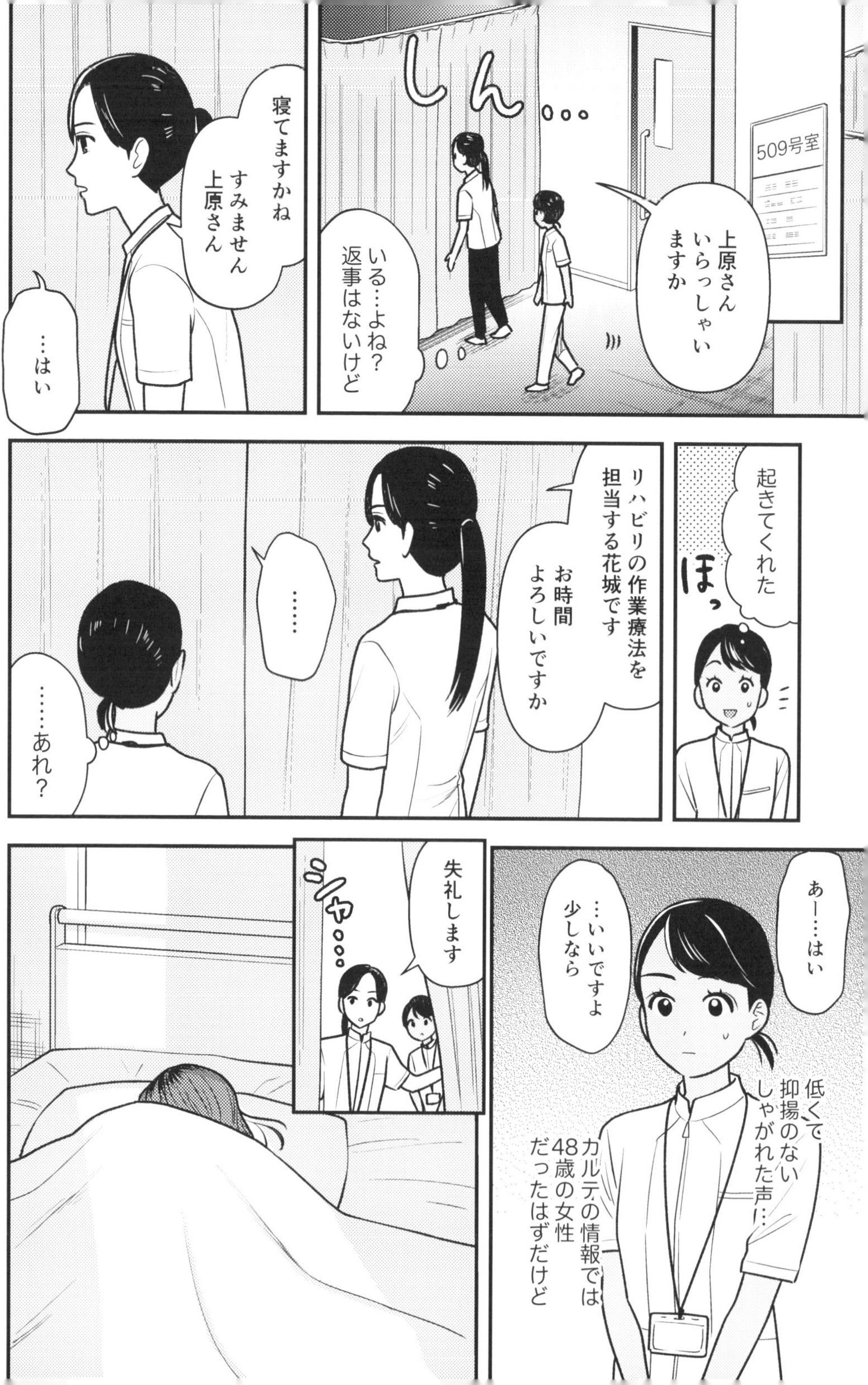
509号室
上原さん いらっしゃい ますか
しん…
いる…よね？ 返事はないけど
すみません 上原さん 寝てますかね
…はい
起きてくれた
ほっ
リハビリの作業療法を担当する花城です お時間よろしいですか
……
……あれ？
あー…はい …いいですよ 少しなら
低くて抑揚のないしゃがれた声…
カルテの情報では48歳の女性だったはずだけど
失礼します
シャ…

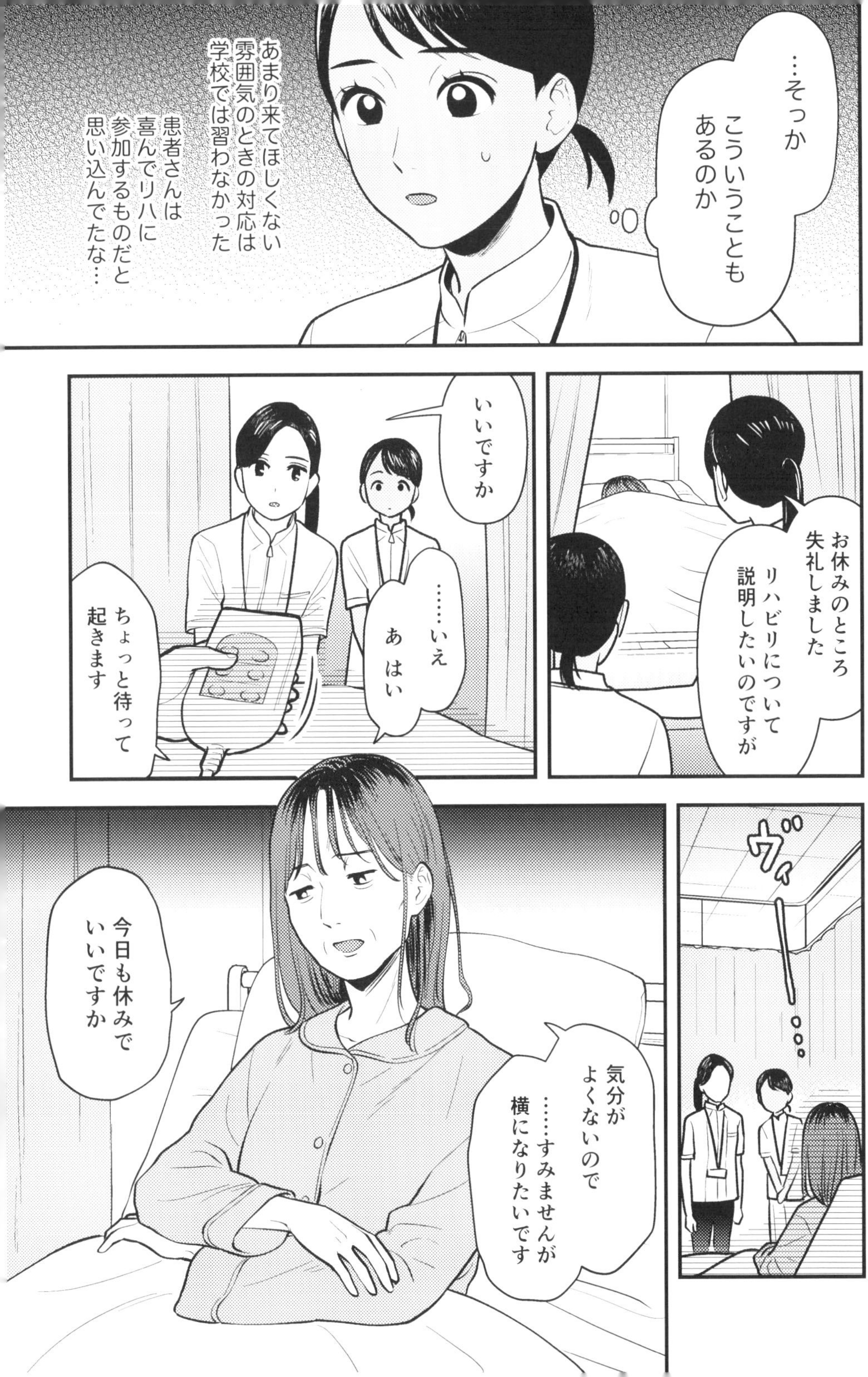
…そっか
こういうことも
あるのか
あまり来てほしくない
雰囲気のときの対応は
学校では習わなかった
患者さんは
喜んでリハに
参加するものだと
思い込んでたな…
お休みのところ
失礼しました
リハビリについて
説明したいのですが
いいですか
……いえ
あ はい
ちょっと待って
起きます
ヴィー
今日も休みで
いいですか
気分が
よくないので
……すみませんが
横になりたいです

解説

あらゆる思い込みを排除して対象者と向き合う

さて、いよいよ臨床実習が始まりました。初日は学生にとっても指導者にとっても緊張するものです。そしていきなり担当する予定の対象者からは、「今日も休みでいいですか」との発言がありました（実際の臨床実習では、指導者が関係性を構築しやすい対象者を選んでくれます。あくまで物語上の設定です）。

実習生にとっては緊張感のある場面ですね。しかしながら、臨床現場ではよくある状況です。同時に、作業療法士によって状況の受け取り方や対応にかなり差が出る場面でもあります。

このような場面に遭遇した際、少しでも冷静に対象者に利益をもたらす対応ができるよう、まずはこの状況から考えていきたいと思います。

使い慣れた専門用語で思考を停止させない

まず、対象者が「何を拒否しているのか」を考える必要があります。一概に拒否と言っても、

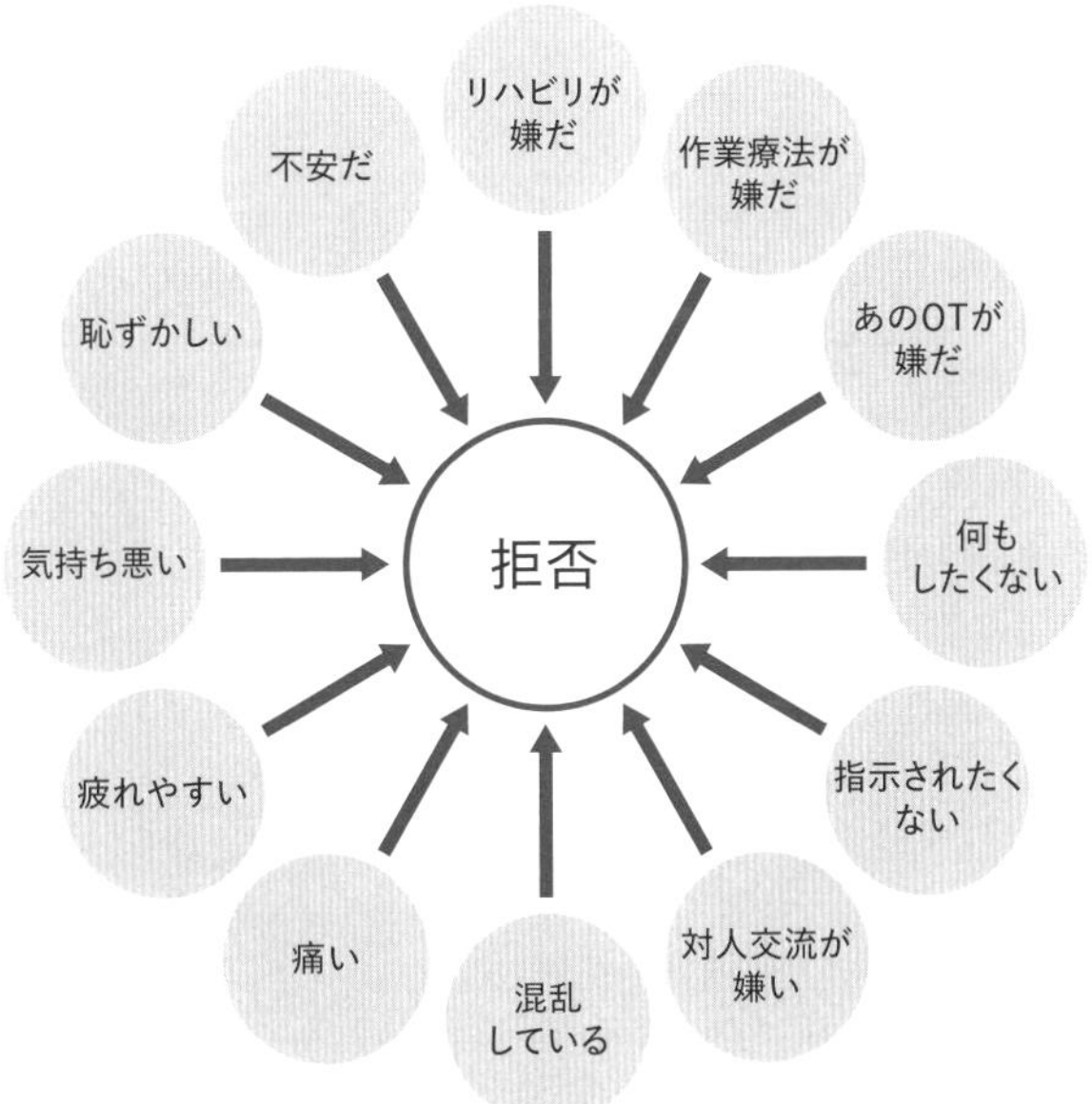

図１　拒否のさまざまな理由

何もしたくないのか、リハビリテーション全般を拒否しているのか、作業療法を拒否しているのか、特定の作業療法士を拒否しているのかなど、その状況はさまざまです［**図1**］。

作業療法士は、朝から夕方までスケジュールがびっしりと詰まっています。自分の主担当の対象者のみならず、他の作業療法士の担当する対象者の代行業務もあります。カンファレンスや記録、家族指導など、業務は多岐にわたります。

このような多忙な状況の中、作業療法士は自分のスケジュール通りに予定が進まなくなると、「拒否」や「意欲の低下」などといった抽象度の高い言葉で目の前の事象をまとめ上げ、その

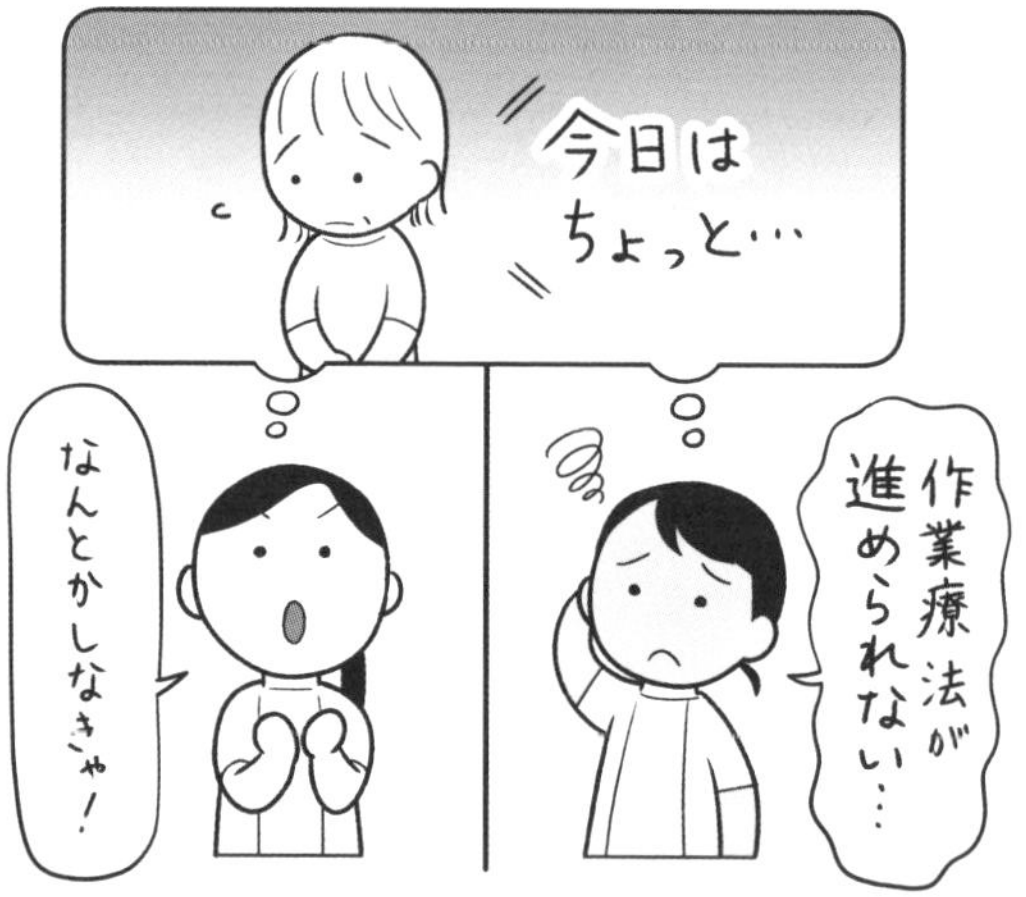
今日は
ちょっと…
作業療法が
進められない…
なんとかしなきゃ!
図2　支援するべき課題

原因を対象者側のものとして、思考を停止させてしまう傾向があります。

自己防衛的な思考を排除し、状況を中立的にとらえる

本来であれば、対象者が周囲を拒否する状態というのは、(原因はさまざまであるにしろ)対象者本人にとっても苦しい状態であり、「拒否したくなるような状態」そのものが支援するべき課題です。しかしながら作業療法士は、

「支援するべき課題」としてではなく、「自分が計画した作業療法を進める上での障壁」として状況をとらえてしまう

ことが少なくありません[図2]。

まず、「対象者は何を拒否しているのか」を考え

ることが必要です。若い作業療法士や学生にとって、自己防衛的な思考を排除して、中立的に理由を考えることは容易なことではありませんが、トレーニングをすることによってそれは確実にできるようになります。

「リハビリテーション全般や離床」を拒否しているのであれば、少しずつベッドから離れる機会や、場に参加する機会を提供しながら活動に慣れてもらう必要があるかもしれません。「作業療法」を拒否しているのであれば、作業療法の説明や、必要性を実感できる経験機会が必要かもしれません。「特定の作業療法士」を拒否しているのであれば、担当者の変更なども検討する必要があるでしょう。

あらゆる情報を統合して考える

拒否の原因を考える際には、対象者のひととなりやさまざまな周辺情報を統合しながら推察することも必要です。「もともと他者との交流を好まない人」かもしれません。「家族や近しい人と折り合いが悪く、心理的に安定していない」のかもしれません。「疼痛などの侵害刺激が原因で、身体を動かすこと自体に恐怖心がある」のかもしれません。このようにカルテデータやサマリー、家族との面接など、あらゆる情報を統合しながら、原因を推察する必要があるでしょう。

実は、いま説明したことは、拒否を示す対象者に対してのみ必要な要素ではありません。

「表面的には拒否をしていない」対象者であっても、主体的に自らの課題に取り組むことができるよう、目の前の作業に対する報酬予測が必要です。

そのためには、対象者自身が「いま取り組んでいるプログラムが何をもたらすのか」を理解できるようにすることが重要です。また、その作業を遂行することに対して自己効力感を得られるように働きかけることも大切です。自己効力感を得るためにはさまざまな条件がありますが、最も理想的なことは、無理なく達成できる目標を自分自身で立案し、その目標を達成する経験をすることです。

人の行動は報酬予測と自己効力感の影響を大きく受けます。意味や価値を感じる作業に「自分はできる」という気持ちで取り組む際、人は主体的になることができますが、反対に「なぜこの作業をしなければならないのかがわからない」状況や、「自分には到底できそうもない」という心理状態で取り組む際は、人は主体的になることが難しくなります。

「拒否されない」＝「ラポールがとれている」ではない

前項でなぜ「表面的には拒否をしていない」という表現をしたのかというと、「拒否をしていないこと」と、「関係性が構築できていること」は全く別物だからです。

対象者との関係性を表現する言葉に、ラポール（rapport）があります。授業で誰もが学んだ概念でしょう。ラポールはもともと異なる意味で使われていた用語ですが、現在では、作業療法士と対象者との間で、お互いを信頼し合い、安心して感情の交流を行うことができる関係が成立している状態を表す語として用いられています。

ここで気をつけるべきことは、前述したように、「ラポールがとれている状態」は、決して「拒否されない状態」とイコールではないということです。

対象者が拒否することなく、作業療法士の指示通りに作業療法プログラムに参加している状態をイメージしてください。ここでは一体何が起こっているのでしょうか。もちろん、その答えは一つではありません。何通りもの可能性が考えられます。

例えば、対象者が作業療法の目的を理解し、作業療法士と協働的に設定した目標に向かって、目標指向的にそのプログラムに参加しているのかもしれません。もしくは、作業療法の目的を理解しておらず、また、目の前に提示されたプログラムが自分の人生・生活にどのような影響をもたらすのかを全く理解しておらず、ただ従順に「言われたこと」に取り組んでいるだけかもしれません。さらに、本当は不満をたくさん抱えていながらも、単なる遠慮によってその不満が表面化していないだけかもしれません。「拒否すらできないくらい」に落ち込んでいるのかもしれません。

このように、関係性に問題がないように見える状況であっても、内的な世界でどのようなことが起こっているのかはわかりません。作業療法士には、対象者の機微を繊細にキャッチしながら、対象者の内的な世界を想像し、望ましい経験機会を提供する思考と行動が求められます。

多くの対象者は（拒否をする・しないにかかわらず）、脳卒中などの大変なライフイベントを経験し、自分の生活を自己統制できない時間を過ごします。その中で、自分の課題に主体的に取り組んでいくためには、意味や価値のある作業に、自分の力でかかわることができるという体験と解釈の蓄積が必要です。

拒否すらできない対象者もいる

作業療法士は皆、対象者に拒否されずに作業療法を進めることができるかどうかに少なからず関心があると思います。実際、拒否なく協働関係を結ぶことができれば、作業療法士の精神衛生も穏やかなものになるでしょう。しかしながら、拒否という自己決定さえできない対象者がいるということも認識しておく必要があります。

拒否をされないことと、目標指向的な協働関係を構築できていることは、全くの別物です。

- ○医学的な知識や忙しさは、対象者と向き合う際の障壁になることがある
- ○目の前の状況を中立的にとらえるトレーニングをしよう
- ○その上で「対象者に何が必要で、自分には何ができるか」を考えよう

Column1

勉強しなきゃって思うけど、何から勉強すればいいの？

このような質問を受けることがよくあります。具体的に勉強したいものがない状態で「勉強しなければ」という気持ちばかりが焦るのは苦しいことだと思います。このようなときは、あまり頭の中だけで悩まずに、必要なことや興味を持ったことから始めるのがよいと思います。

みなさんは日々の臨床の中で複数の対象者を担当していると思います。対象者との相互交流の中で、「このような場合はどうすればよいのだろう」と考え、悩むことはないでしょうか。まずはその問題を解決するための勉強から始めることがオススメです。文献を調べる、学生時代に購入した教科書を調べる、外部の勉強会に参加する……今は多くの選択肢があります。無理なく始められることから一歩踏み出してみましょう。

シンプルに、興味・関心を持ったことから勉強してみるのもよいと思います。興味・関心はあなたのモチベーションを高め、背中を押してくれるはずです。そうして、学ぶ楽しさや、自分が変化する（成長する）実感を得ることは、さらなる学びに対するモチベーションになります。

そして、もう一つ大切なことがあります。それは、“作業”についての勉強を並行して行うことです。みなさんは、「基礎作業学」や「作業科学」などを通して作業について学びました。作業についての知識は、作業の力で人の健康や幸福を支援する作業療法にとって中心となる知識です。しかしながら、これらの知識の多くは学生時代の初期に学ぶことが多く、作業の持つ力や魅力を十分に理解できなかった人も多いのではないでしょうか？

日々の臨床で生じる問題や、興味・関心のある事柄について勉強することと並行して、作業の学びを続けることは、作業療法の専門性をしっかりと発揮するため、そして、目的と手段を混同しないために必要です。若いころは特に、興味・関心がいろいろなことに移ります。筆者も認知症のことばかり勉強する時期があったり、特定の治療手技に傾倒したりと、今振り返れば視野が狭かったと思う時期がたくさんありました。もちろん、一つのことに没頭した経験は、かけがえのない財産になっています。問題は、特定の事柄に傾倒すると、手段が目的化しやすいということです。

さまざまなことに興味・関心を持ち、特定の事柄について学ぶことに没頭しながらも、作業療法の目的と手段を見失わないようにしたいものです。

第2話

作業療法でやるべきことは広く深い

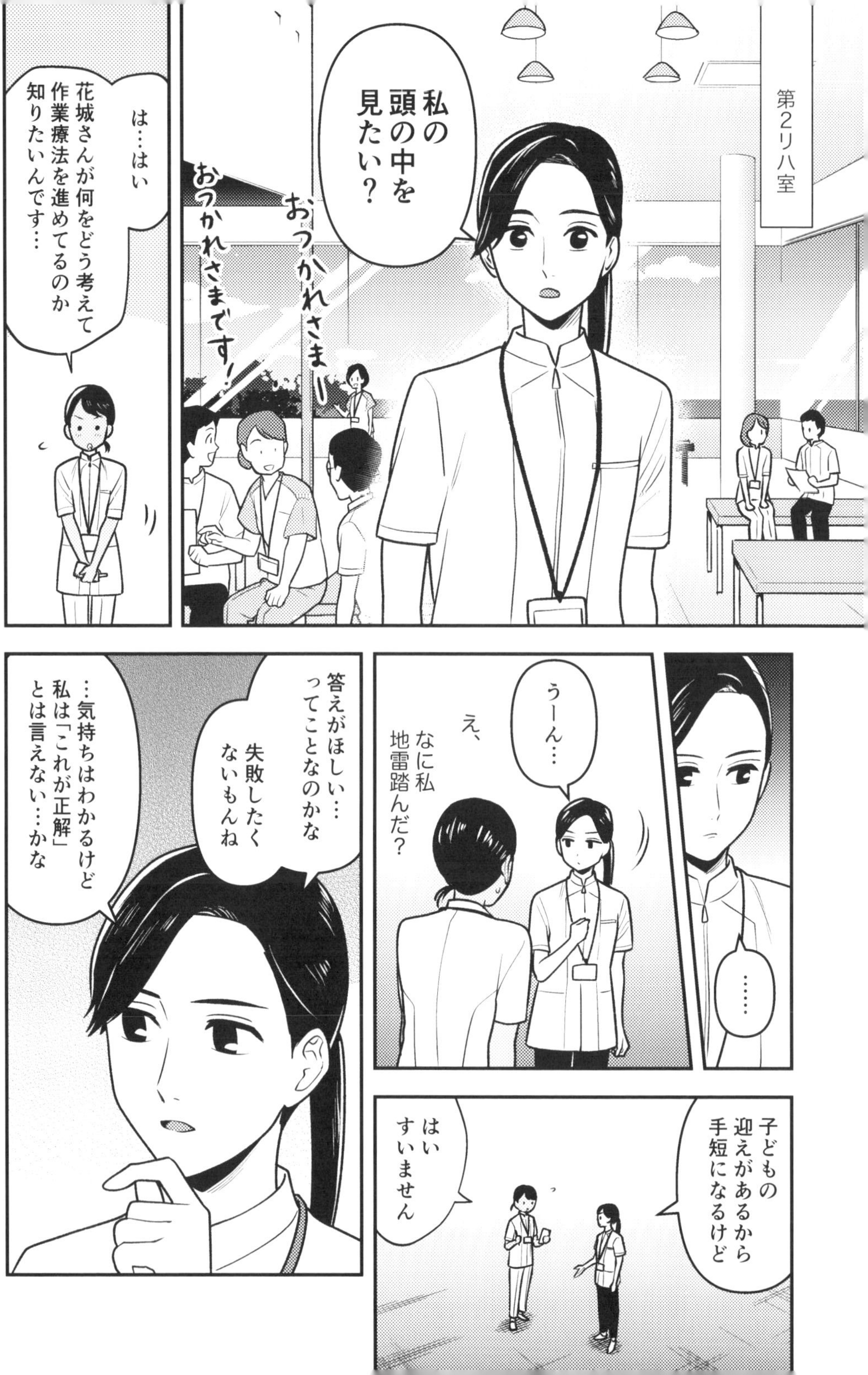
第2リハ室
私の頭の中を見たい？
おつかれさまー
おつかれさまです！
は…はい
花城さんが何をどう考えて作業療法を進めてるのか知りたいんです…
……
うーん…
え、なに私地雷踏んだ？
答えがほしい…ってことなのかな 失敗したくないもんね
…気持ちはわかるけど私は「これが正解」とは言えない…かな
子どもの迎えがあるから手短になるけど
はい すいません

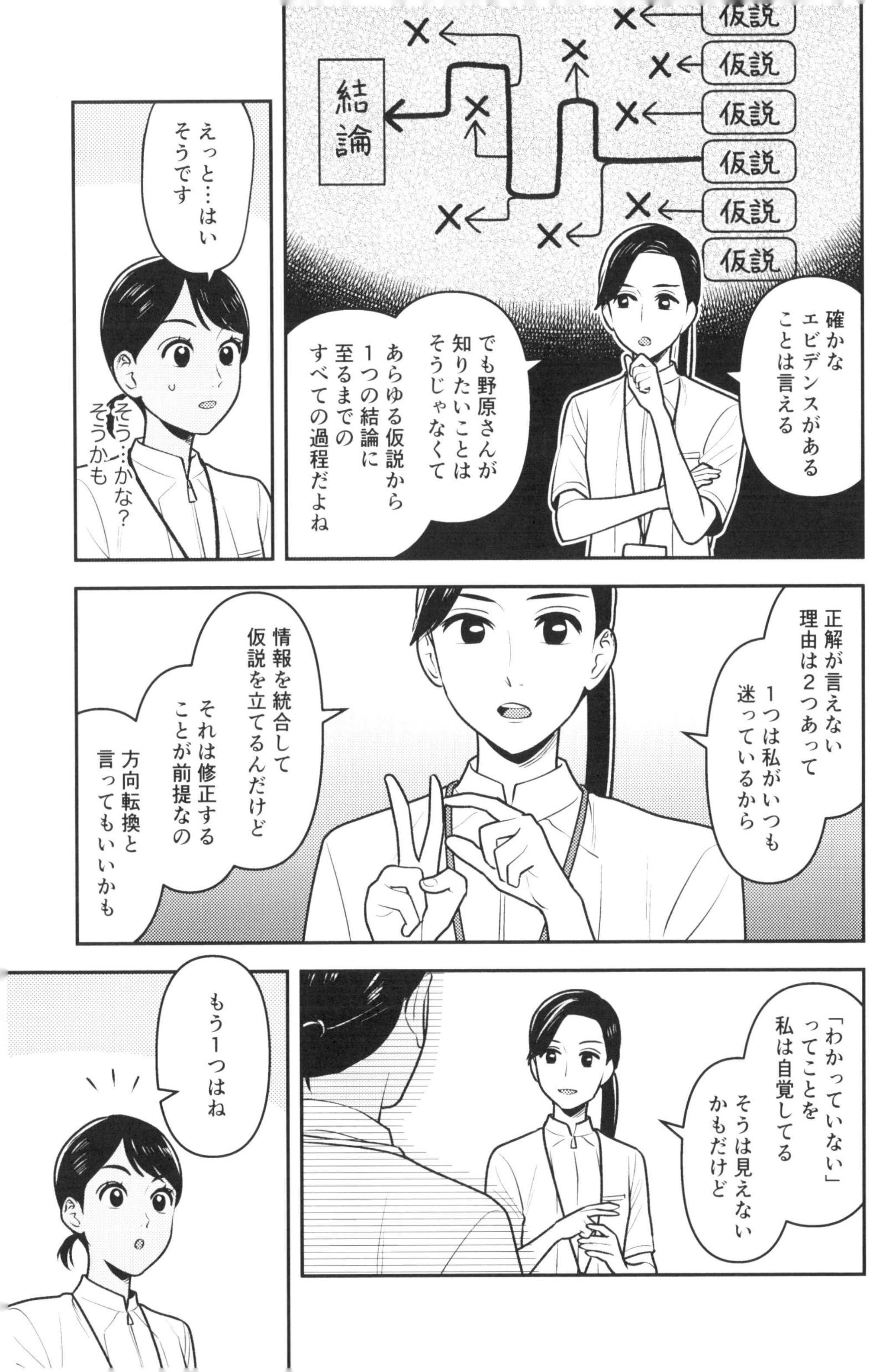
仮説
仮説
仮説
仮説
仮説
仮説
結論
確かなエビデンスがあることは言える
でも野原さんが知りたいことはそうじゃなくて
あらゆる仮説から1つの結論に至るまでのすべての過程だよね
えっと…はい そうです
そう…かな? そうかも
正解が言えない理由は2つあって
1つは私がいつも迷っているから
情報を統合して仮説を立てるんだけど
それは修正することが前提なの
方向転換と言ってもいいかも
「わかっていない」ってことを私は自覚してる
そうは見えないかもだけど
もう1つはね

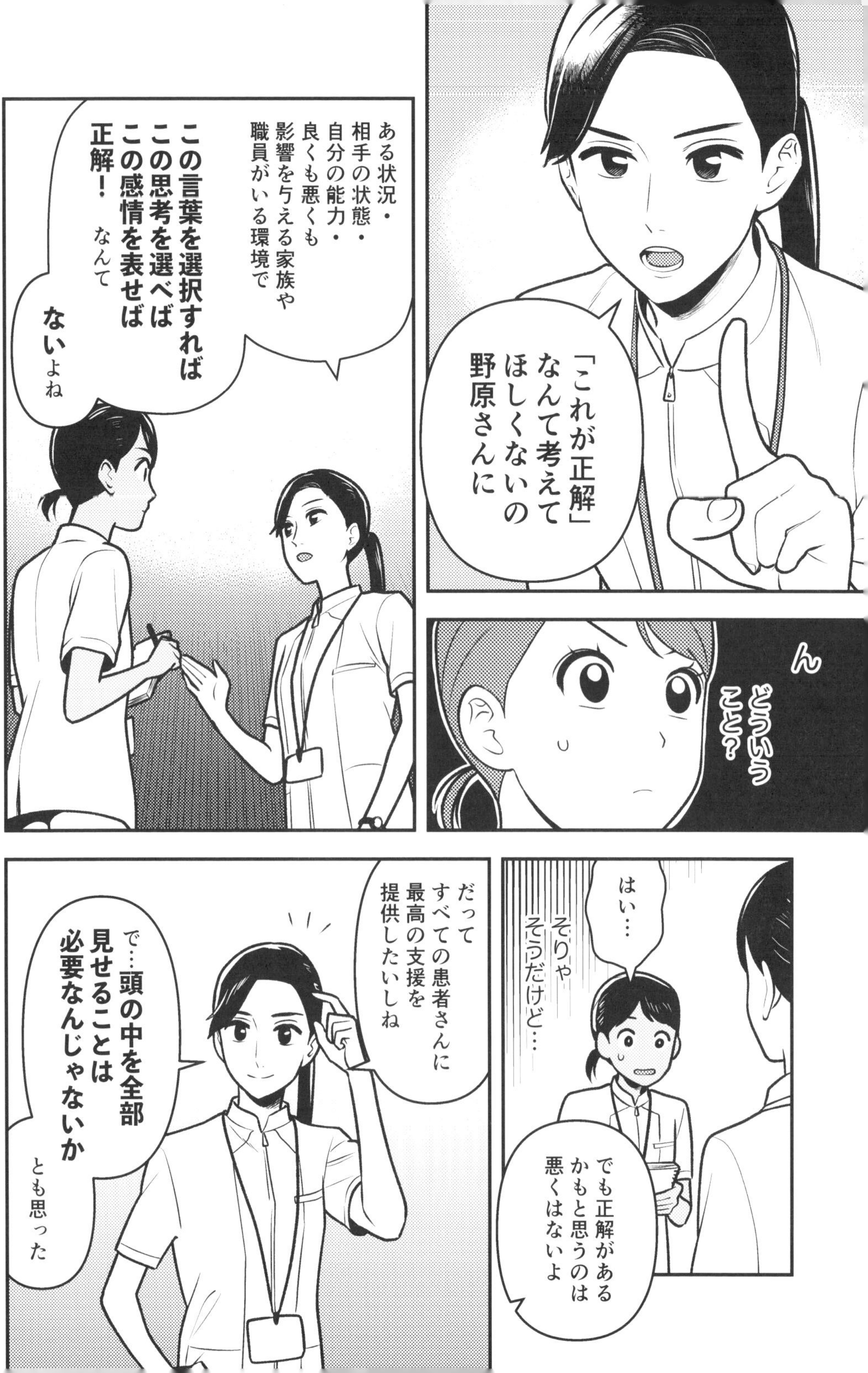

「これが正解」なんて考えてほしくないの
野原さんに
ん
どういうこと？
ある状況・相手の状態・自分の能力・良くも悪くも影響を与える家族や職員がいる環境で
この言葉を選択すれば
この思考を選べば
この感情を表せば
正解！
なんて
ないよね
はい…
そりゃそうだけど…
でも正解があるかもと思うのは悪くはないよ
だってすべての患者さんに最高の支援を提供したいしね
で…頭の中を全部見せることは必要なんじゃないか
とも思った

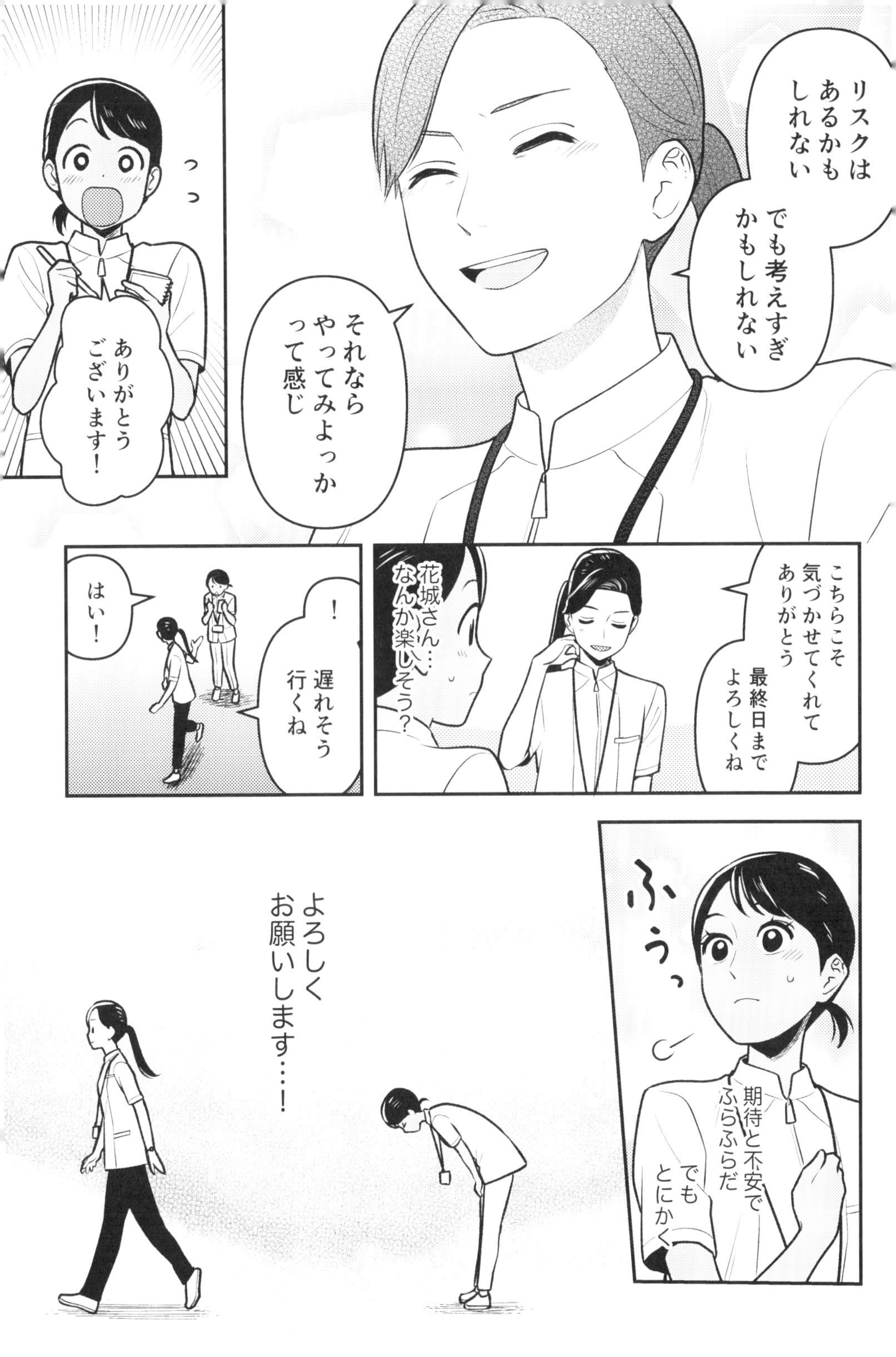
リスクはあるかもしれない
でも考えすぎかもしれない
それならやってみよっかって感じ
っっ
ありがとうございます!
こちらこそ気づかせてくれてありがとう
最終日までよろしくね
花城さん…なんか楽しそう?
!
遅れそう行くね
はい!
ふうっ
期待と不安でふらふらだ
でもとにかく
よろしくお願いします…!

解説

対象者のことを考える力を養う

現在の臨床実習は一昔前とは違い、まずは見学して、次に模倣して、最後に自分が実施するという流れを大切にしています。このプロセスは、一見とても丁寧なように見えますが、ともすれば臨床実習指導者（clinical educator：CE）（以下、指導者）の表面的な動作のコピーになりがちです。見学するときは、「何をしているのか」「どうやっているのか」だけでなく、「なぜしているのか」「何を大切にしているのか」に関心を向けることが重要です。また、所作や手順のみを真似るのではなく、対象者の機微を敏感に察知し、推察し、寄り添い続ける指導者の感度を含めて模倣することを心がけてください。その一つひとつの見学・模倣の繰り返しが、みなさんを対象者にとってのかけがえのない存在にしてくれます。

「技」と一緒に「頭の中」を共有する

一方で見学、模倣、実施という指導形態は、指導者にとっても容易なことではないと思います。作業療法士は、非常に多くの評価手段を持っています。目の前の対象者に提供するプログラムについても同様です。一つひとつの評価やプログラムは、見学、模倣、実施によって確実に再現性を高めることが可能でしょう。しかしそれは、「文脈から特定の手技を切り取った場合」という条件がつきます。

学生は、目の前で指導者が行っている評価やプログラムが実施できるようになることだけでなく、「なぜ指導者はそのように考えることができるのだろう」「なぜそのプログラムを思いついたのだろう」といった指導者の思考過程に関心があると思います。また、どんなに評価やプログラムの手技に習熟したとしても、思考過程がブラックボックスのままでは、学生の不安は減らないでしょう。

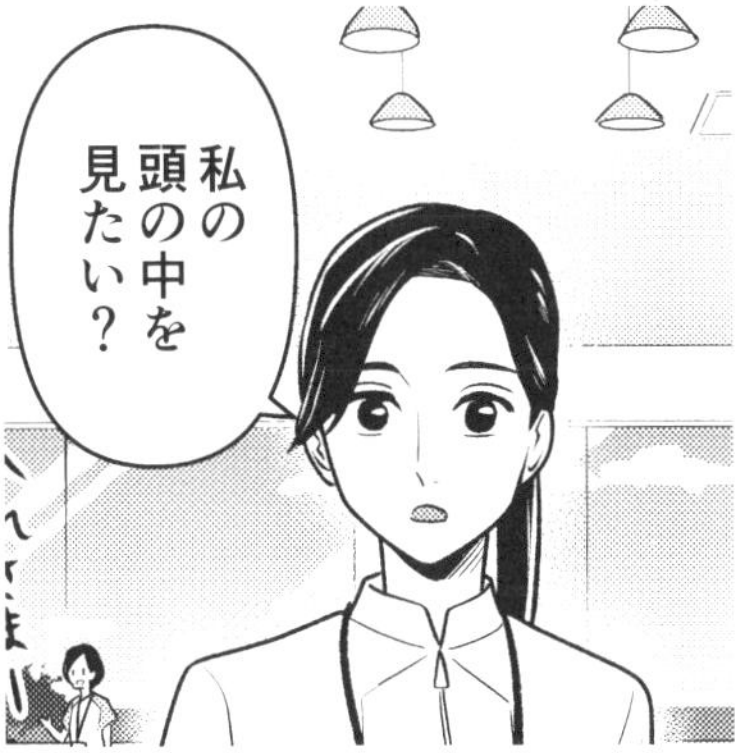

野原は物語の中で「(花城の) 頭の中が見たい」という表現をしていました。学生指導にあたる指導者は、見学、模倣、実施のプロセスを丁寧にトレースしながらも、表面的な手技だけを伝えるのではなく、その行動選択の礎になった思考や、さらにその思考の基盤となった知識についての教示を並行して行うことが大切です。

指導者は、本能的に思考過程の開示をためらう傾向があるかもしれません。その理由は、決して出し惜しみをしているわけではなく、物語の中で花城も発言していたように、学生に「これが正解」といった短絡的な思考に陥ってほしくないからだと思います。

しかし、思考は言語化しなければなかなか相手には伝わりません。

それが学生であればなおさらです。また、仮に言語化したとしても、指導者の多面的な考察を学生がうまく取り入れ、知として構造化することは容易ではありません。

クリニカルリーズニング

そこで、クリニカルリーズニング（clinical reasoning：CR）の枠組みが重要な役割を担います。CRは臨床的推論を表す概念です。最近では、歴史的変遷を踏まえた上で、概念整理がなされています【図1】[1]。

「頭の中を開示する」ことは容易ではありません。一方で「あのとき何を考えていたのか」を言語化することは当然可能だと思います。学生に対して、行動選択の基盤となった「頭の中」を開示する際には、**図1**で示す概念に立脚しながら言語化を試みると、偏りの少ない開示が可能に

先行因子	概念の属性	帰結因子
専門職としての要因 ● 専門職教育 ● 特定領域の熟達水準 ● 作業療法士の個人的文脈	**作業療法の思考プロセス** ● 科学的根拠を活かす ● 対象者のナラティブを活かす ● 専門職の倫理を活かす ● 実践の文脈を活かす	**専門職としての生涯発達** ● 専門的な能力と有能性 ● 作業療法実践の複雑さへの認識
作業療法実践の要因 ● 対象者や家族の信念と価値 ● 作業療法実践の現実の特徴	**専門職としての思考スキル** ● 個人的な思考技能 ● 相互交流的な思考技能	**専門職としての態度と行動** ● 作業療法プロセスでの行動 ● 作業療法場面のコミュニケーションと協業関係構築

概念適用の文脈
(a) 作業療法実践の設定、(b) 作業療法士の専門職教育（卒前教育、継続的学習）の文脈に適用される。

図1　クリニカルリーズニング（CR）の概念

〔Maruyama S, et al：A concept analysis of clinical reasoning in occupational therapy. Asian J Occup Ther 17：17-25, 2021 より〕

なるでしょう。また、一瞬たりとも静止することのない、対象者とのダイナミクスの中での繊細な調整についても言語化できる可能性が高まると思います。

CRのスキルを獲得するためには、経験的学習が必要であり、学習者のリフレクションや指導者からの是正的なフィードバックも不可欠です。しかしながら、学習者・指導者の双方の視点からCRを評価するツールが不足している現状があります。そこで、「作業療法のクリニカルリーズニング評価尺度」（assessment scale of clinical reasoning in occupational therapy：A-CROT）、「作業療法のクリニカルリーズニング自己評価尺度」（self-assessment scale of clinical reasoning in occupational therapy：SA-CROT）が開発されました[2]。A-CROTとSA-CROTは、ウェブサイト[3]から入手可能です。ぜひ臨床実習でCR教育を行う際には活用することをお勧めします。

また、CROT（Clinical Reasoning Ot Tool）およびCROT-IIというツールも開発されています。CROTは、CRのトレーニングを仮想ケースを用いてゲーム感覚でカジュアルに行うことができるため、教育の場で、CRの思考プロセスを楽しみながら学習することが可能です。CROT-IIは実際の事例検討に活用することができます。いずれもウェブサイト[4]から入手可能です。

エビデンスに基づく作業療法とは

ここでエビデンスについても触れておく必要があるでしょう。エビデンスは、「根拠」などと訳されることが多く、誰もがエビデンスに基づく実践が大切という教育を受けています。学生は、エビデンスに基づくプログラム選択が、最も望ましいものというイメージを持つかもしれません。しかし、さまざまな要素を踏まえて行うべき臨床における意思決定場面では、

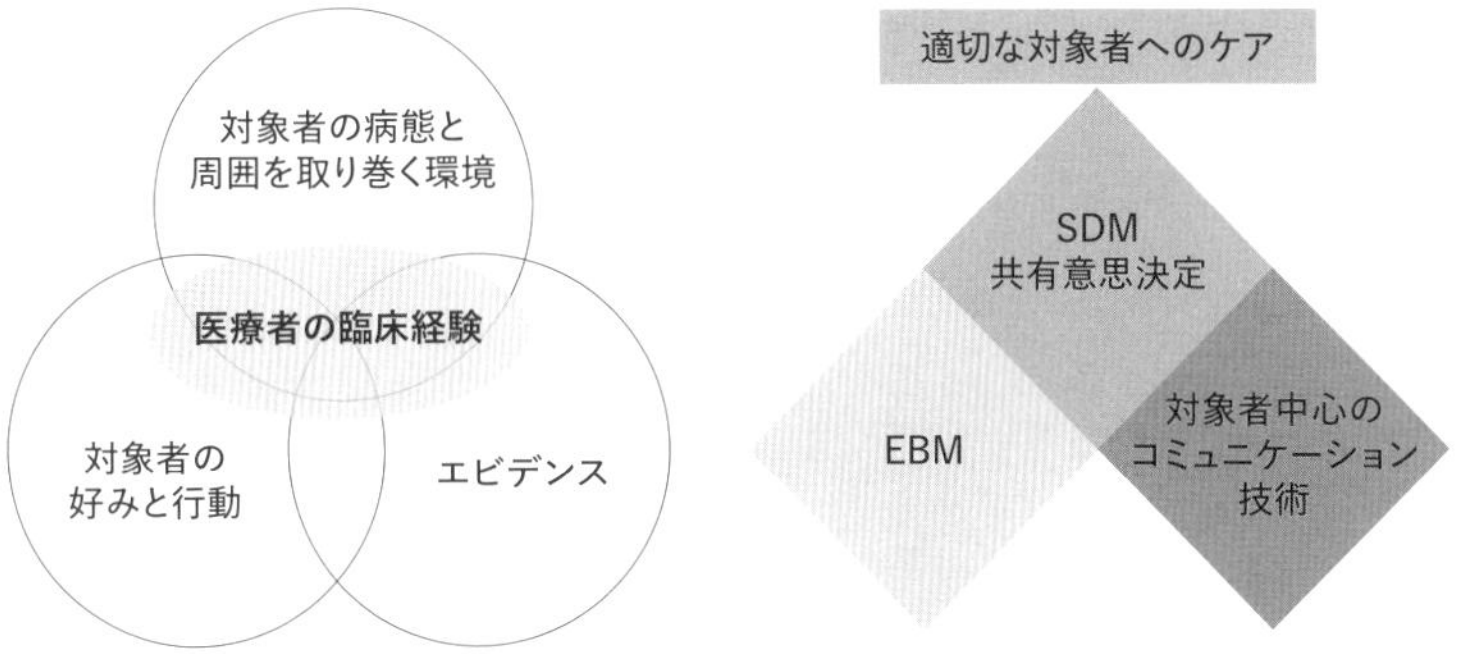

① EBOTを構成する4因子

② EBPがエビデンスの圧政に
陥らないための条件

図2　エビデンスに基づく作業療法（EBOT）

〔①は、 Haynes RB, et al：Physicians' and patients' choices in evidence based practice：Evidence does not make decisions, people do. BMI 324：1350, 2002 より〕
〔②は、 Hoffmann TC, et al：The connection between evidence-based medicine and shared decision making. JAMA 312：1295-1296, 2014 より〕

「とにかくエビデンスが大切」というエビデンス至上主義的思考（エビデンスの圧政）は、最善の結果をもたらすとは限りません。

「エビデンスに基づく作業療法（evidence-based occupational therapy：EBOT）」［図2の①］は、単に入手可能な最良のエビデンスを採用することではありません。「対象者の病態と周囲を取り巻く環境」「対象者の好みと行動」「エビデンス」「医療者の臨床経験」をすべて踏まえた上で、対象者と一緒に臨床における各種意思決定を行う「共有意思決定（shared decision-making：SDM）」が大切です［図2の②］。

仮説を正当化する解釈をしていないか？

最後にもう一つ重要なことがあります。それは、どんなにCRのスキルを高めても、EBOTを追究しても、対象者のことを完全に理解することはできないということです。

花城は、「修正することを前提に仮説を立てる」と言っていました。私たちは、複数の評価結果を統合し、対象者の状態や必要な支援内容を考えます。しかし、限られた情報から導いた仮説が完璧であることは皆無であり、また、対象者自身も日々変化しています。

自分が立てた仮説は正しいと思いたいのは当然のことです。しかし「自分の仮説が正しい」と思いたいがために目の前で起こっている現象の解釈を歪めてしまうと、自分の中では仮説通りに物語が進行していると思っていても、実は対象者との協働ができていないという、事実と解釈の乖離が生じてしまいます。

花城は野原に対して多くの重要なメッセージを送っています。そのメッセージの多くは「答えそのもの」ではなく、「答えがわからない状況にどう向き合うか」です。明快な答えを期待していた野原は、花城のメッセージに戸惑っています（今はまだ…）。

答えの出ない状況に耐える

ネガティブ・ケイパビリティ（negative capability）という概念があります。この言葉を最初に記したのは、英国のロマン主義の詩人であるジョン・キーツ（John Keats）です。事実や理由を性急に求めず、不確実さや不思議さ、懐疑の中にいることができる能力のことを指します。「宙吊り状態に耐える力」などと表現されることもあります。

私たちは対象者のことを理解したいと思います。理解したいと思うこと自体はもちろん大切であり、臨床家として持つべき態度です。しかし、理解したいという願望は、油断をすると、自分が持っている知的枠組みの中に状況を当てはめ、いつの間にか「理解したつもり」という状態へとすり替わってしまいます。

「理解できないものをそのまま受け入れること」こそが「共感」です。「共感」と「理解したつもり」を私たちは区別できるようになる必要があります。

対象者は、「理解しきれないことを受け入れて理解し続けようとする支援者」と、「理解したつもりでいる支援者」の違いを感じとります。

理解しようとする努力は続けながらも、対象者は独立した存在であり操作対象ではないこと、そして、対象者は時間の流れの中で絶えず環境と交流し変化し続ける存在であることを前提に、日々の相互交流を行うことが大切です。

○クリニカルリーズニングやエビデンスに基づく作業療法について学び、対象者のことを考える力、望ましい支援方法を選択する力を養おう

○「解釈」は「自分の仮説を正当化すること」とは異なることを理解しよう

○「理解すること」よりも「理解しようとし続ける」姿勢を大切にしよう

［文献］
［1］Maruyama S, et al：A concept analysis of clinical reasoning in occupational therapy. Asian J Occup Ther 17：17-25, 2021
［2］丸山祥、他：作業療法のクリニカルリーズニング評価尺度の開発——内容妥当性の検討．作業療法 40：784-792, 2021
［3］A-CROT/SA-CROT：https://a-crot.blogspot.com/2022/05/a-crotsa-crot.html（無償．使用申請が必要）
［4］CROT/CROT-II：https://shounanot.wixsite.com/crot（有償）

第3話

目標の満足度を確認する

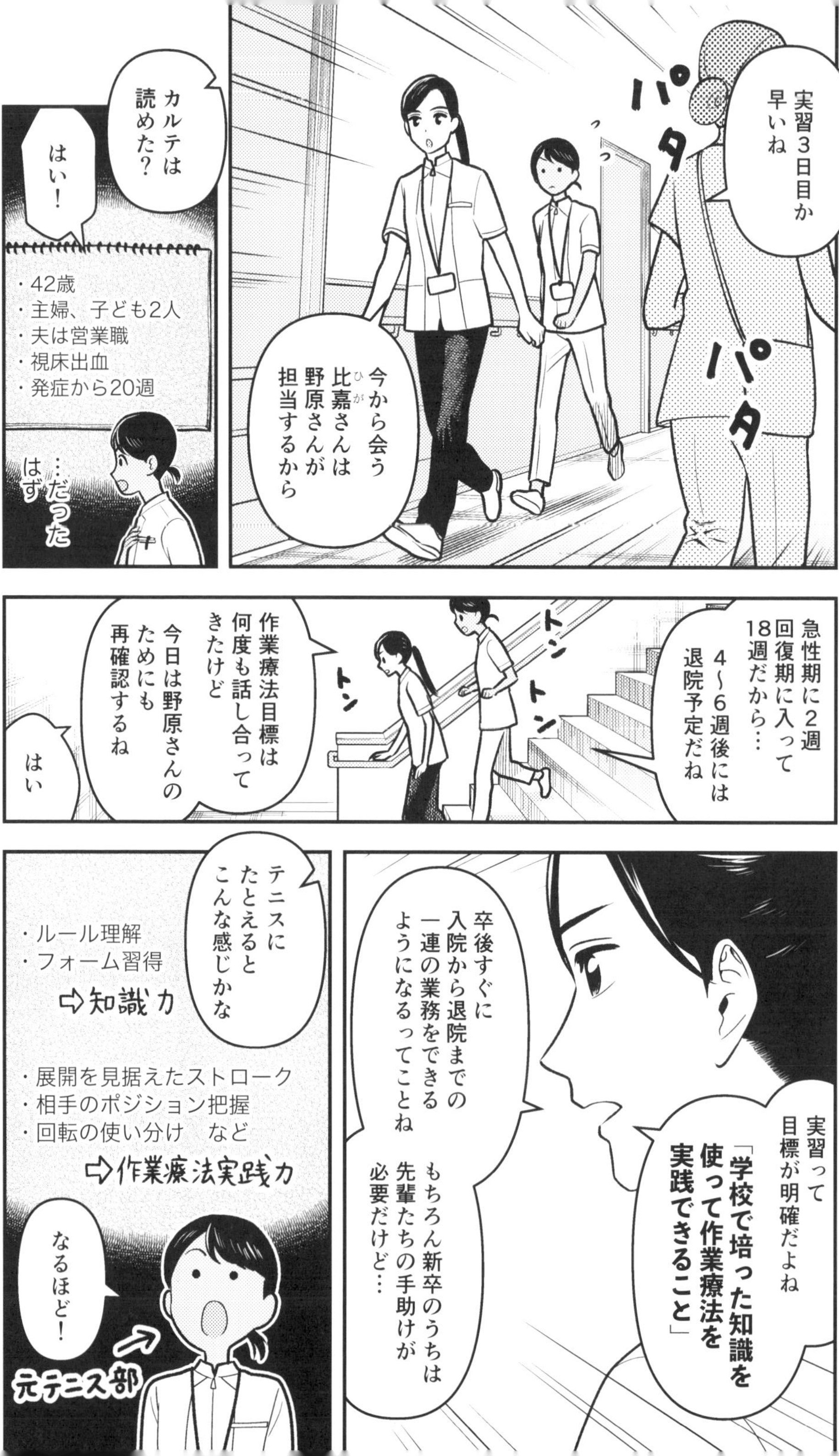

実習3日目か早いね
パタ
パタ
今から会う比嘉《ひが》さんは野原さんが担当するから
カルテは読めた?
はい!
・42歳
・主婦、子ども2人
・夫は営業職
・視床出血
・発症から20週
…だったはず
急性期に2週回復期に入って18週だから…4～6週後には退院予定だね
トン
トン
トン
作業療法目標は何度も話し合ってきたけど
今日は野原さんのためにも再確認するね
はい
実習って目標が明確だよね
「学校で培った知識を使って作業療法を実践できること」
卒後すぐに入院から退院までの一連の業務をできるようになるってことね
もちろん新卒のうちは先輩たちの手助けが必要だけど…
テニスにたとえるとこんな感じかな
・ルール理解
・フォーム習得
⇨知識力
・展開を見据えたストローク
・相手のポジション把握
・回転の使い分け　など
⇨作業療法実践力
なるほど!
元テニス部

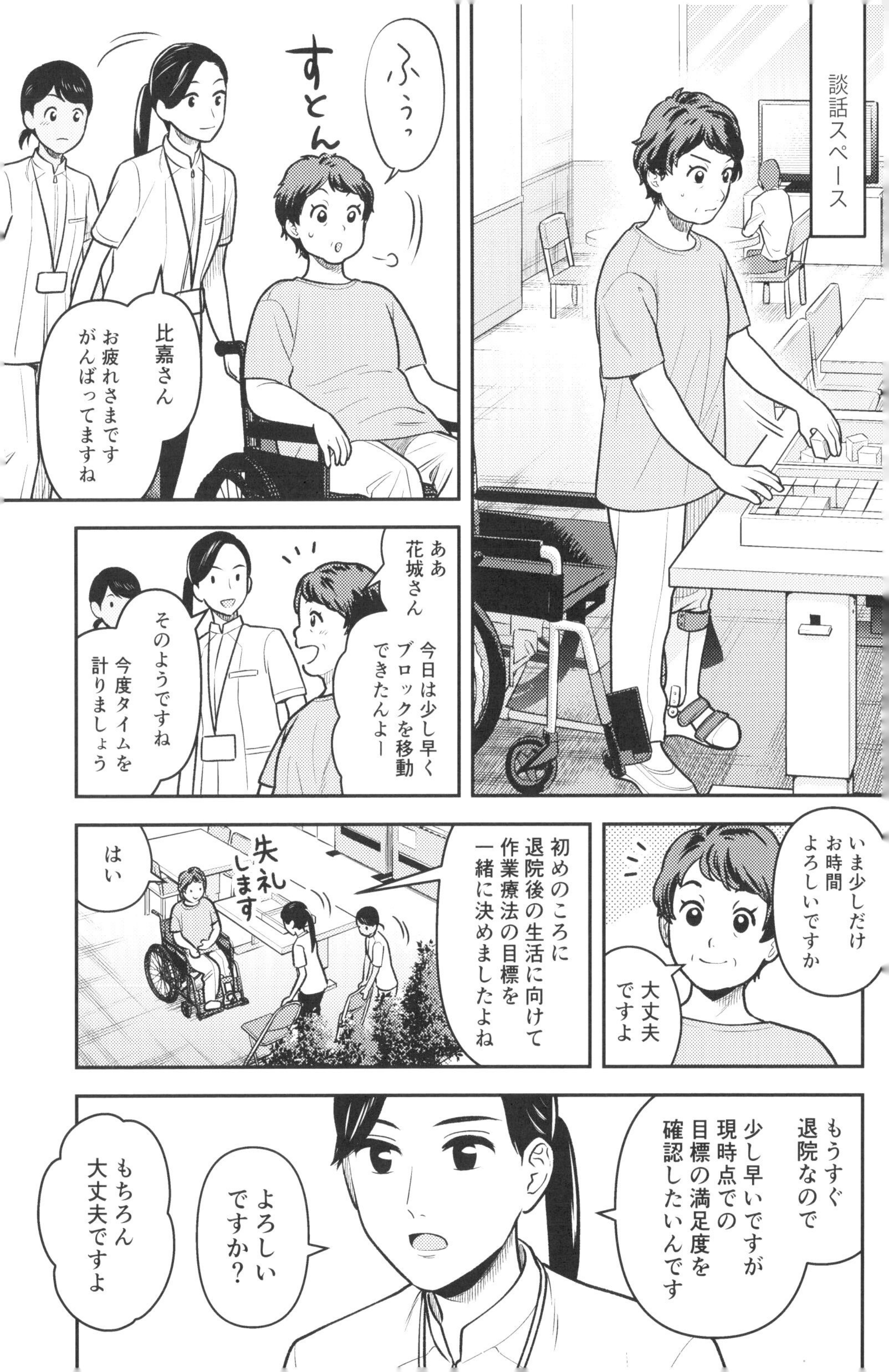
談話スペース
ふぅっ
すとん
比嘉さん お疲れさまです がんばってますね
ああ 花城さん 今日は少し早くブロックを移動できたんよー
そのようですね 今度タイムを計りましょう
いま少しだけお時間よろしいですか
大丈夫ですよ
初めのころに退院後の生活に向けて作業療法の目標を一緒に決めましたよね
失礼します
はい
もうすぐ退院なので 少し早いですが現時点での目標の満足度を確認したいんです
よろしいですか？
もちろん大丈夫ですよ

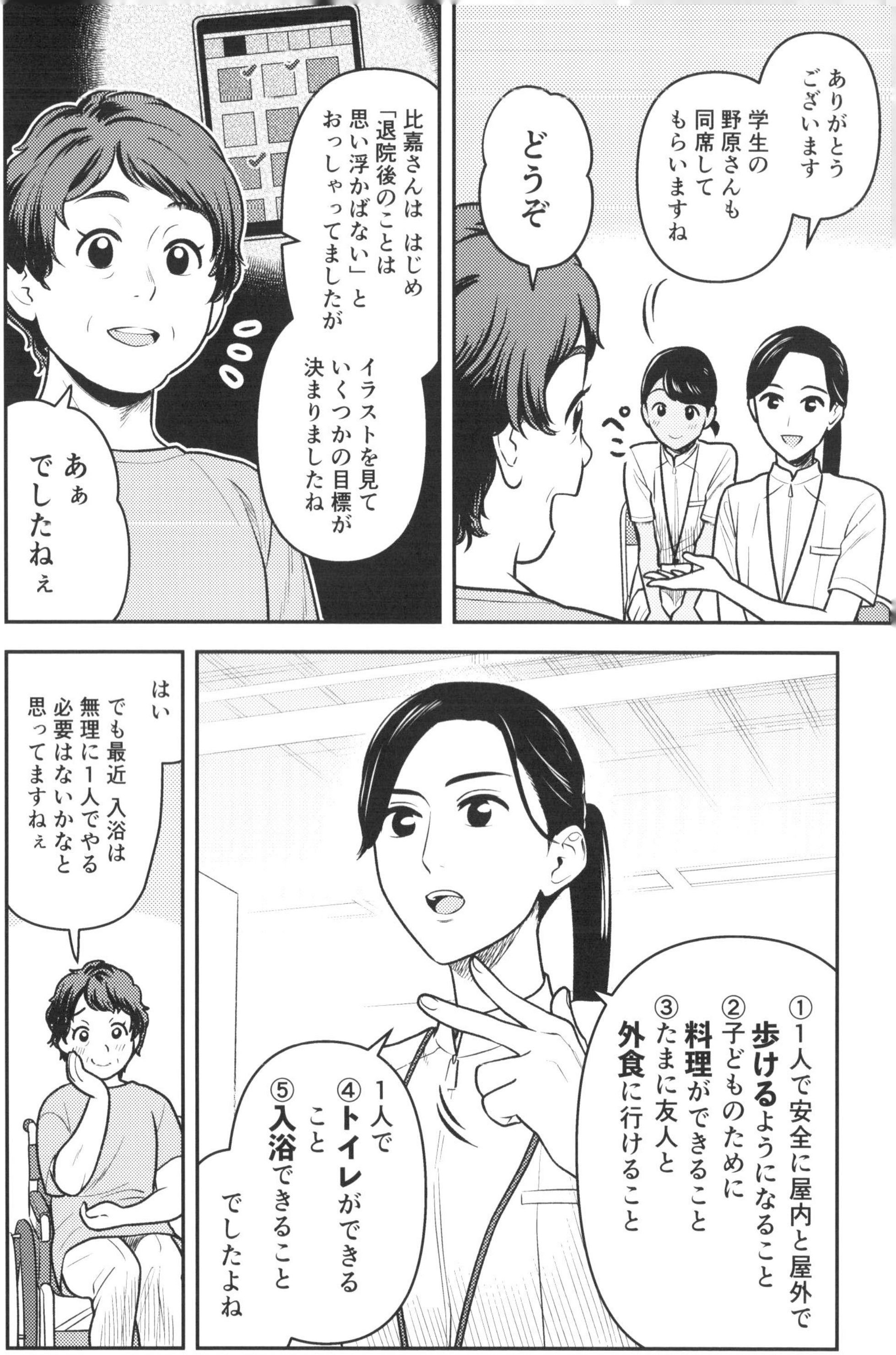

ありがとうございます
学生の野原さんも同席してもらいますね
どうぞ
ぺこ
比嘉さんは はじめ「退院後のことは思い浮かばない」とおっしゃってましたが
イラストを見ていくつかの目標が決まりましたね
あぁでしたねぇ
①1人で安全に屋内と屋外で歩けるようになること
②子どものために料理ができること
③たまに友人と外食に行けること
1人で
④トイレができること
⑤入浴できること
でしたよね
はい
でも最近 入浴は無理に1人でやる必要はないかなと思ってますねぇ

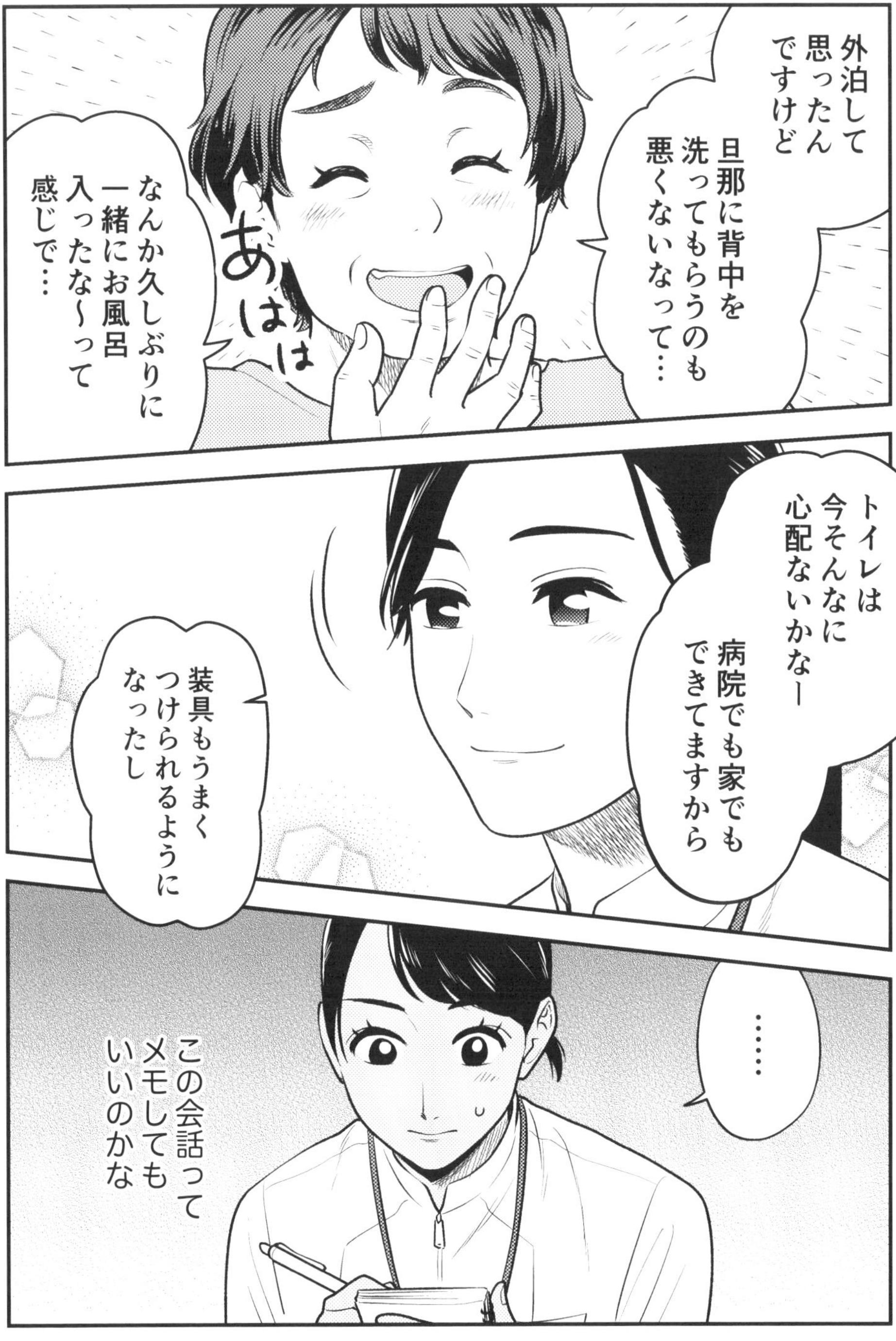
外泊して思ったんですけど
旦那に背中を洗ってもらうのも悪くないなって…
あはは
なんか久しぶりに一緒にお風呂入ったな〜って感じで…
トイレは今そんなに心配ないかなー
病院でも家でもできてますから
装具もうまくつけられるようになったし
……
この会話ってメモしてもいいのかな

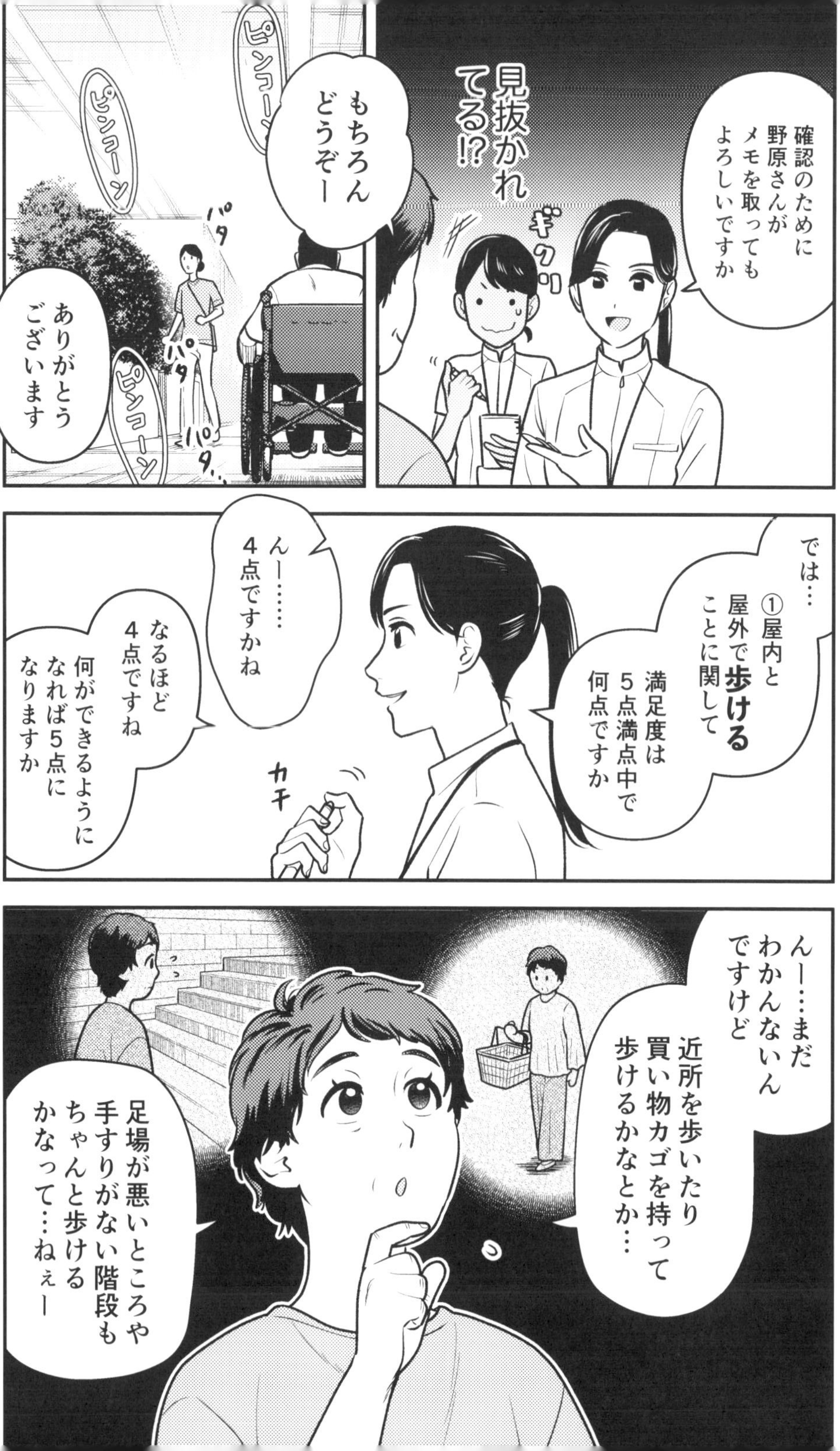
確認のために野原さんがメモを取ってもよろしいですか
見抜かれてる!?
ギクリ
もちろんどうぞー
ピンコーン
ピンコーン
ありがとうございます
パタ
パタ
ピンコーン
パタ…
では…
①屋内と屋外で**歩ける**ことに関して
満足度は5点満点中で何点ですか
カチ
んー……4点ですかね
なるほど4点ですね
何ができるようになれば5点になりますか
んー…まだわかんないんですけど
近所を歩いたり買い物カゴを持って歩けるかなとか…
足場が悪いところや手すりがない階段もちゃんと歩けるかなって…ねぇー

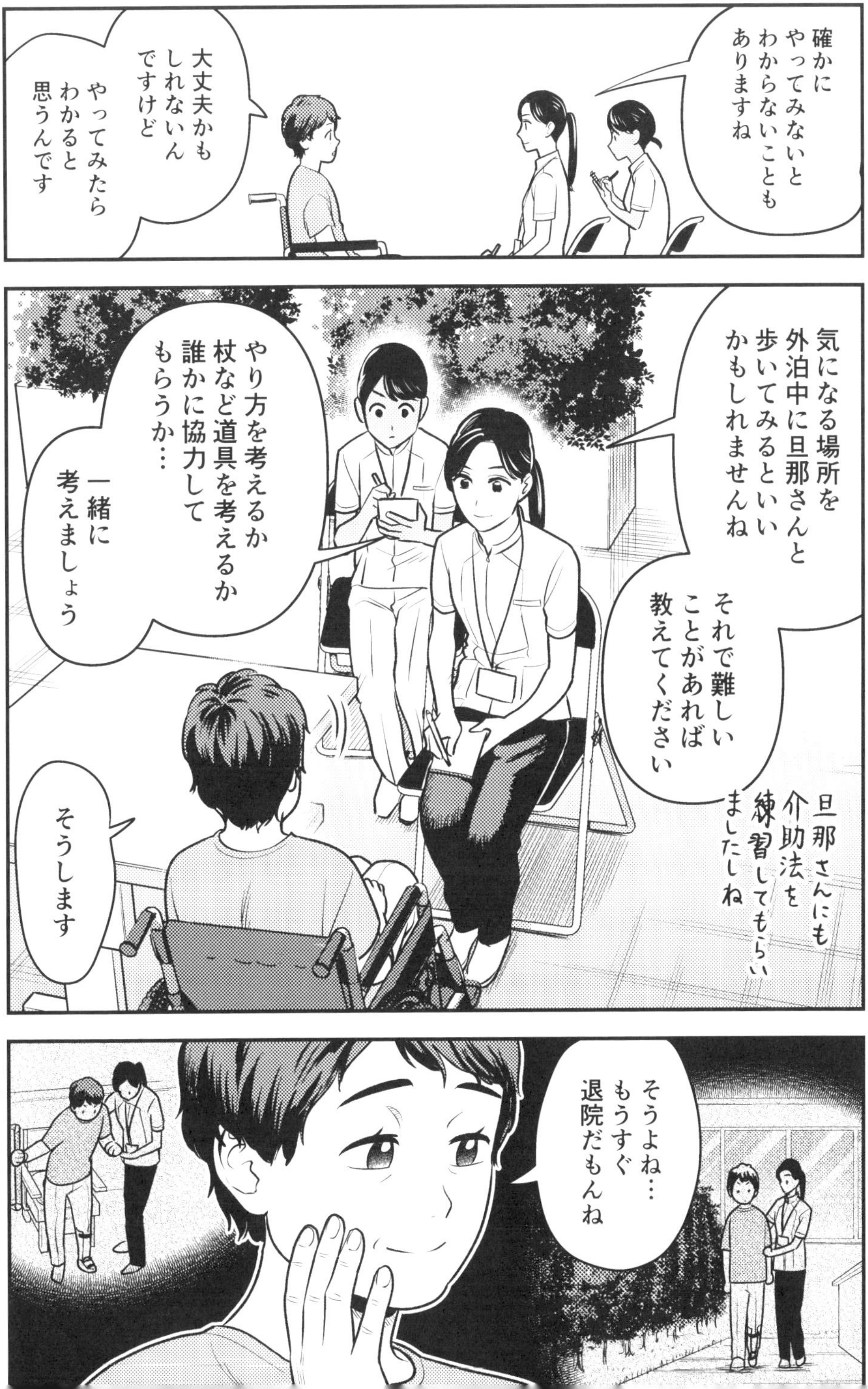
確かに
やってみないと
わからないことも
ありますね
大丈夫かも
しれないいん
ですけど
やってみたら
わかると
思うんです
気になる場所を
外泊中に旦那さんと
歩いてみるといい
かもしれませんね
それで難しい
ことがあれば
教えてください
やり方を考えるか
杖など道具を考えるか
誰かに協力して
もらうか…
一緒に
考えましょう
旦那さんにも
介助法を
練習してもらい
ましたしね
そうします
そうよね…
もうすぐ
退院だもんね

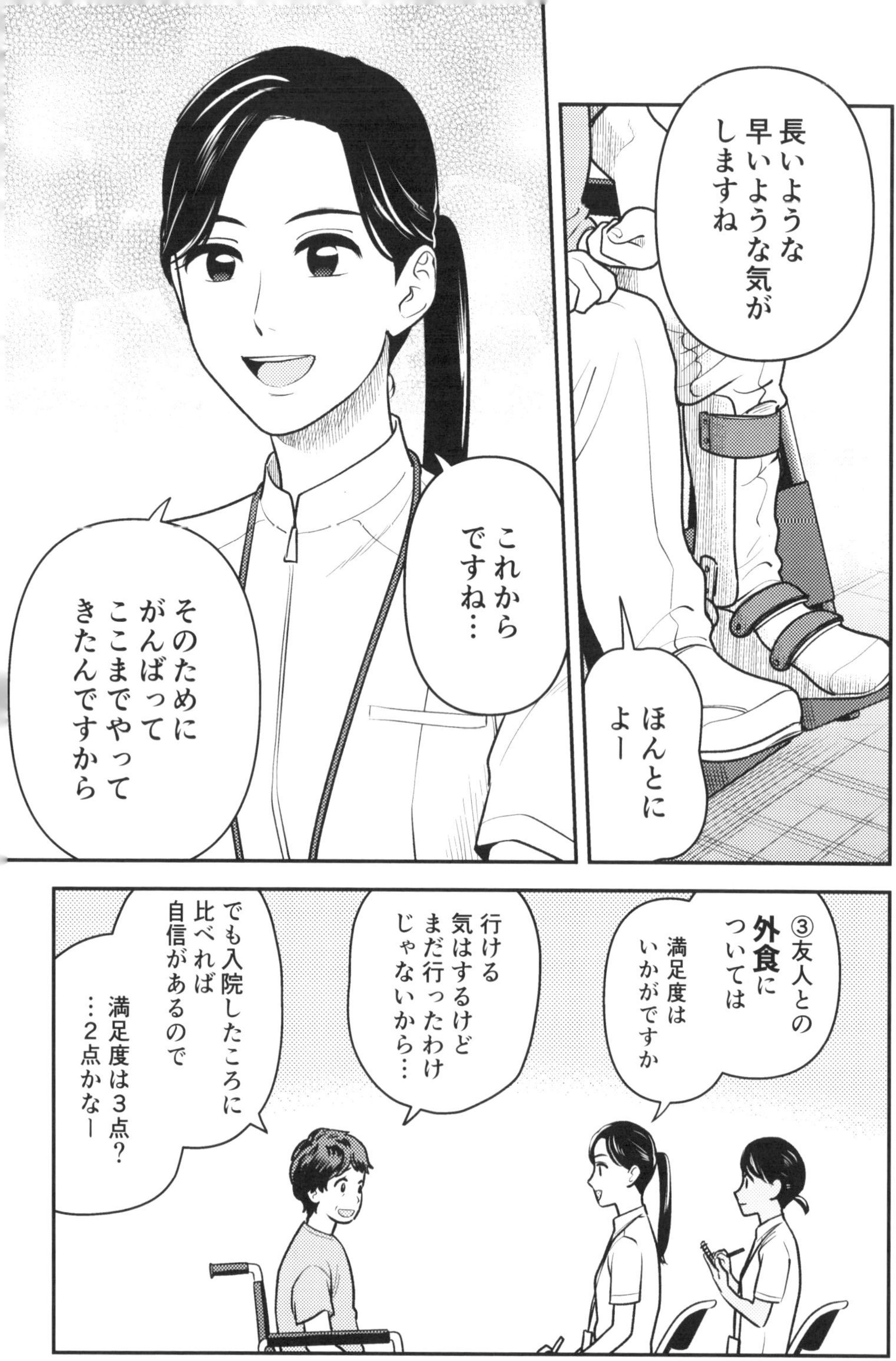
長いような早いような気がしますね
ほんとによー
これからですね…
そのためにがんばってここまでやってきたんですから
③友人との**外食**については
満足度はいかがですか
行ける気はするけどまだ行ったわけじゃないから…
でも入院したころに比べれば自信があるので
満足度は3点？…2点かなー

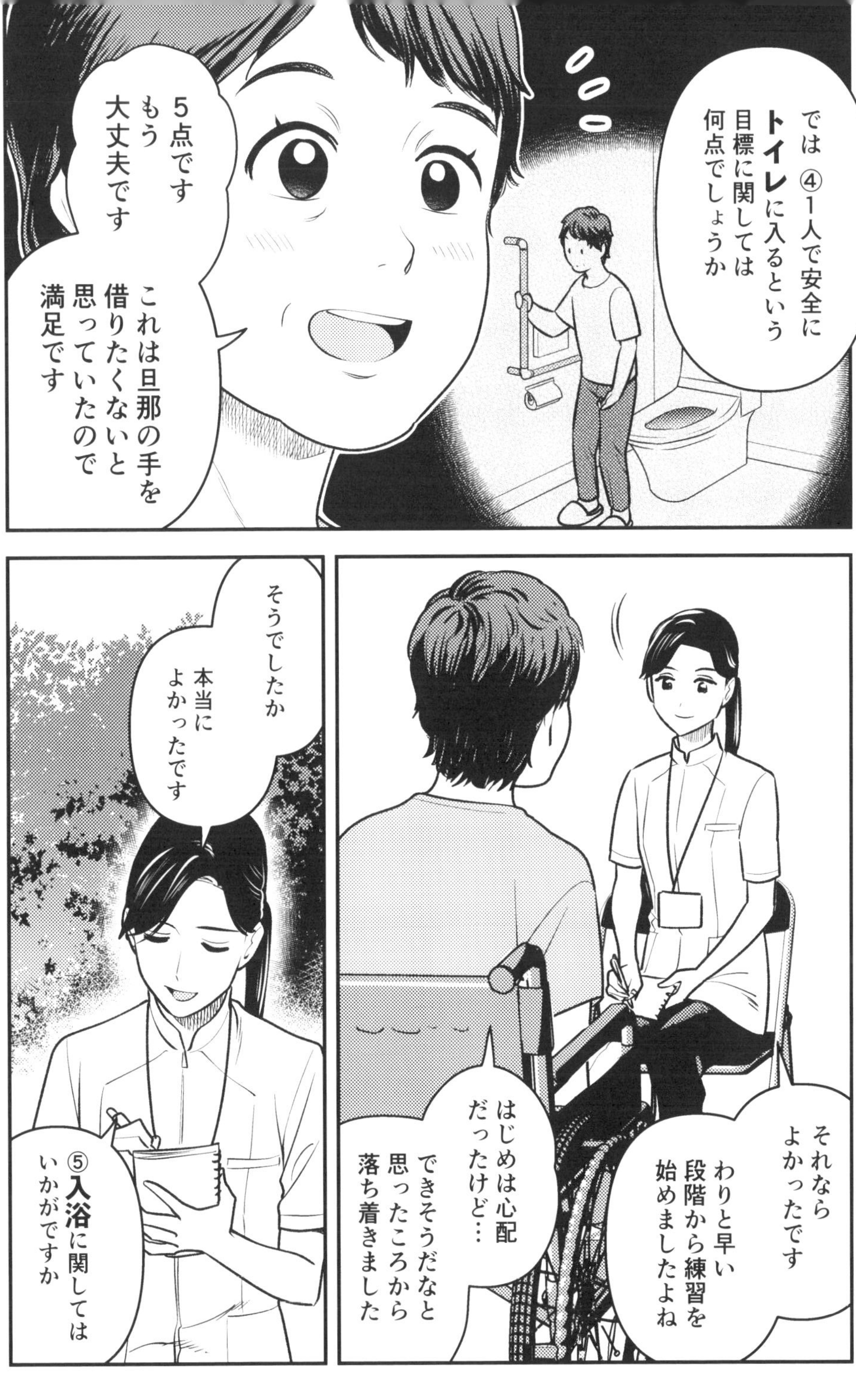
では ④1人で安全にトイレに入るという目標に関しては何点でしょうか
5点です もう大丈夫です
これは旦那の手を借りたくないと思っていたので満足です
それならよかったです
わりと早い段階から練習を始めましたよね
はじめは心配だったけど…
できそうだなと思ったころから落ち着きました
そうでしたか
本当によかったです
⑤入浴に関してはいかがですか

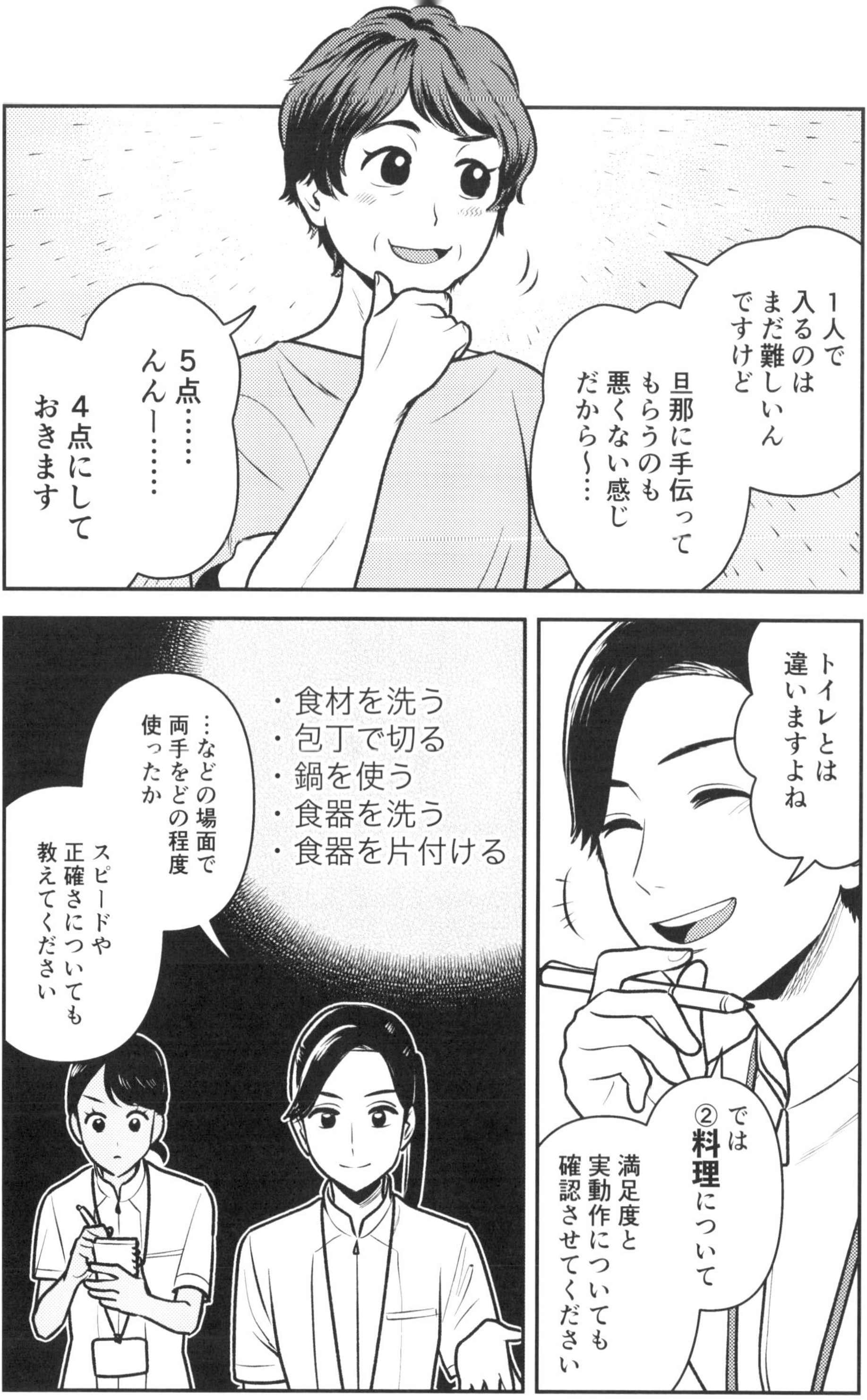
1人で入るのはまだ難しいんですけど
旦那に手伝ってもらうのも悪くない感じだから〜…
5点……
んんー……
4点にしておきます
トイレとは違いますよね
では②料理について
満足度と実動作についても確認させてください
・食材を洗う
・包丁で切る
・鍋を使う
・食器を洗う
・食器を片付ける
…などの場面で両手をどの程度使ったか
スピードや正確さについても教えてください

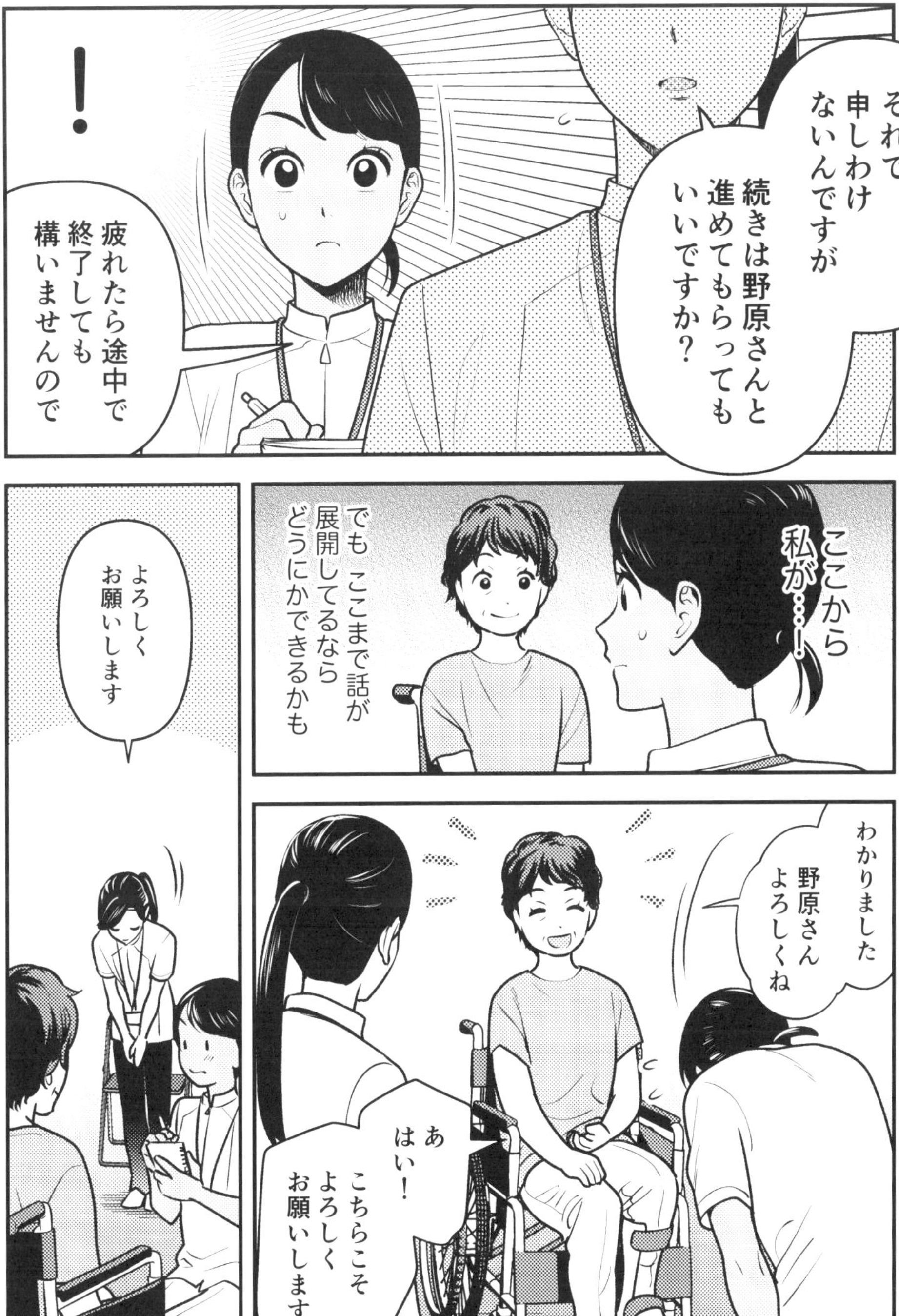
それで申しわけないんですが
続きは野原さんと進めてもらってもいいですか？
！
疲れたら途中で終了しても構いませんので
ここから私が……！
でも ここまで話が展開してるならどうにかできるかも
よろしくお願いします
わかりました野原さんよろしくね
あ はい！
こちらこそよろしくお願いします

解説

作業療法は対象者と「協働」することが大切

今回のシチュエーションも第1話と同様に、学生にとってはとても緊張する場面ですね。面接評価は個別性の高い作業療法を行う上で欠かせない評価です。使用するツールや手順が厳密に決まっているわけではなく、ましてや対象者がどのような語りを表出するのかも予測が難しく、学生にとっては、非常にハードルが高い評価と言えるでしょう。

野原は会話の内容をメモしてよいものか判断に迷っていました。単純に確認すればよいだけのことなのですが、緊張する場面では、頭で思っていても、なかなか口に出せないものです。学生は、「頭の中で考えていても声に出せない」→「出せない自分に意識が向いてさらに内向的になる」→「内向的な自己が、表出しようと思う自身の心にさらにブレーキをかける」といった悪循環に陥りがちです。悪循環が深みにはまらないうちに対応することが大切です。

このような心理状態に陥りやすいことを事前に知っていれば、いざ自分が同じ状況に遭った際に、自己を客観視して落ち着いて行動できるようになります。また、指導者も学生がこのような状態に陥らないよう、学生の様子を観察しながら先回りして対応することを心がけましょう。

評価は対象者が自分自身と向き合う時間

さて、場面は花城と比嘉《ひが》さんの面接評価です。この面接では、花城が単に目標の到達状況を確認するのではなく、比嘉さんと一緒に状況について詳しく話し合ったり、各目標の満足度を選択した理由について確認したりする場面が印象的です。

作業療法で実施する評価には、面接評価、観察評価、検査・測定など、さまざまな種類があります。これらの評価に共通する大切なことは、

評価の時間は、「作業療法士が対象者の状況を確認する時間」であるとともに、「対象者自身が内省する時間」でもある

ということです。しかしながら、作業療法士、特に学生は後者の要素を忘れがちになります。「前回の評価と比較してどのくらい変化したのか知りたい」「レポートやレジュメに書くための情報を入手しなければ」といった焦りがそうさせるのかもしれません。

よい評価は対象者をエンパワメントする

少し作業療法から離れて考えてみます。あるスポーツに打ち込んでいる状況を想像してください。あなたは自分のパフォーマンスを高めるために、日々練習を重ねています。当然のことながら、パフォーマンスは毎日右肩上がりに向上してはいきません。そのとき、コーチとのやり取りに何を求めるでしょうか。

おそらくあなたは、自分の状況や課題を共有し、その打開策を一緒に考えることを求めるはずです。もしあまりにも状況がよくない場合には、積極的に意見を求めるかもしれません。あるいは、比較的うまくいっている場合であれば、あまり余計なアドバイスは求めず、自分の考えを伝えた上で、自分主導で練習を続けたいと思うかもしれません。

作業療法も全く同じです。対象者には対象者の望む生活があり、その希望に到達するために目標があります。そして、評価は「その目標にいかにして到達できるか」を考えるために実施します。しかし、時に私たちは、自分が対象者の状況を把握するためだけに評価を行ってしまったり、ステレオタイプの評価のみを毎月実施してしまったりと、評価の本質を忘れてしまうことがあります。

このような状態になると、対象者自身も、いま自分が取り組んでいるプログラムが、一体「何」に「どう」つながるのかわからないといった状況に陥り、主体的に作業療法に参加するこ

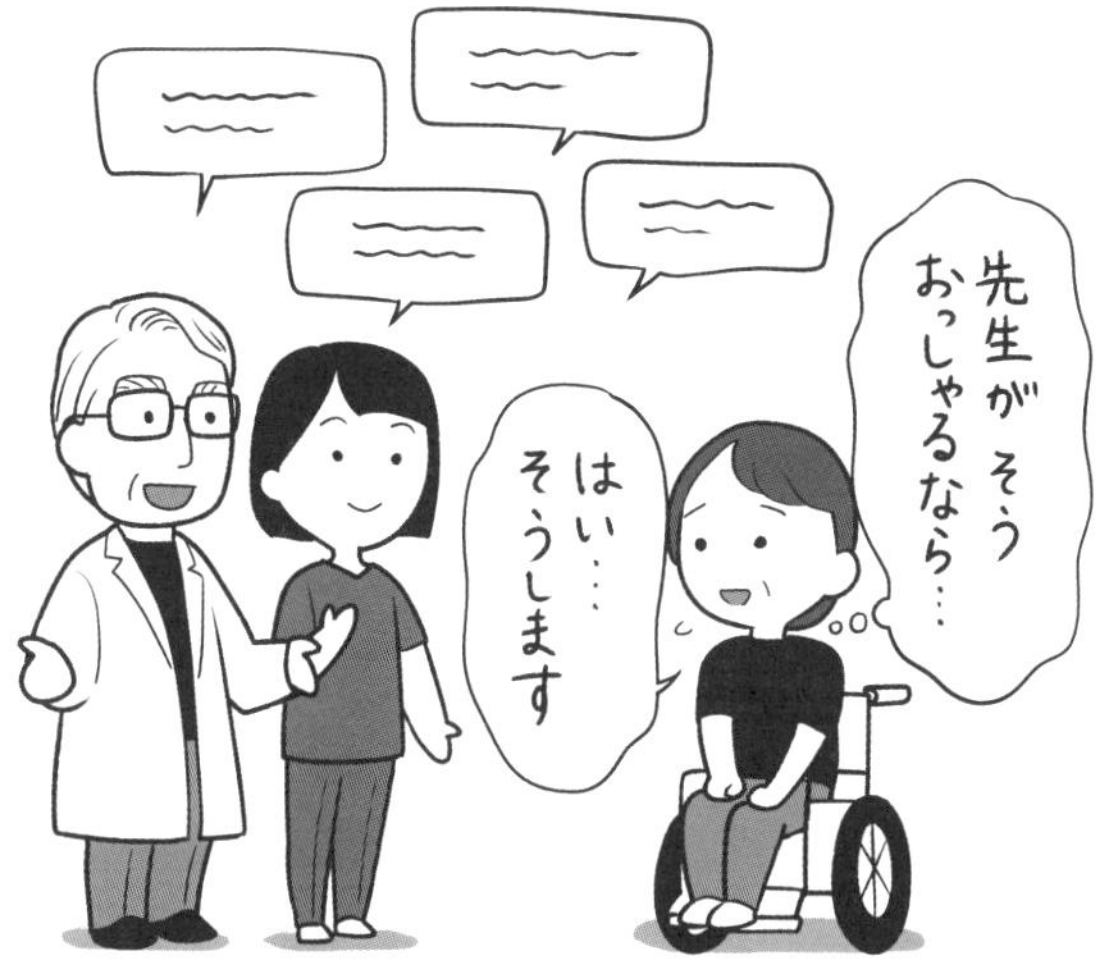

図　医療者に対して従順さを求める価値観

とが難しくなります。さらに厄介なことに、特にわが国では、医療者に対して従順さを求める（医療者の言うことは素直に聴くべき）といった価値観が根づいている［図］ため、「先生一人で結果を把握するのではなく、私にも評価結果を開示して、私のこれからについて一緒に考えさせてください」などと訴えてくれる対象者はまずいません。そのため、作業療法士自身がこれらの前提を理解した上で対象者との協働をよりよいものへとつくり上げていく姿勢が求められます。

「一緒に考える」姿勢

面接評価を筆頭に、評価全般は、作業療法士と対象者が行う「作戦会議」です。

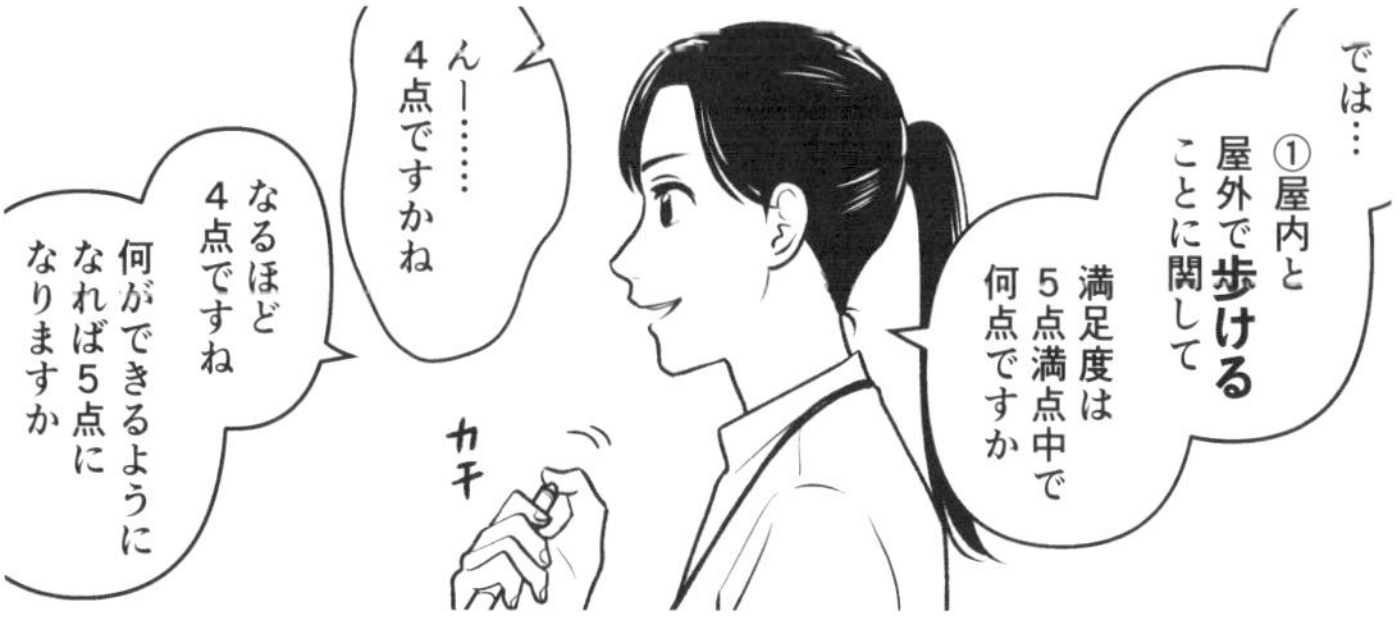
では…
①屋内と
屋外で**歩ける**
ことに関して
満足度は
5点満点中で
何点ですか
カチ
んー……
4点ですかね
なるほど
4点ですね
何ができるように
なれば5点に
なりますか

ここでは、お互いの考えを「共有」し、協働的に目標を設定（修正）し、その目標の達成に向けて具体的な方略を検討し合うことが大切です。また、協働的な関係が構築できていれば、目標指向的な作戦会議は、定期的に行われる評価場面だけでなく、自然と日々の協働の中でも行われるようになります。

花城は、比嘉さんと一緒に目標の満足度を確認するだけでなく、その理由についても詳しく確認していました。このように、対象者と目標や目標達成までの道のりについて話し合う際には、単に会話量を増やすだけではなく、満足度などの指標を活用しながら状況を定量化することが大切です。また、なぜそのような数値になったのかの理由を言語化してもらうプロセスを重視することで、対象者が自分自身について客観的に考えることを助けます。それが課題の明確化と共有につながります。

もちろん対象者の中には（障害の種類や程度、もともとの性格などによって）、意見を求められることに過度なストレスを感じる人もいるため、無理に意見を求めることが逆効果になってしまう場合もあります。対象者の状況を包括的にとらえ、対象者の主体性を損なわないよう十分に配慮しながら、協働的な関係を構築していくことが大切です。

表　各支援内容の主な利点と注意点

支援の種類	利点	注意点
機能訓練	・限局した機能への介入が可能	・対象者の依存を助長しやすい ・対象者の主体性を促進しにくい ・対象者が目標指向的になりにくい
要素的動作練習	・作業遂行を部分的に切り取り、効率的な練習が可能	・練習内容が生活にどう影響を与えるのかが不明瞭 ・日々のわずかな変化(練習の成果)を実感しにくい
実動作練習	・実際の作業遂行文脈を踏まえた練習が可能 ・身につけた技能を生活に汎化しやすい ・成功体験を得やすい ・対象者の作業的存在としての内省を補助することが可能	・失敗体験になりやすい
環境調整(物理的環境について)	・心身機能や技能を補助することが可能	・対象者の作業可能な環境が限定される可能性がある ・「もうよくならない」ととらえる対象者がいる

選択した手段の利点と注意点の両面を考える

もう一つ大切なことがあります。それは、作業は「やってみなければわからない」ということです。花城と比嘉さんの面接を振り返ると、外泊訓練が比嘉さんの内省を深めたことがわかります。

作業療法士が行う支援には、「機能訓練」「要素的動作練習」「実動作練習」「環境調整」などがあります［表］。そのどれにも明確な目標があり、達成に向けて必要な手段であれば効果的な支援となるはずです。

今回の比嘉さんの外泊訓練は、まさに実動作練習の機会を提供したことになります。作業療法士は、各支援内容の利点や注意点を理解した上で支援内容を選択していく必要があります。

○作業療法士が対象者の状況を知ることと同じくらい、「対象者が自分自身を知ること」が大切

○「治してあげる」のではなく、「一緒に考える」「一緒に解決する」姿勢を大切にしよう

○支援内容を立案する際は、利点と注意点の両面を考えるようにしよう

第4話

検査・測定の目的と価値

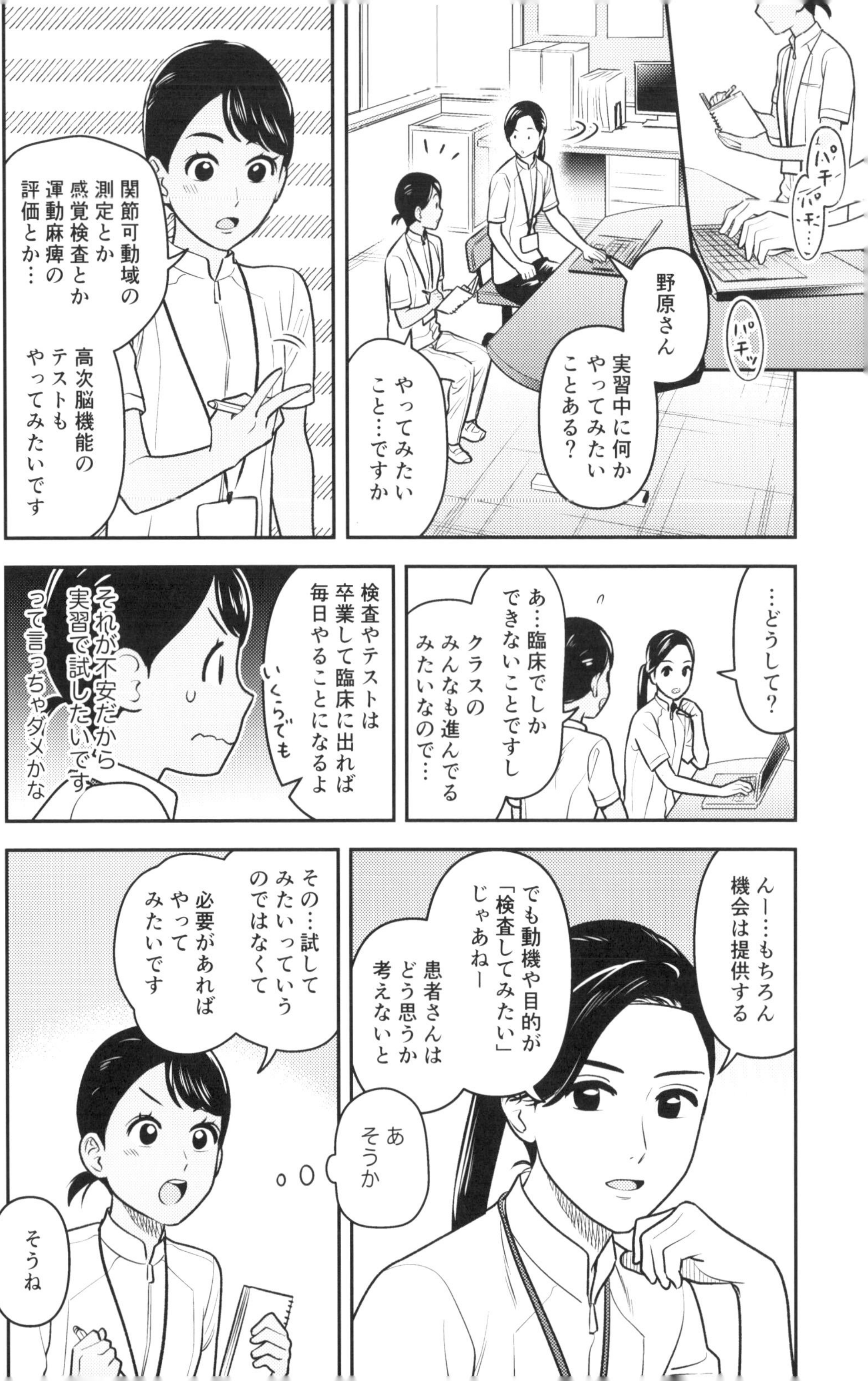
パチパチ…
パチッ
野原さん
実習中に何かやってみたいことある？
やってみたいこと…ですか
関節可動域の測定とか感覚検査とか運動麻痺の評価とか…
高次脳機能のテストもやってみたいです
…どうして？
あ…臨床でしかできないことですし
クラスのみんなも進んでるみたいなので…
検査やテストは卒業して臨床に出れば毎日やることになるよ
いくらでも
それが不安だから実習で試したいです
って言っちゃダメかな
んー…もちろん機会は提供する
でも動機や目的が「検査してみたい」じゃあねー
患者さんはどう思うか考えないと
あ
そうか
その…試してみたいっていうのではなくて
必要があればやってみたいです
そうね

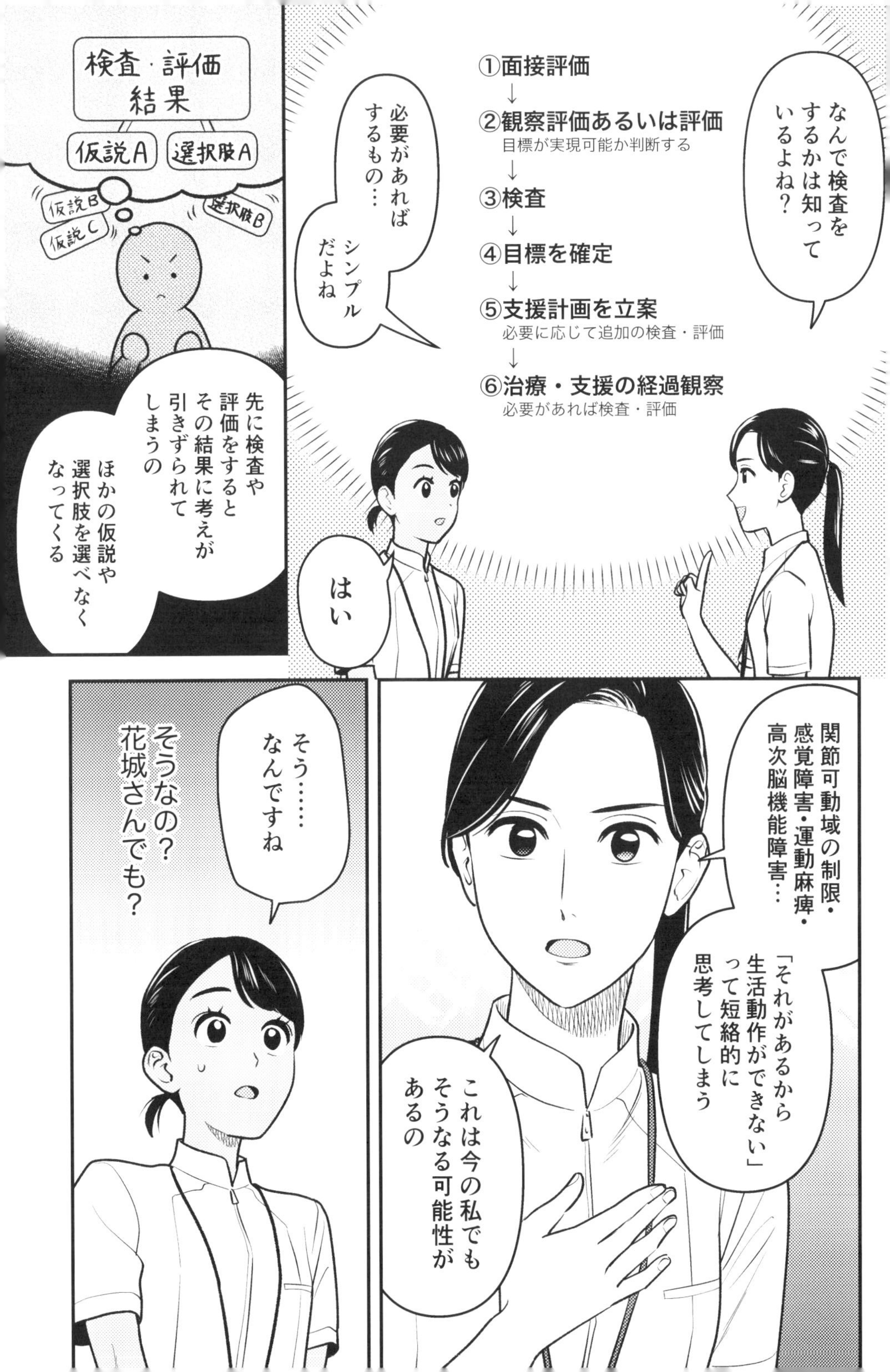
①面接評価
↓
②観察評価あるいは評価
目標が実現可能か判断する
↓
③検査
↓
④目標を確定
↓
⑤支援計画を立案
必要に応じて追加の検査・評価
↓
⑥治療・支援の経過観察
必要があれば検査・評価
なんで検査をするかは知っているよね？
必要があればするもの…
シンプルだよね
はい
検査・評価結果
仮説A
選択肢A
仮説B
仮説C
選択肢B
先に検査や評価をするとその結果に考えが引きずられてしまうの
ほかの仮説や選択肢を選べなくなってくる
関節可動域の制限・感覚障害・運動麻痺・高次脳機能障害…
「それがあるから生活動作ができない」って短絡的に思考してしまう
これは今の私でもそうなる可能性があるの
そう……なんですね
そうなの？花城さんでも？

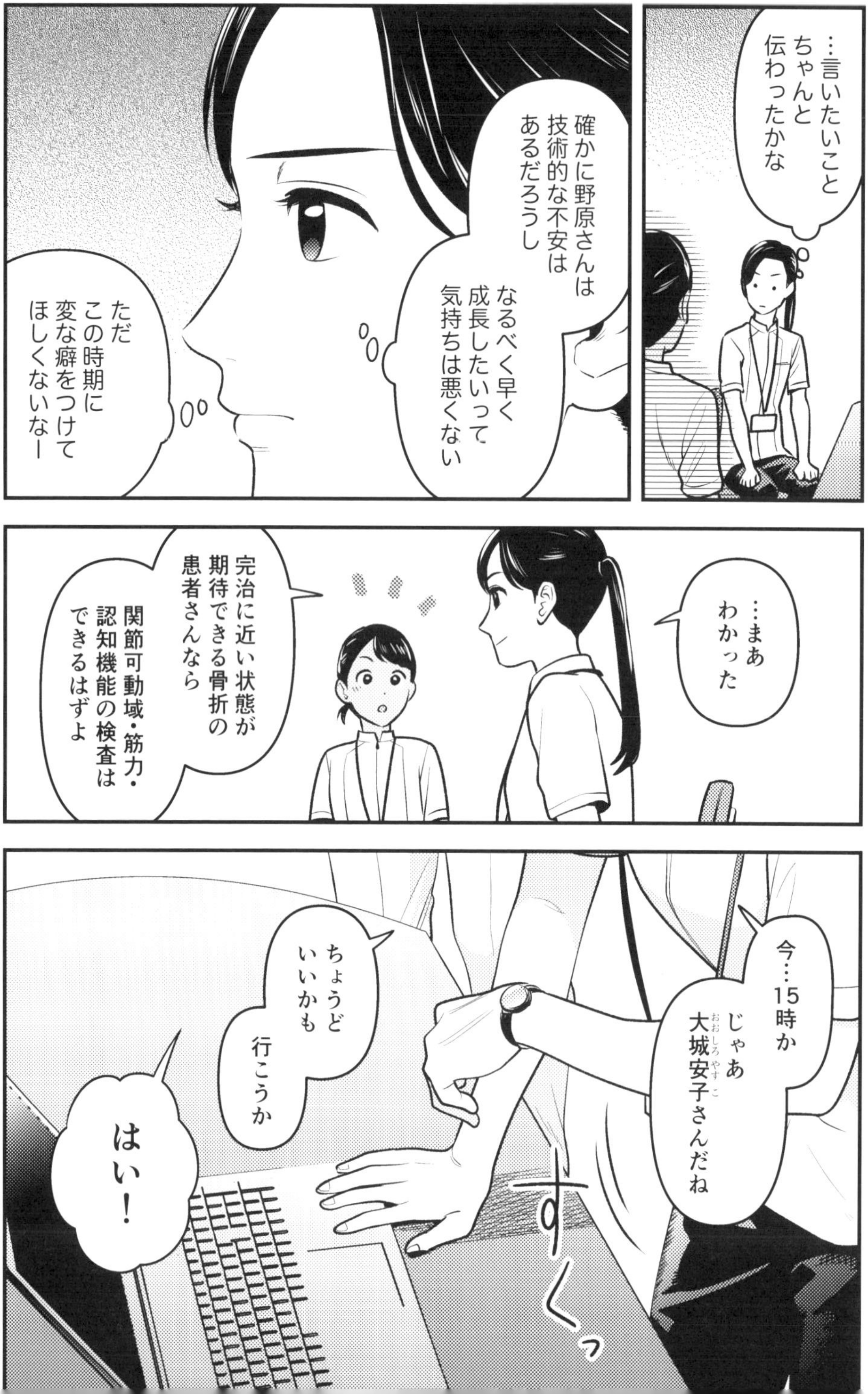
…言いたいこと
ちゃんと
伝わったかな
確かに野原さんは
技術的な不安は
あるだろうし
なるべく早く
成長したいって
気持ちは悪くない
ただ
この時期に
変な癖をつけて
ほしくないなー
…まあ
わかった
完治に近い状態が
期待できる骨折の
患者さんなら
関節可動域・筋力・
認知機能の検査は
できるはずよ
今…
15時か
じゃあ
大城安子《おおしろやすこ》さんだね
ちょうど
いいかも
行こうか
はい!
すくっ

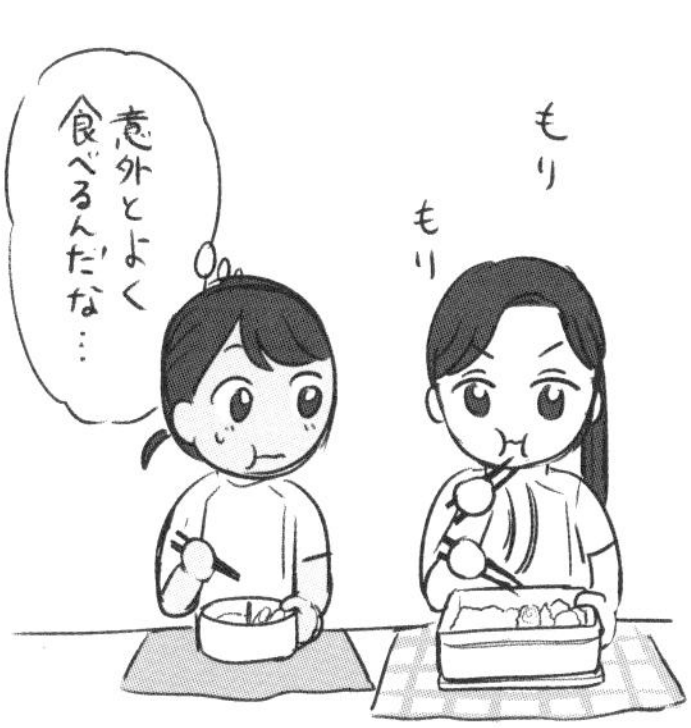

意外とよく食べるんだな…
もりもり

解説

評価計画を立案する際の要点

さて、いよいよ評価計画についての話し合いが始まりました。野原は、関節可動域（ROM）測定や徒手筋力検査などに関心があるようです。実習が始まるまでの準備期間、学生は学内でさまざまな評価の練習をします。その中でもROM測定や筋力検査は、最も時間をかける項目かもしれません。

「なぜ評価するのか？」を考える

しかし、花城は野原の関心にストップをかけました。それは評価の目的が不明確だからです。学生の評価計画は、「対象者がよりよい作業的存在になるためにはどうすればよいか」という作業療法の目的を基盤とした疑問から始まらないことが多く、「被殻出血の左片麻痺だから○○を検査しなければ」「大腿骨頸部骨折だから○○を測定しなければ」といったように、疾患や障害を基盤とした評価計画を立案しがちです。

もちろん疾患や障害を踏まえた評価や支援は大切です。しかしながら「何をするのか（手段）」よりも、まずは「なぜするのか（目的）」を考える必要があります。

人は、目的が不明確で手段にばかり関心が向いているときに不安になります。

実習のように、毎日初めてのことだらけで緊張する場面では、なおさら「何をしたら…」と手段にばかり関心が向くようになります。手段は多くの場合目に見えますが、目的は目には見えないので、この思考の傾向はますます強くなります。そして、目的が明確でない状況で手段についていくら考えても、それが正しいのかどうかの自己評価はできません。このような状況のときこそ、冷静に目的に立ち返ることが大切です。

腹痛で受診する場面をイメージしてください。主治医はあらゆる検査を片っ端から行うでしょうか。そのような医師は一人もいないと思います。まずはあなた（患者）の話を聴き、文脈の全体像を把握した上で、治療法にかかわる確定診断をするために必要な最低限の検査を行います。そして、あなたがどのような生活をしているのか、どのような役割を担っているのか、どのような希望があるのかなどを踏まえた上で、最も望ましいと思われる治療法について検討していきます。学生が疾患や障害を基盤に評価計画を立案することは、「腹痛だったらこの検査」といったように、ステレオタイプに検査内容を決めてしまうことと同じです。

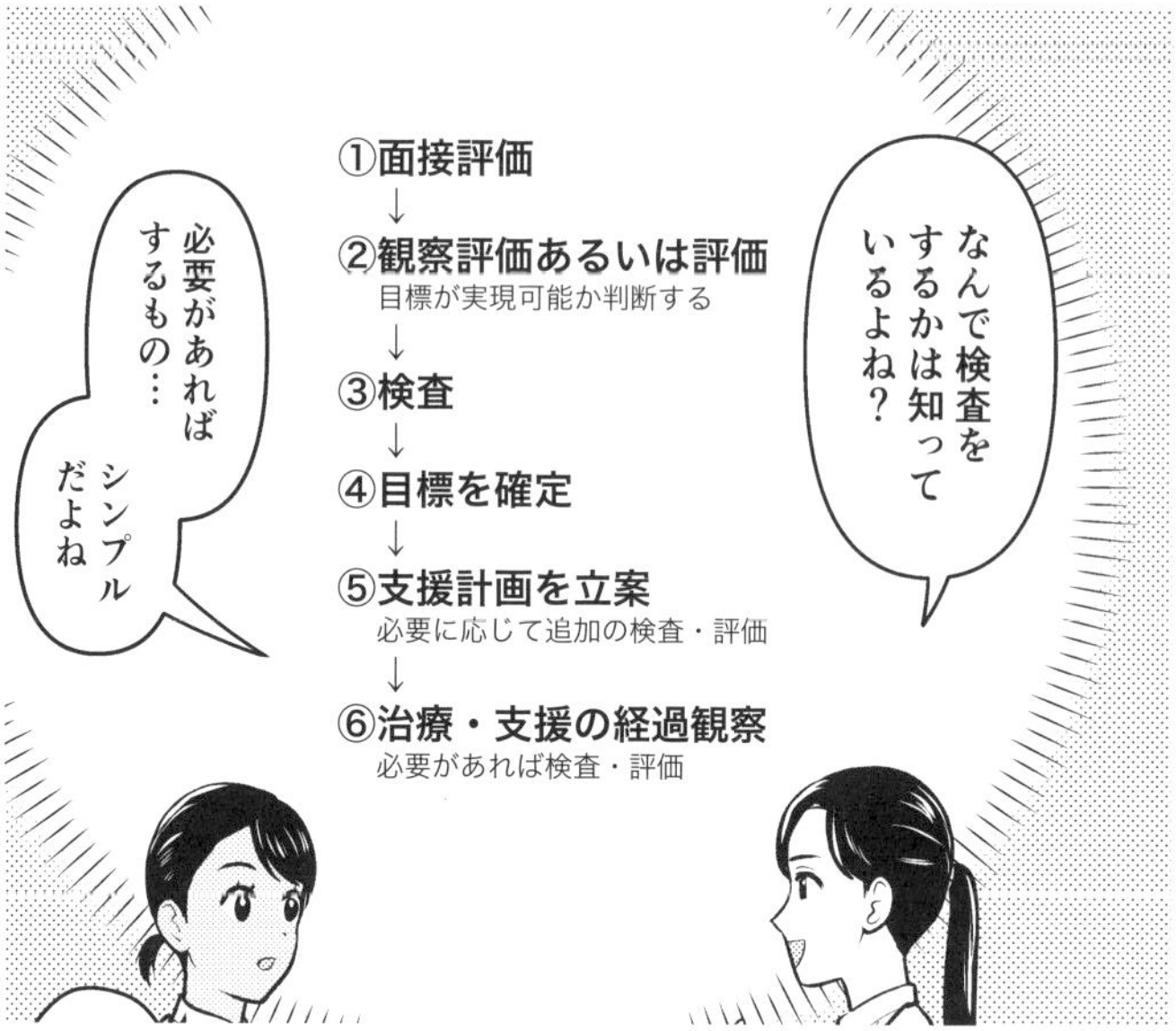
なんで検査をするかは知っているよね？
①面接評価
↓
②観察評価あるいは評価
目標が実現可能か判断する
↓
③検査
↓
④目標を確定
↓
⑤支援計画を立案
必要に応じて追加の検査・評価
↓
⑥治療・支援の経過観察
必要があれば検査・評価
必要があればするもの…
シンプルだよね

評価計画に迷ったら作業療法の目的に立ち返る

では、どのように評価計画を立案していけばよいのでしょうか。それは、花城が野原に伝えたように、作業療法の目的から思考を展開していくことです。作業療法の目的は、作業を通して対象者の健康と幸福を促進することです。それがどのような作業なのかは人それぞれ異なるため、まずは目の前の対象者の健康と幸福を促進する作業を知る必要があります［第12話・p191参照］。日本作業療法士協会では、それを「意味のある作業」と呼んでいます。

作業は、対象者が「したい」「する必要がある」「することを期待されている」作業に分類されます。つまり、対象者が目的や意味を持って行う活動は、すべて作業であり、これらの作業にかかわることができるように支援することが作業療法士の役割です。

このように、作業療法の役割について確認すると、評価計画をどのように立案するべきかが見えてきます。言うまでもなく、まずは対象者の健康と幸福を促進すると思われる作業を明確にすることが必要です。そのためには、対象者から話を聴くことが必要です。しかしながら、ここで注意点があります。それは、「対象者が作業療法士を『何者』として認識しているのか」ということです。

対象者は作業療法士を「何者」だと思っているか?

美容室にいる自分を想像してください。あなたは美容師に希望の髪型を伝えるはずです。それは、あなたが目の前にいる人を「自分の髪を切ってくれる人」と認識しているからです。それが明確だからこそ、あなたは「目の前の人に何を伝えるべきか」を選択することができます。

仮に、何者かわからない人に突然好みの髪型を聞かれても、おそらくあなたは美容師に伝えたときと同じようには答えないはずです。

これは作業療法場面でも同様です。残念ながら作業療法士の知名度はまだまだ低く[1]、ほとんど(すべて?)の対象者は、作業療法士が何の専門家なのかしっかりとは理解できていません。「リハビリの先生」「手の先生」「マッサージの先生」「看護師さん」など、作業療法士の本分とはかけ離れた認識を持っている対象者が多いと思います。このような前提条件の中で、対象者の健康と幸福を促進する作業について質問しても、多くの対象者はしっかりと自分の考えを伝えることはできないでしょう。まずは作業療法士が何の専門家なのかをうまく伝えて理解してもらう必要があります。

しかしながら、これはとても難しいことです。言語的な説明だけでは理解できない対象者も多くいます。実際には、作業療法プロセスを通して少しずつ理解が深まっていく場合が多いため、丁寧に説明することを心がけながらも、対象者の理解力などを考慮して、柔軟な対応をとることも必要でしょう。

「聞き取り」ではなく「共有」

対象者に作業療法士の役割や作業療法の目的を説明したら、いよいよ対象者にとっての意味のある作業を「共有」するプロセスに進んでいきます。ここで大切なことは「共有」です。私たちはどうしても、なんとかして意味のある作業を「聞き出したい」「聞き取りたい」という思考に陥ります。しかし、大切なことは、

作業療法士が情報を把握することではなく、対象者が自分自身を作業的存在としてとらえ内省することです。

つまり、「自分は○○や□□の作業にかかわって生活をしているから、自分らしく生活できていたのだ」ということに気づけることです。

したがって、作業療法士は、自分だけが情報を入手しようという姿勢ではなく、対象者と一緒に意味のある作業について考え、あらゆる情報を共有しようとする姿勢で話し合いを進めることが大切です。

「話をする」のではなく「面接」を行う

話し合いについてもう一点重要なことがあります。それは、可能なかぎり「面接評価」の時間を確保することです。作業療法士は、さまざまな場面で対象者と会話をします。ともすれば、検査やROM訓練をしながら面接をすることもできてしまいます。むしろ自分と対象者の間に何らかの作業があったほうが会話はしやすいでしょう。

しかし、対象者の視点から考えてみるとどうでしょうか。作業療法士の役割を知らず、「マッサージの先生」などとしか理解できていない対象者が、関節を動かされながらプライベートについてあれこれと質問される。この場面で多くの対象者は「無駄話ばかりしてないでちゃんとリハビリしてよ…」などと内心思っているかもしれません。

評価すべき項目は面接評価が教えてくれる

前述したように、作業療法士の役割や作業療法の目的を説明した上で、しっかりと話し合う時間を設けることは、対象者が作業療法を理解するためにも、協働的に作業療法の目標設定を行うためにも、非常に重要なプロセスです。面接評価によって対象者の意味のある作業が共有できてくると、面接後、どのような評価を行えばよいのかも自然にわかってきます。

例えば、軽度の左片麻痺を呈した女性の対象者（Aさん）がいたとします。Aさんは、夫と高校生の子どもとの三人暮らしで、専業主婦として家事全般を担ってきました。面接評価を実施すると、一日でも早く家族のために主婦業に復帰することを希望していることがわかりました。主治医からは、麻痺が完全に回復することは難しい旨が伝えられています。ここで作業療法士は、「どうすれば片麻痺を呈した状態で主婦業に復帰できるだろうか」ということに関心を持ちます。

次に考えることは、現在の状態で主婦業を構成する作業を遂行した場合、どのような問題が生じるのかです。それを評価するためには、可能な範囲で作業を「やってみる」ことが必要です。つまり観察評価です。観察評価は、それがリアリティのある文脈で実施する特性上、失敗体験も強化されやすいため、その実施には観察評価の目的を十分に説明するなどの配慮が必要です。一方で作業遂行上の課題を明確にできるという利点があります。

作業療法士はＡさんと一緒に「作業療法室に併設された和室の掃除機がけ」を行うことにしました。観察評価を実施すると、Ａさんは、掃除機の操作自体は片手でうまく行うことができていましたが、掃除機の操作が全体的に雑で、部屋の左隅に掃除機をかけない様子が観察されました。

このような観察評価の結果から考えることは、観察された現象の理由です。「なぜ掃除機の操作が雑だったのか」「運動の協調性に問題があるのか」「あるいは注意の持続に問題があるのか」といったように、観察評価の結果を踏まえ、理由についての仮説を立案していきます。ここまでくると、自然に協調性検査や注意力検査が必要であることがわかります。

このように、作業療法の目的を明確にした上で、対象者と一緒に意味のある作業を共有し（面接評価）、実際にその作業を遂行してみると（観察評価）、その次に確認するべき内容が明確になります（検査・測定）。言うまでもなく、ここに環境面の評価なども加わります。

トップダウンとボトムアップ

このような評価の流れを一般的に「トップダウン」と呼びます。トップダウンは、目的が双方にとって明確であり、作業療法の目標をずっと見据えたまま（つまり作業から離れずに）各評価を進めることが可能です。

反対に、まず網羅的に検査・測定などを実施し、その結果から対象者の作業遂行に関する予後予測を立て、目標設定を行い、介入する流れを「ボトムアップ」と言います。ボトムアップは、そのプロセスの特性上、評価の前半に心身機能面の状況をある程度把握することができるため、リスクの高い対象者などに有効です。しかしながら、ボトムアップには注意するべき点がありま す。それは対象者の認識です。トップダウンであろうとボトムアップであろうと、対象者を作業的存在としてとらえ、意味のある作業を通して健康と幸福を支援しようとする私たちの価値観は揺らぎません。一方で、

対象者は、トップダウンの流れで作業療法が進む場合と、ボトムアップの流れで作業療法が進む場合とでは、作業療法に対する印象が大きく異なります。

協働的にトップダウンのプロセスを歩むことができる場合、対象者自身も作業に焦点を当てたまま作業療法プロセスを経験していくことが可能ですが、ボトムアップの場合には、機能に焦点が当たりやすくなるでしょう。

ここまでの説明では、ボトムアップに対して望ましくないような印象を持つ人もいるかもしれ

ませんが、前述したリスク管理のように、ボトムアップの流れが必要な場合もあります。作業療法士は、トップダウンとボトムアップに対して二項対立的な印象を抱くことなく、また、いずれのプロセスを採用する場合であっても、自分自身と対象者が作業に焦点を当て続けることができるよう、日々のコミュニケーションの中で、あらゆる評価や支援は対象者の作業レベルの目標を達成するために行っていることを共有し続けることが大切です。

- ○迷ったときにはいつも作業療法の目的に立ち返ろう
- ○対象者が作業療法士の役割をどのように認識しているのかを、常に意識しよう！
- ○可能なかぎり面接の時間を設け、情報を「共有」しよう
- ○どのような流れで評価を行う場合でも、「作業」から離れないように注意しよう

［文献］
［1］澤田辰徳、他：一般市民における「作業療法」、「リハビリテーション」についての認知度調査．作業療法 30(2)：167-178, 2011

Column2

対象者と目標を共有することは難しい？

作業療法では、対象者が大切な作業（意味のある作業）にかかわることができるように支援を行います。「どのような作業が大切なのか？」それは対象者一人ひとり異なります。したがって作業療法では、面接評価などを通して作業療法士と対象者が個別性の高い目標を一緒に設定し、目標を“共有”することが大切です。また、作業にかかわりながら生活を営むのは対象者自身です。受け身の姿勢で作業療法に参加するのではなく、対象者自身が主体的に作業療法に参加し、作業療法士と一緒に目標達成に向け“協働”することが何よりも重要です。

しかしながら、目標を“共有”し“協働”することは簡単ではないことがわかっています。筆者らが全国7か所の回復期リハビリテーション病棟の協力のもとに実施した研究（Disabil Rehabil. 2019［PMID：31352840］）では、約8割の作業療法士は、目標を決める際、「対象者と一緒に決めた」「どちらかといえば対象者が決めた」「対象者が決めた」と回答しました。また、同様に約8割の対象者が、「一緒に決めた」「どちらかといえば私が決めた」「私が決めた」と回答しました。にもかかわらず、お互いが認識している目標が一致していたペアはわずか17%にとどまりました。

この研究は、あくまでも初回評価直後にデータを一度だけ収集した横断研究です。日々のコミュニケーションや作業療法実践を通して、少しずつ目標のすり合わせがなされるペアもたくさんいるでしょう。しかし、作業療法士が目標を「共有できている」と思っていても、対象者は私たちが思っているほどには自身の目標を理解できていないことが多いようです。

面接評価によって、対象者と一緒に大切な作業についての話し合いを行うことはとても重要なことです。面接評価には、目標を決めるだけでなく、「対象者に作業療法士の役割を理解してもらう」「対象者が自身を作業的存在として内省する」など、複数の目的や意義があるからです。しかし、上述したように、面接評価のみで「目標の共有」を完結させることは容易ではないようです。面接評価でしっかりと話し合いを行いつつ、日々の対象者とのコミュニケーションの中で、「いま私たちは何のために目の前のプログラムを行っているのか」を頻繁に確認することが重要なのだと思います。それが目標の“共有”や“協働”へとつながります。

第5話

病院から自宅へ退院するために必要なこと

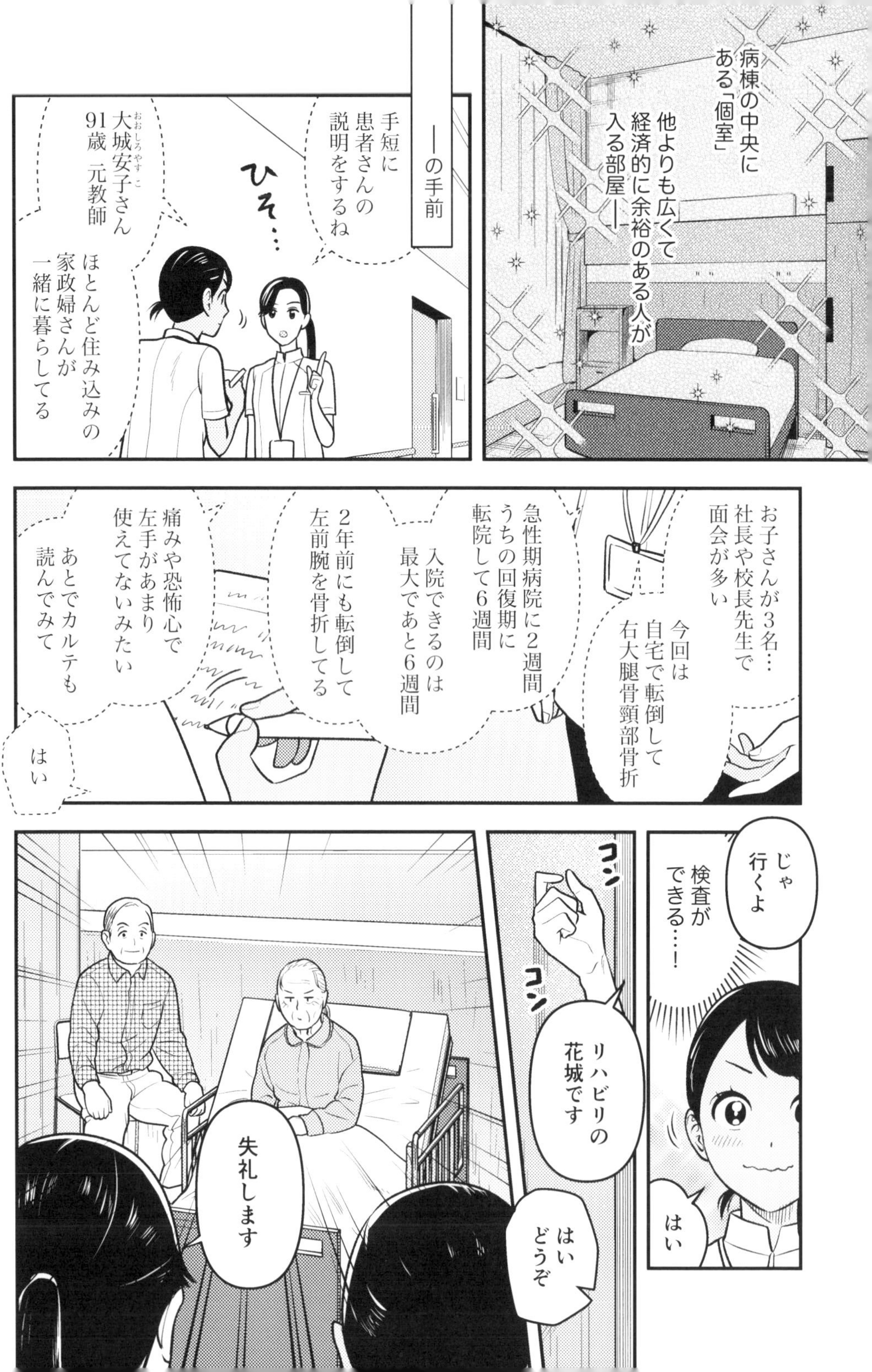
病棟の中央にある「個室」
他よりも広くて経済的に余裕のある人が入る部屋―
―の手前
手短に患者さんの説明をするね
ひそ…
大城《おおしろ》安子《やすこ》さん 91歳 元教師
ほとんど住み込みの家政婦さんが一緒に暮らしてる
お子さんが3名… 社長や校長先生で面会が多い
今回は自宅で転倒して右大腿骨頸部骨折
急性期病院に2週間 うちの回復期に転院して6週間
入院できるのは最大であと6週間
2年前にも転倒して左前腕を骨折してる
痛みや恐怖心で左手があまり使えてないみたい
あとでカルテも読んでみて
はい
じゃ行くよ
検査ができる…！
はい
コン
コン
リハビリの花城です
はい どうぞ
失礼します

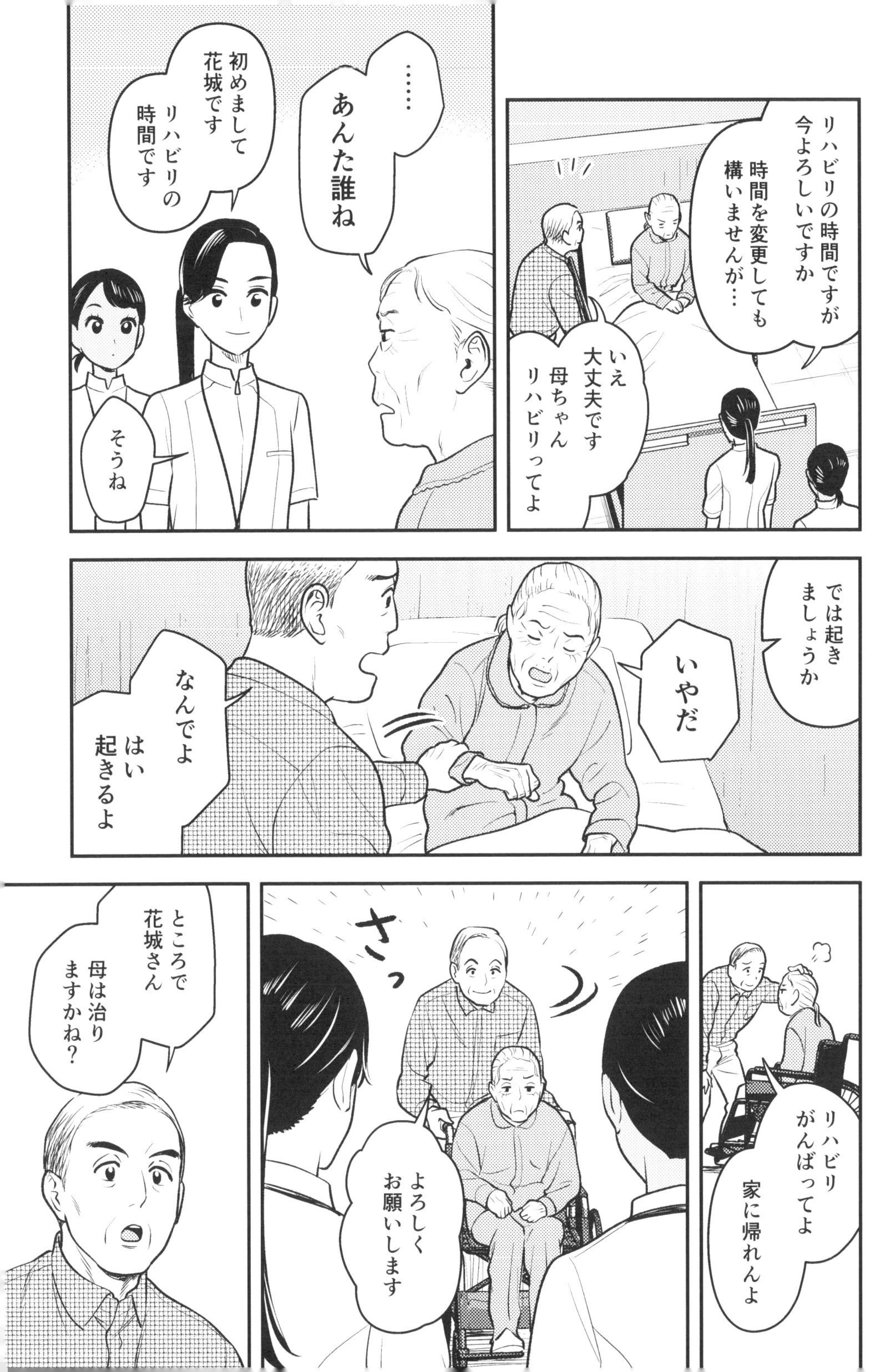
リハビリの時間ですが 今よろしいですか
時間を変更しても構いませんが…
いえ 大丈夫です 母ちゃん リハビリってよ
……
あんた誰ね
初めまして 花城です リハビリの時間です
そうね
では起きましょうか
いやだ
なんでよ はい 起きるよ
リハビリ がんばってよ 家に帰れんよ
さっ
よろしくお願いします
ところで花城さん 母は治りますかね？

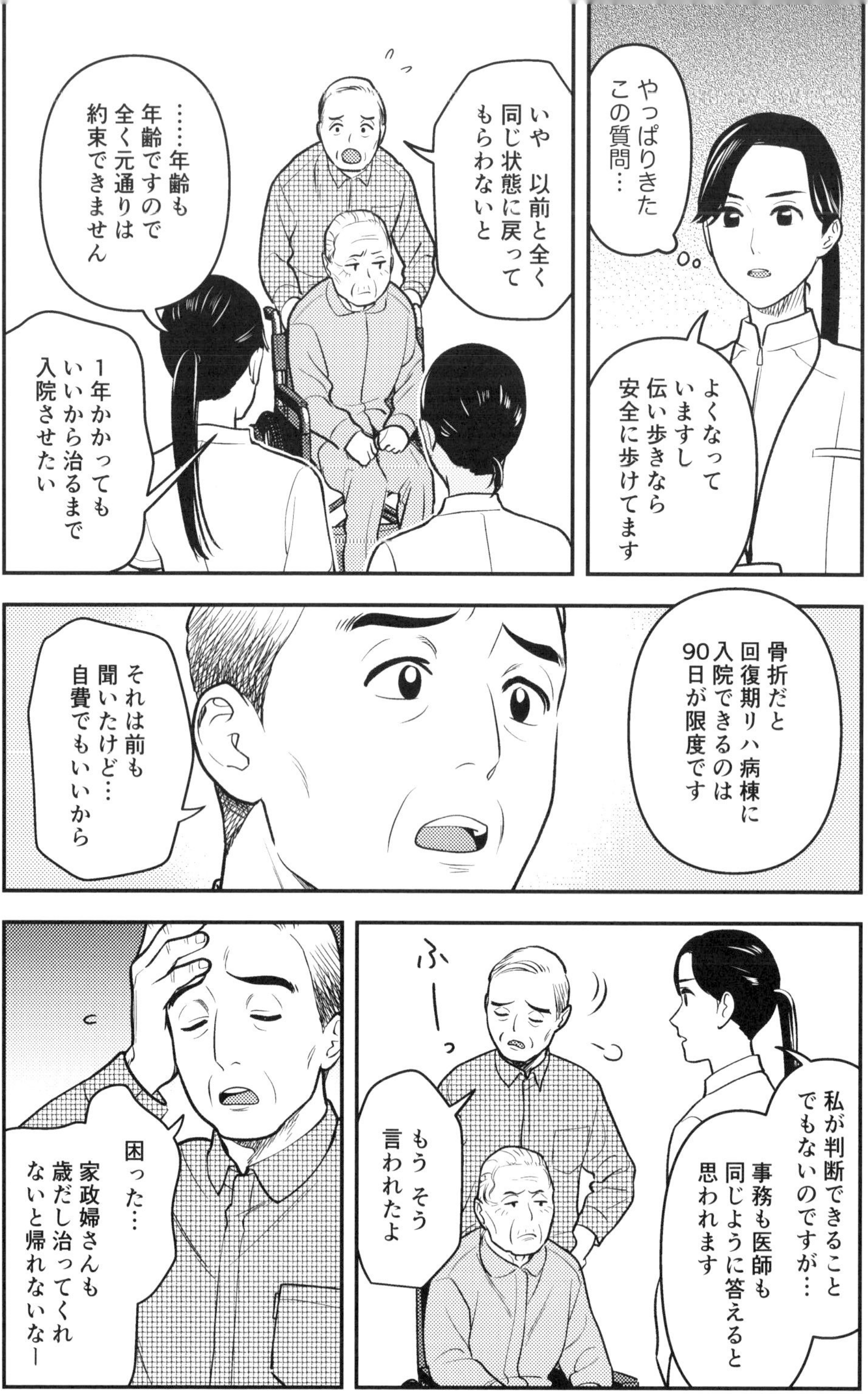
やっぱりきた この質問…
よくなって いますし 伝い歩きなら 安全に歩けてます
いや 以前と全く 同じ状態に戻って もらわないと
……年齢も 年齢ですので 全く元通りは 約束できません
1年かかっても いいから治るまで 入院させたい
骨折だと 回復期リハ病棟に 入院できるのは 90日が限度です
それは前も 聞いたけど… 自費でもいいから
私が判断できること でもないのですが… 事務も医師も 同じように答えると 思われます
ふーっ
もう そう 言われたよ
困った… 家政婦さんも 歳だし治ってくれ ないと帰れないなー

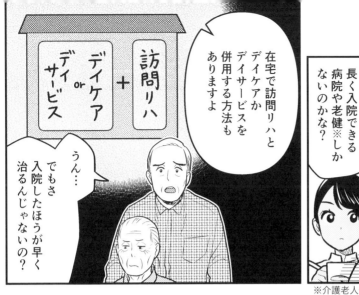

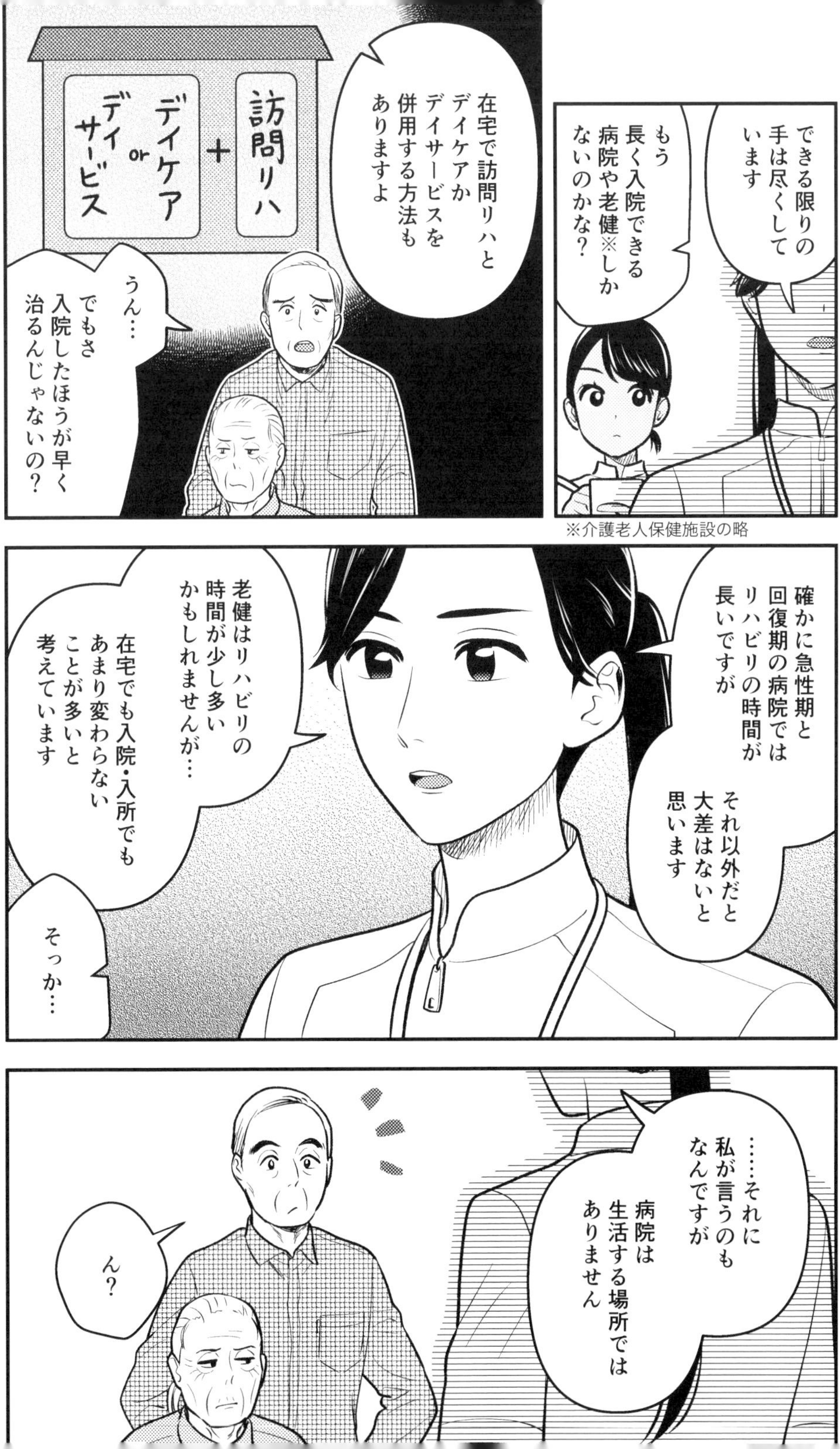
できる限りの手は尽くしています
もう長く入院できる病院や老健※しかないのかな？
訪問リハ
＋
デイケア or デイサービス
在宅で訪問リハとデイケアかデイサービスを併用する方法もありますよ
うん… でもさ 入院したほうが早く治るんじゃないの？
確かに急性期と回復期の病院ではリハビリの時間が長いですが
それ以外だと大差はないと思います
老健はリハビリの時間が少し多いかもしれませんが…
在宅でも入院・入所でもあまり変わらないことが多いと考えています
そっか…
……それに私が言うのもなんですが
病院は生活する場所ではありません
ん？

※介護老人保健施設の略

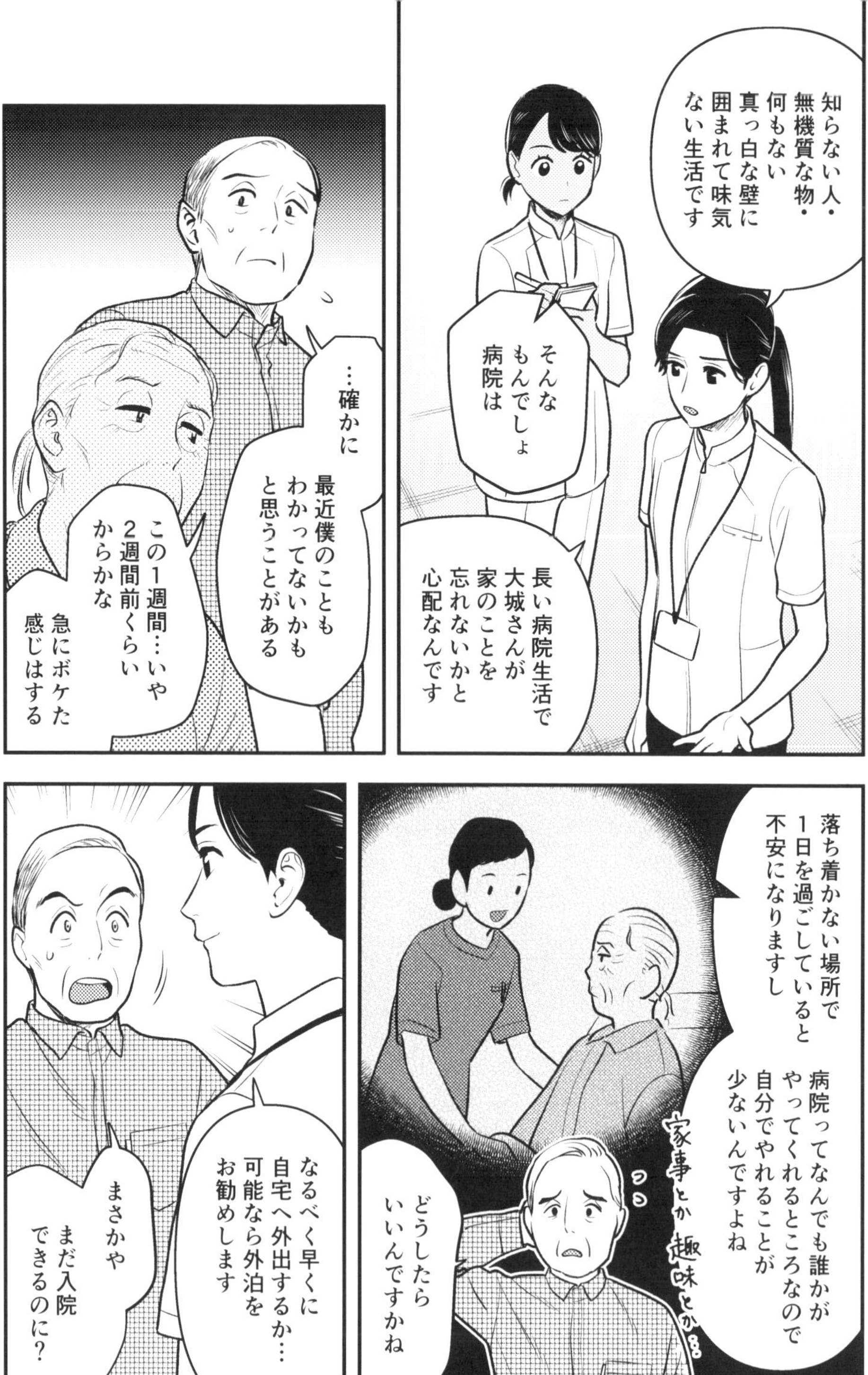
知らない人・無機質な物・何もない真っ白な壁に囲まれて味気ない生活です
そんなもんでしょ病院は
長い病院生活で大城さんが家のことを忘れないかと心配なんです
…確かに最近僕のこともわかってないかもと思うことがある
この1週間…いや2週間前くらいからかな急にボケた感じはする
落ち着かない場所で1日を過ごしていると不安になりますし
病院ってなんでも誰かがやってくれるところなので自分でやれることが少ないんですよね
家事とか趣味とか…
どうしたらいいんですかね
なるべく早くに自宅へ外出するか…可能なら外泊をお勧めします
まさかやまだ入院できるのに？

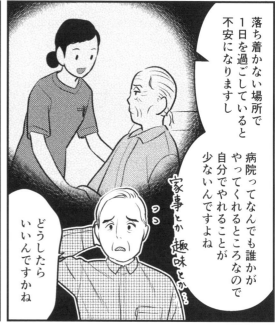

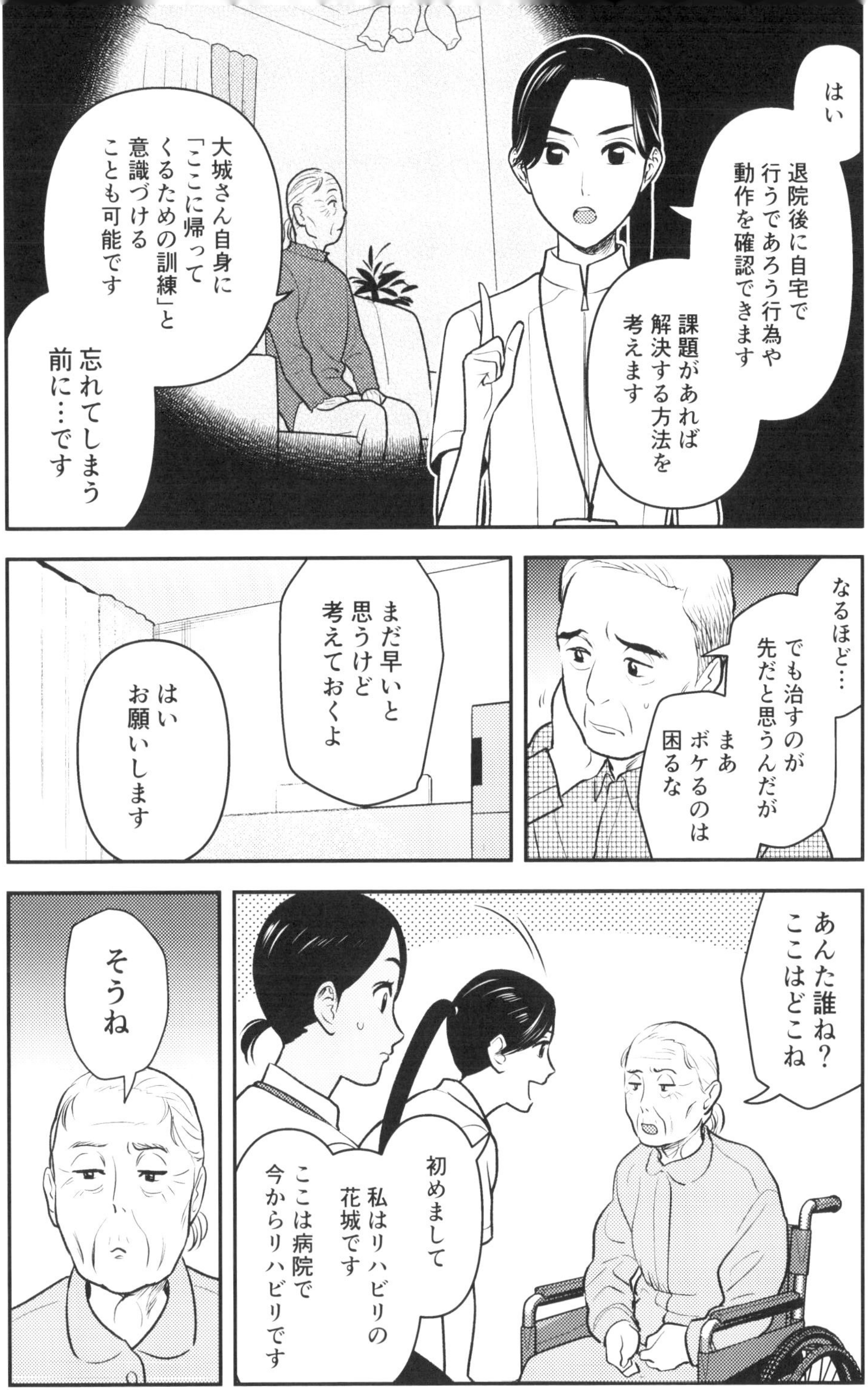
はい
退院後に自宅で行うであろう行為や動作を確認できます
課題があれば解決する方法を考えます
大城さん自身に「ここに帰ってくるための訓練」と意識づけることも可能です
忘れてしまう前に…です
なるほど…
でも治すのが先だと思うんだが
まあボケるのは困るな
まだ早いと思うけど考えておくよ
はいお願いします
あんた誰ね？ここはどこね
初めまして
私はリハビリの花城です
ここは病院で今からリハビリです
そうね

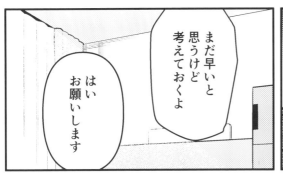

解説

対象者が望ましい形で住み慣れた地域に戻るために

はじめに、私たちの立場について考えます。物語の中で、大城さんの息子さんから「母は治りますかね？」というかなりセンシティブな質問が出てきました。臨床に従事していると、このような質問を受けることは少なくありません。

チームで情報を共有する

言うまでもなく、私たち作業療法士には診断を行う権利はありません。主治医が伝えたこと以上の（疾患自体の）予後や回復に関する発言はタブーです。しかし、対象者や家族にとっては非常に気になる情報であるため、主治医だけでなく、担当看護師、セラピスト、そして、時には学生も同様の質問をされる場合があります。「スタッフよりも学生のほうが正直に教えてくれるんじゃないか」と、あえて学生が一人の場面で質問してくる家族もいます。

だからこそ、できるだけ早く主治医からしっかりとムンテラ［＊1］をしてもらう必要があります。作業療法の対象者は、残念ながら後遺障害が残存する場合が多く、発症直後から予後予測をはっきりと伝えることが望ましくない場合も当然あります。一方で、曖昧なままいつまでも先延ばしにすることも望ましくありません。主治医を含め、チーム全員で密にコミュニケーションをとりながら、どのような情報を、どのような伝え方で、いつ伝達するのかを検討することが大切です。

入院は本来の作業遂行文脈から乖離した状況

息子さんは、少しでも長く入院することを希望していました。家族は自宅よりも医療機関にいるほうが回復すると考えていることが多いです。確かに医療機関は「治療」のための設備が揃っているので、生活の文脈から対象者を引き離し、疾病のみに焦点を当てればそれも一理あるのかもしれません。専門知識を持っていない対象者や家族がこのように考えるのは当然でしょう。しかしながら、私たち作業療法士が支援するのは、対象者の「生活」です。

［*1］ムンテラはドイツ語の「Mund Therapie」から派生した和製語で、医師から患者もしくは家族に、現在の病状や今後の治療方針などを説明すること。

生活とは、単なる動作の集合ではありません。

生活には希望があり、義務があり、役割があり、習慣があり、積み重なった思い出があり、愛着があり、他者との交流があります。人は絶えず環境との相互交流を続ける存在であり（つまり系として閉じていない→開放系［p78参照］）、厳密には文脈から切り離して生活を支援することは不可能です。もちろん医学的な管理が必要な時期はありますが、その時期を脱したら、できるだけ早く、しかるべき準備をして「住み慣れた場所」へ戻ることが肝要です［第8話・p111参照］。

「早期退院」や「リハビリテーションからの卒業」の弊害

わが国は、「回復期リハビリテーション病棟」といった世界的にみても珍しい入院形態を採用しています。それに対しては、「住み慣れた場所に戻る前に十分なリハビリテーションが提供できる」「国民皆保険制度が整備されている」など、ポジティブな解釈も可能ですが、「障害を呈した対象者が、住み慣れた場所に速やかに戻り、自分らしい生活を取り戻すための体制が十分に整っていない」ということでもあるのです。

したがって、単に「いかに早く帰せるか」といった思考は危険です。

しばしば、いかに外来リハビリテーションを「卒業させられるか」といった議論を耳にすることがありますが、そもそも視点が間違っています。対象者や家族との合意形成を経ずにリハビリテーションを終了したことで、次に「リハビリしてもらえる」医療機関を探してさまようケースや、対象者の作業遂行や家族の作業バランスに無理が生じ、持続可能な生活を構築できなくなるケースもたくさんあります。

納得した上で住み慣れた場所に戻る

「リハビリテーション＝障害の完治を目指す治療」ととらえると、入院期間は長ければ長いほど効果的なように感じます。一方で、入院期間が長くなれば、それだけ対象者が本来の作業遂行文脈から切り離された時間が増えることになり、さまざまな弊害が生じる可能性が高まります。反対に、「対象者が所属環境でその人らしく生活すること」に重きを置けば、できるだけ早く「いるべき場所に戻る」ほうが効果的に感じます。しかし、早く戻れば、それだけ対象者やその家族は「もっとリハビリしたかった」「退院させられた」などと思ってしまう可能性が高まります。

だからこそ、目標自体や目標達成に必要な課題、それらの課題を解決するための方略を対象者や家族と共有すること、そして、共有した情報を対象者や家族が理解できるような経験機会を

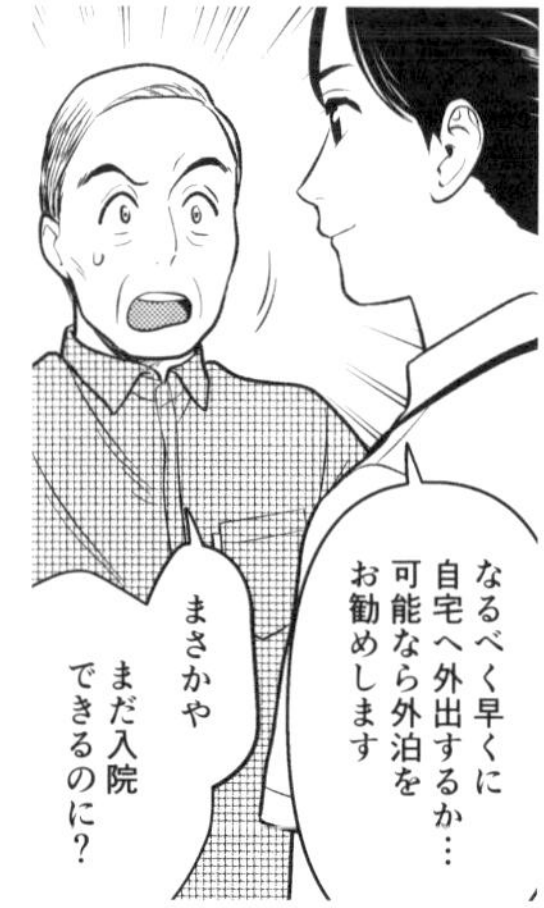
なるべく早くに
自宅へ外出するか…
可能なら外泊を
お勧めします
まさかや
まだ入院
できるのに？

しっかりと提供することが重要なのです。

できるだけ長い入院を希望している息子さんに対して、花城は外出や外泊を勧めました。その提案に、息子さんは「まだ入院できるのに？」と理解できない様子でした。今回花城が勧めた外出・外泊は、まさに前述の「家族が理解できるような経験機会の提供」に該当します。

外出や外泊というと、「病院で練習した動作が自宅でもできるかを確認する」という目的をイメージする人は多いかもしれません。もちろんそれも大切な目的の一つです。それと同時に、**外出や外泊は、入院によって住み慣れた場所での作業遂行文脈から切り離された対象者を、一時的に文脈構成要素と接続する機会です。**

実際の生活の場では、病院では全く観察されなかったことが起こることも多々あります。外出や外泊の意義については、また第8話［p111］で詳しく説明していきます。

○どの情報をどのように伝えるのかをしっかりチームで検討・共有しよう
○どのタイミングで住み慣れた場所に戻るのが望ましいのか、入院や地域の特性を踏まえて検討しよう
○単に能力を獲得するだけでなく、対象者や家族が納得した上で住み慣れた場所に戻ることを重視しよう

Column3

開放系

系（system）とは、考察の対象として注目する部分を指す言葉です。太陽系や生態系は私たちにとってなじみのある「系」と言えます。これらは系以外の部分（外界）と区別されます。学問領域や既存の理論形態によって系の定義の仕方はさまざまです。

時間があるときにぜひみなさんに勉強してほしい理論に「一般システム理論」があります。これは、生物学者であるベルタランフィ（Ludwig von Bertalanffy；1901〜1972年）が機械論（自然現象に代表される現象一般は、古典力学的な因果連鎖のみで解釈が可能であり、全体の振る舞いの予測も可能とする立場）を排して提唱した理論であり、有機体の全体性を包括的に説明した理論として位置づけられています。一般システム理論は、社会福祉分野でも「人と状況の全体性」をとらえる理論的枠組として重要な役割を果たしています。

一般システム理論が対象とするのは開放システム（開放系）です。これは、一つの対象となるシステムが他のさまざまなシステムと相互関係をもち、それによってシステム内部に変化が起こるというものです。つまり、あらゆる人間活動は開放系であり、常に環境からの影響を受け続けるということです。

私たちは臨床現場で対象者と向き合います。各種評価を行い対象者の状態を確認します。これらのプロセスを経て、どのようなプログラムを提供すれば対象者がよりよい作業的存在になることができるのかについて考えます。そこで大切なのが、対象者は開放系であるという前提です。筋力が低下しているから筋力トレーニングをする。排泄ができないからトイレ動作の練習をする。これらはもちろん必要のある介入でしょう。しかし、これらの思考はきわめて機械論的であるとも言えます。みなさんをはじめ、あらゆる環境因子は対象者に影響を与え続けます。あなたの表情、立ち位置、しぐさ、言葉遣い……ありとあらゆる情報が対象者に変化をもたらします。

対象者に対して「何を提供するか」だけでなく、人は開放系であるという前提に立ち、対象者の機微に関心を寄せ続けながら「“何を”“どのように”提供するか」を考えたいですね。

第6話

目標設定の目的を伝える

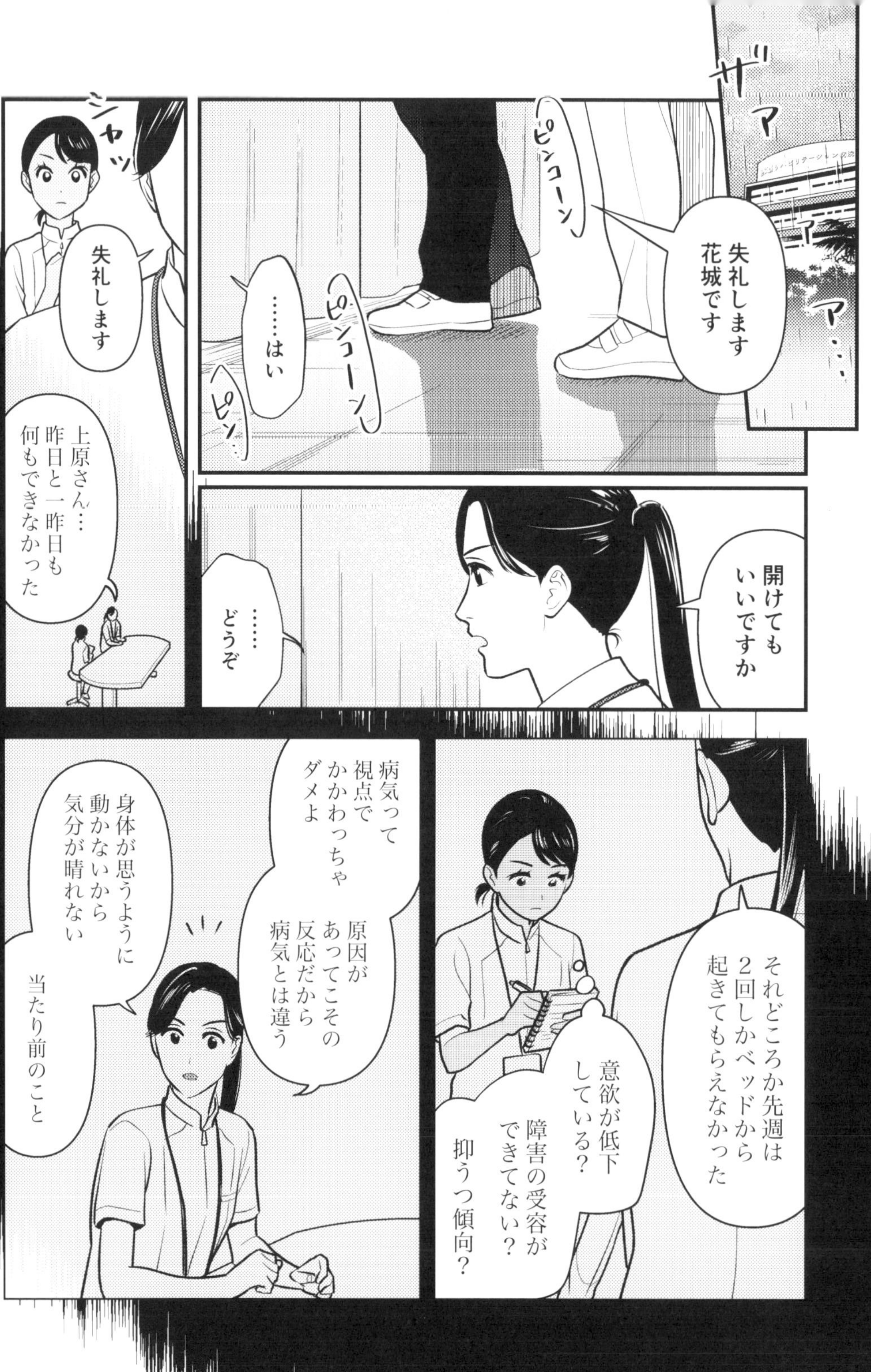
ザァァァ…
失礼します 花城です
ピンコーン
ピンコーン
……はい
ピン…
シャッ
失礼します
上原さん… 昨日と一昨日も何もできなかった
開けてもいいですか
……どうぞ
それどころか先週は2回しかベッドから起きてもらえなかった
意欲が低下している？ 障害の受容ができてない？ 抑うつ傾向？
病気って視点でかかわっちゃダメよ
原因があってこそその反応だから病気とは違う
身体が思うように動かないから気分が晴れない
当たり前のこと

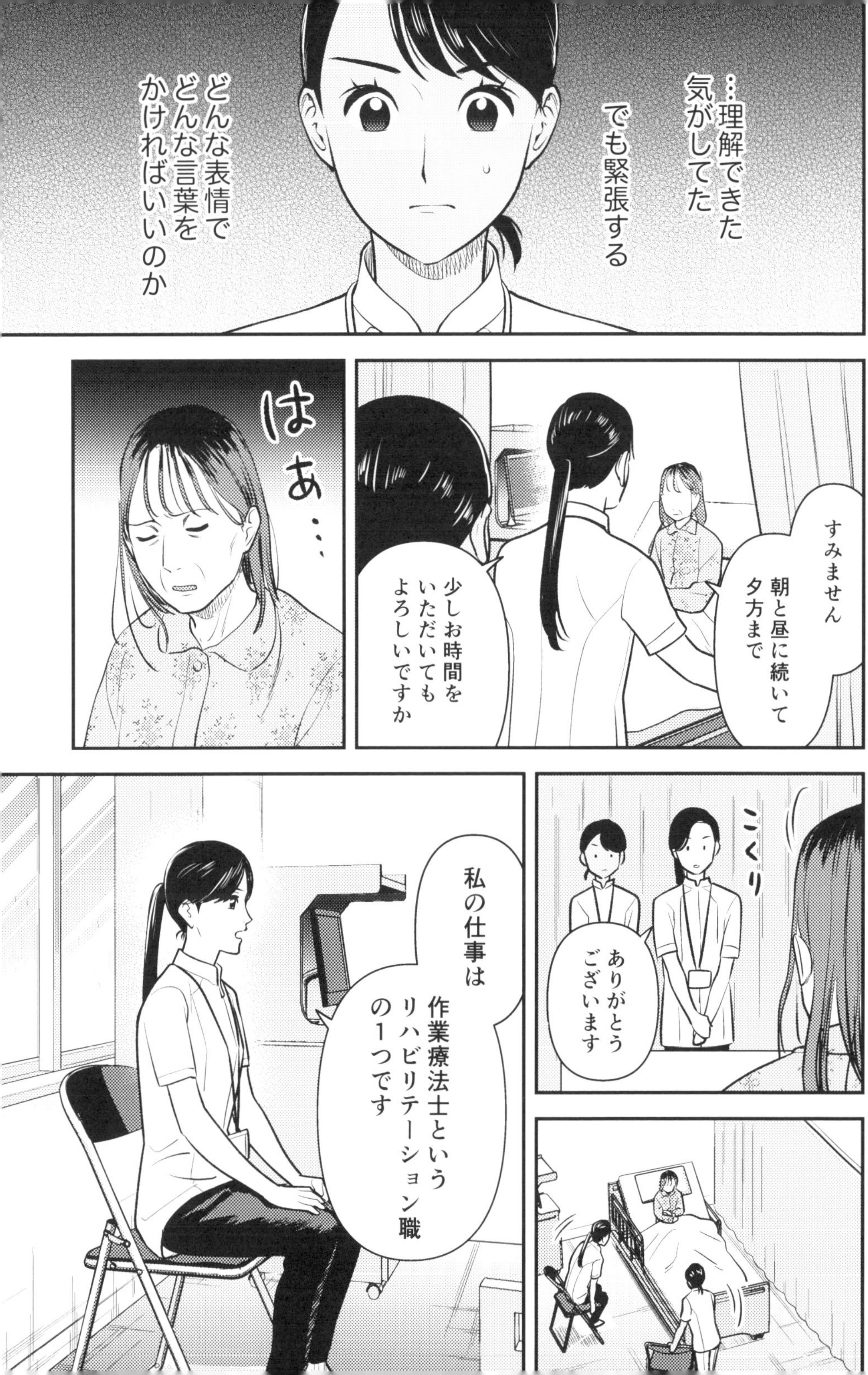
…理解できた気がしてた
でも緊張する
どんな表情でどんな言葉をかければいいのか
すみません朝と昼に続いて夕方まで
少しお時間をいただいてもよろしいですか
はぁ…
こくり
ありがとうございます
私の仕事は作業療法士というリハビリテーション職の1つです

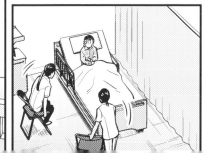

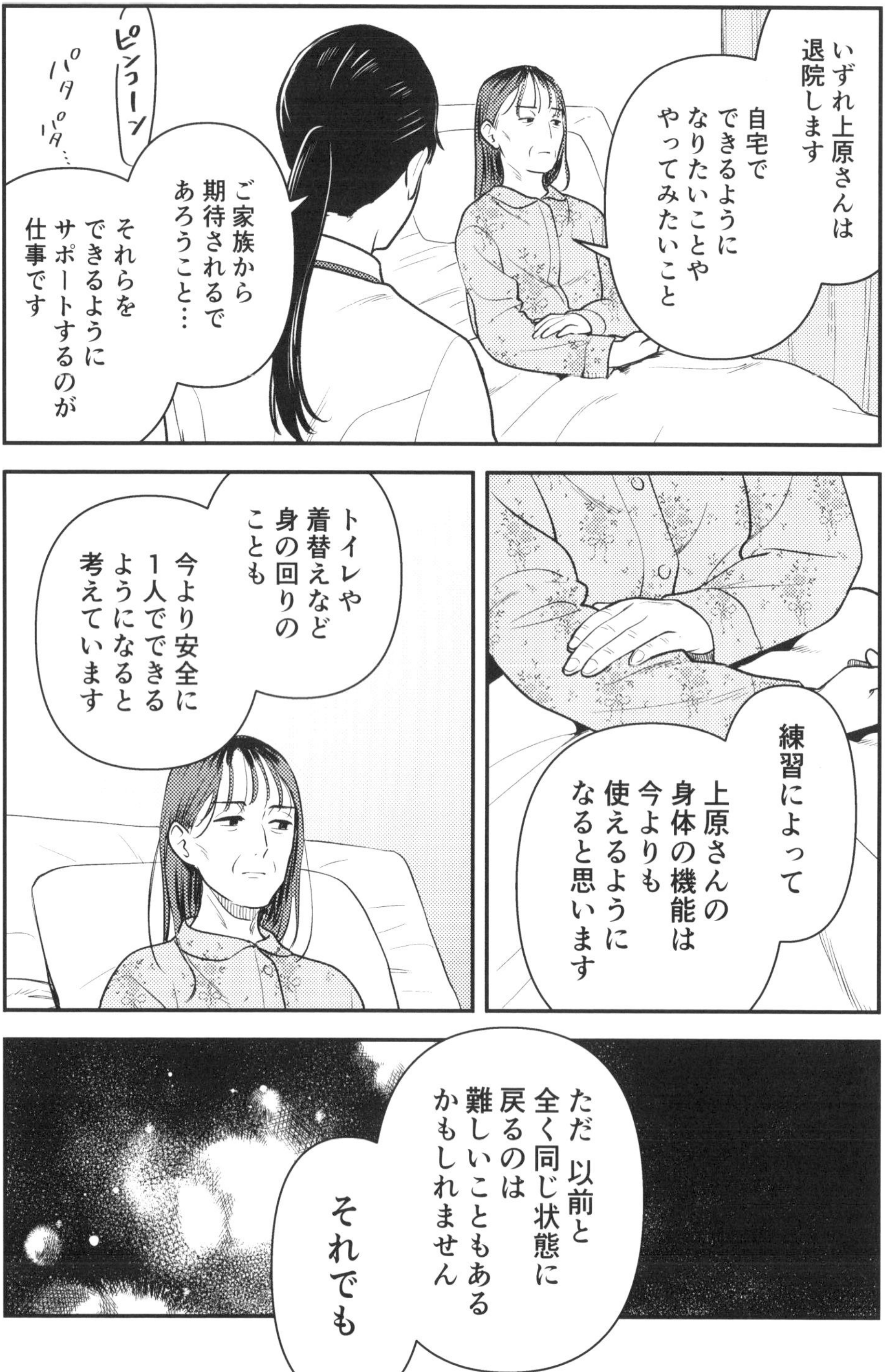

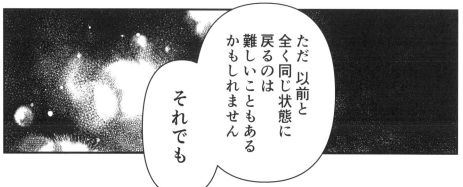

いずれ上原さんは退院します
自宅でできるようになりたいことややってみたいこと
ピンコーン
パタパタ…
ご家族から期待されるであろうこと…
それらをできるようにサポートするのが仕事です
練習によって
上原さんの身体の機能は今よりも使えるようになると思います
トイレや着替えなど身の回りのことも
今より安全に1人でできるようになると考えています
ただ 以前と全く同じ状態に戻るのは難しいこともあるかもしれません
それでも

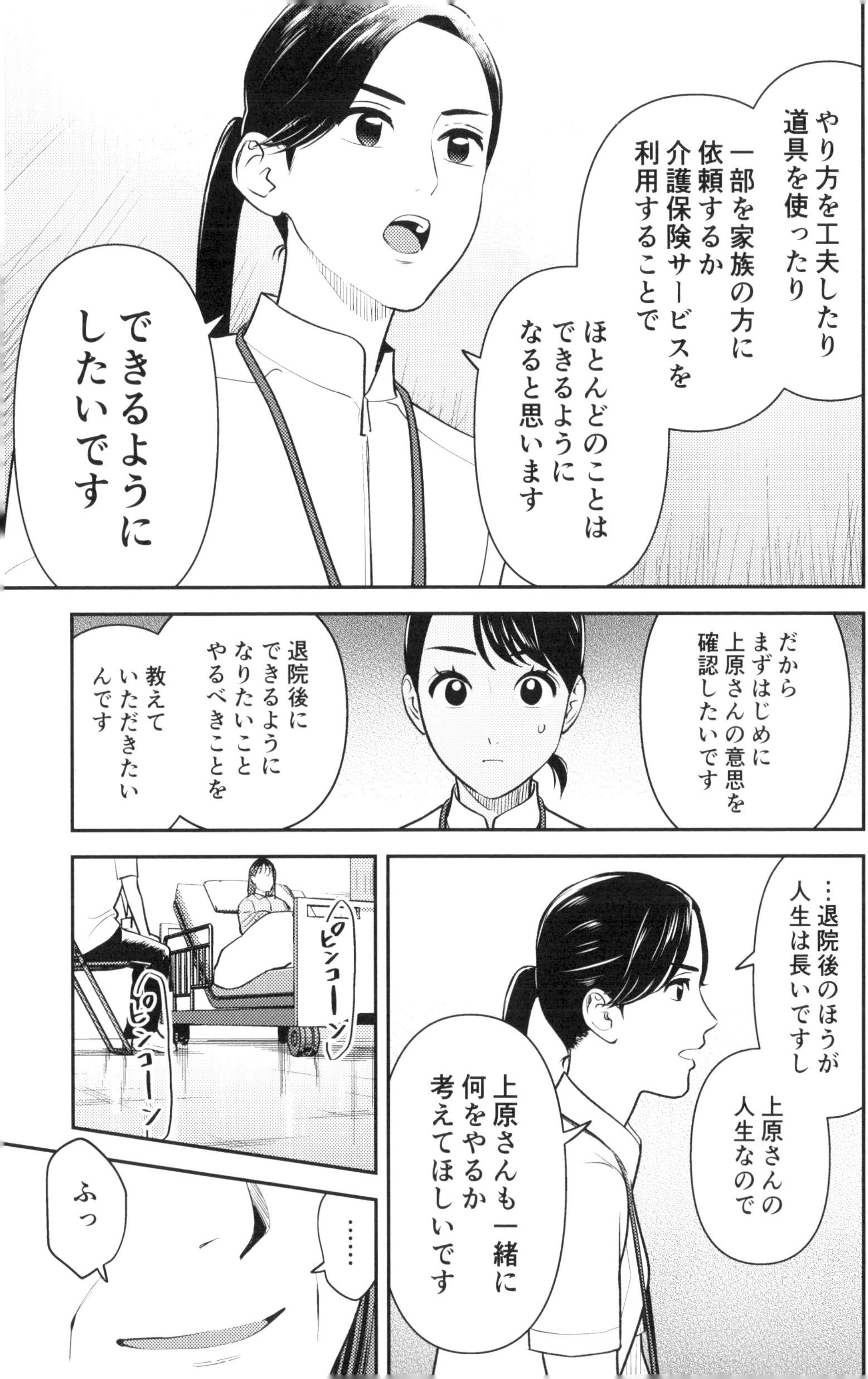
やり方を工夫したり
道具を使ったり
一部を家族の方に
依頼するか
介護保険サービスを
利用することで
ほとんどのことは
できるように
なると思います
できるように
したいです
だから
まずはじめに
上原さんの意思を
確認したいです
退院後に
できるように
なりたいこと
やるべきことを
教えて
いただきたい
んです
…退院後のほうが
人生は長いですし
上原さんの
人生なので
上原さんも一緒に
何をやるか
考えてほしいです
ピンコーン
ピンコーン
……
ふっ

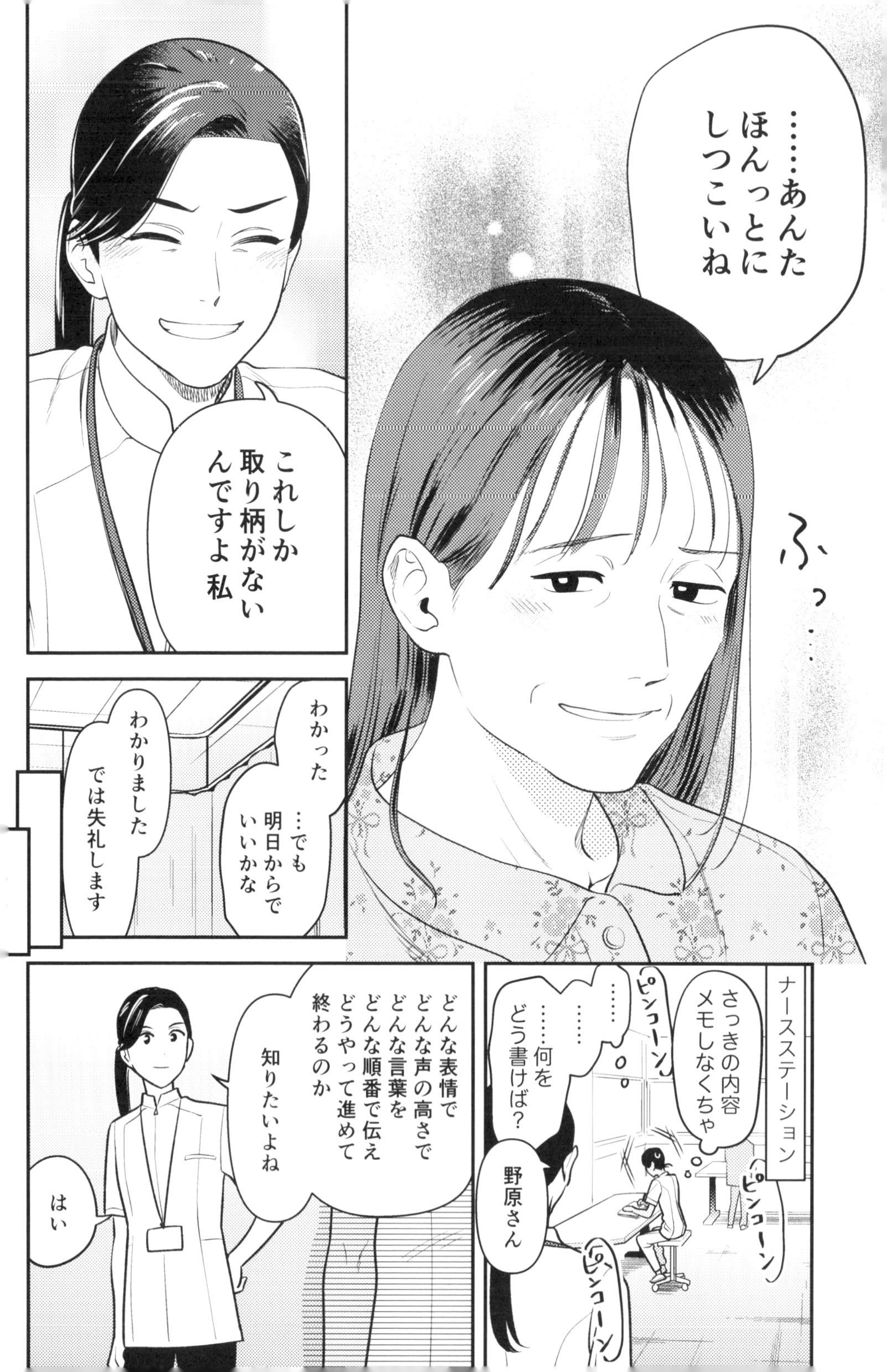
……あんた ほんっとに しつこいね
ふっ…
これしか取り柄がないんですよ 私
わかった …でも明日からでいいかな
わかりました では失礼します
ナースステーション
さっきの内容メモしなくちゃ
ピンコーン
ピンコーン
ピンコーン
……
……
……何をどう書けば？
野原さん
どんな表情で どんな声の高さで どんな言葉を どんな順番で伝え どうやって進めて 終わるのか
知りたいよね
はい

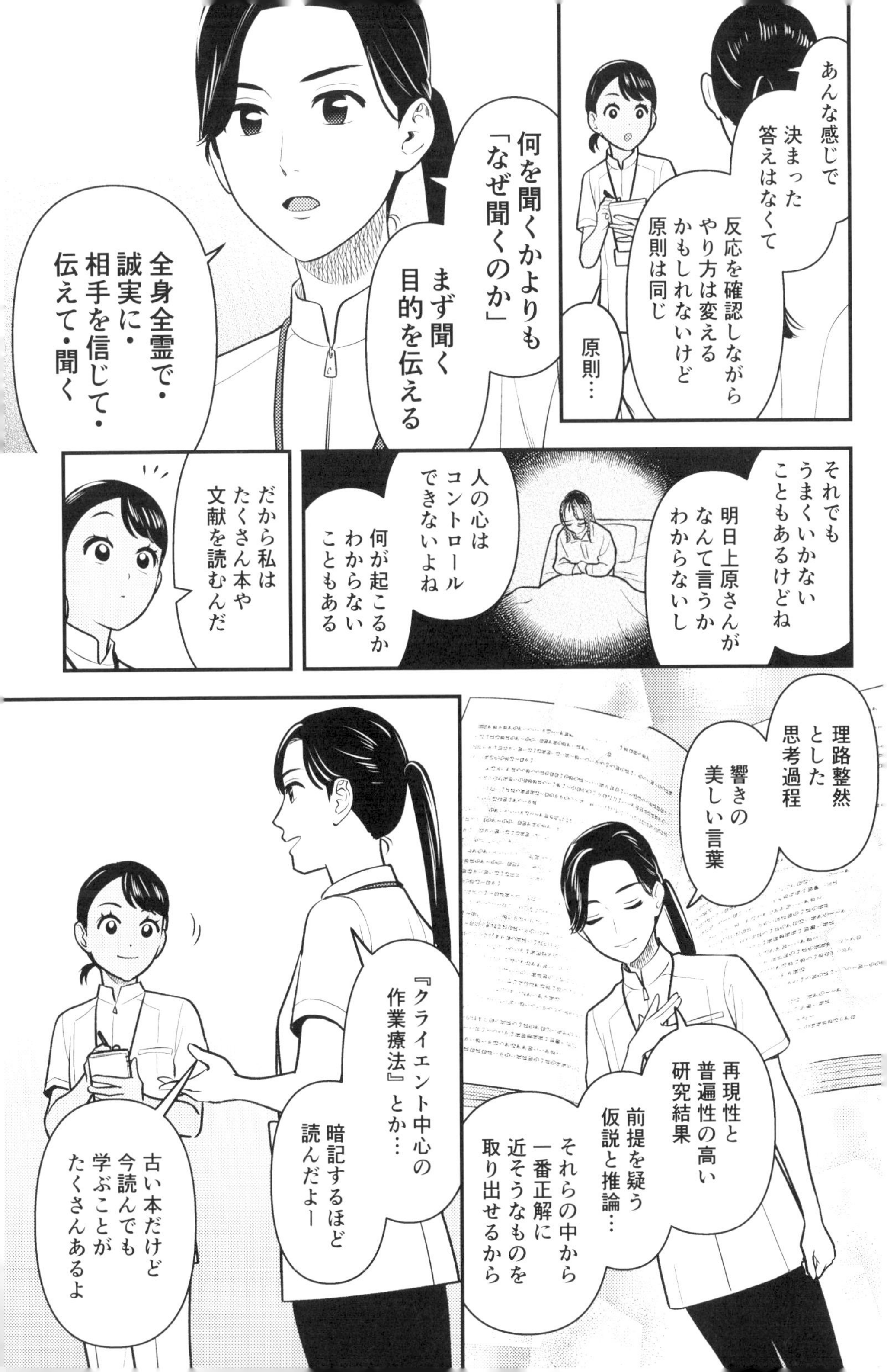
あんな感じで決まった答えはなくて
反応を確認しながらやり方は変えるかもしれないけど原則は同じ
原則…
何を聞くかよりも「なぜ聞くのか」
まず聞く目的を伝える
全身全霊で・誠実に・相手を信じて・伝えて・聞く
それでもうまくいかないこともあるけどね
明日上原さんがなんて言うかわからないし
人の心はコントロールできないよね
何が起こるかわからないこともある
だから私はたくさん本や文献を読むんだ
理路整然とした思考過程
響きの美しい言葉
再現性と普遍性の高い研究結果
前提を疑う仮説と推論…
それらの中から一番正解に近そうなものを取り出せるから
『クライエント中心の作業療法』とか…
暗記するほど読んだよー
古い本だけど今読んでも学ぶことがたくさんあるよ

解説

自分を知り、巨人の肩に乗る

私たち作業療法士は、対象者がリハビリテーションに対して積極的でない場面に遭遇すると、「意欲の低下」や「障害受容ができていない」といった紋切り型の言葉で状況をまとめようとします。これらの言葉は、卒前教育において授業の中で出てきた(習った)言葉です。対象者の状況を専門用語に落とし込むこと自体に問題はありません。しかし、ここには落とし穴があります。

本当の問題は何か?

本当の問題は、意欲の低下や障害受容ができていないといった状況を「作業療法を予定通りに進めることを阻む問題点」として扱ってしまうことです。花城が野原に伝えたように、数十年も作業歴を積み重ねてきた対象者が、ある日突然に身体の半身が動かなくなるなど、大変なライフイベントに見舞われ、それまでの作業遂行文脈から分断されるわけです。

先の見えない不安の中、意欲が低下するのは当然ではないでしょうか。

昨日まで想像してもいなかった状況を受け入れ、「よし！　これからは障害とうまく付き合いながら自分らしく生きていこう」などと障害を受け入れられる人はまずいないでしょう。

私たちは、自分たちが過去に学習した専門用語で対象者の状況を語る場合、まず対象者の立場になってその状況を徹底的に想像することが大切です。

作業療法士の中に理想の作業療法像（どのように作業療法を進めるか）があり、その理想をトレースできない要素をすべて「リハビリテーションを予定通りに進めることを阻む問題点」として扱ってしまうと、途端に本来の作業療法の目的が見えなくなります。筆者も臨床時代、「〇〇さんはまだ障害受容ができていなくて訓練に前向きになってくれない」「〇〇さん、意欲が低いから入院期間が延びるかも」といった言葉をときどき耳にしました。

今回の上原さんのように、終日ベッドに臥床し、他者を排他的に扱うような状況がそうした考えに結びつくのだと思いますが、このような状況は、「リハビリテーションを予定通りに進めることを阻む問題点」なのではなく、「対象者の健康と幸福を阻む問題点」です。それはつまり、作業療法を進めるための障壁なのではなく、それ自体が作業療法士として支援すべきことなのです［第1話・p10参照］。

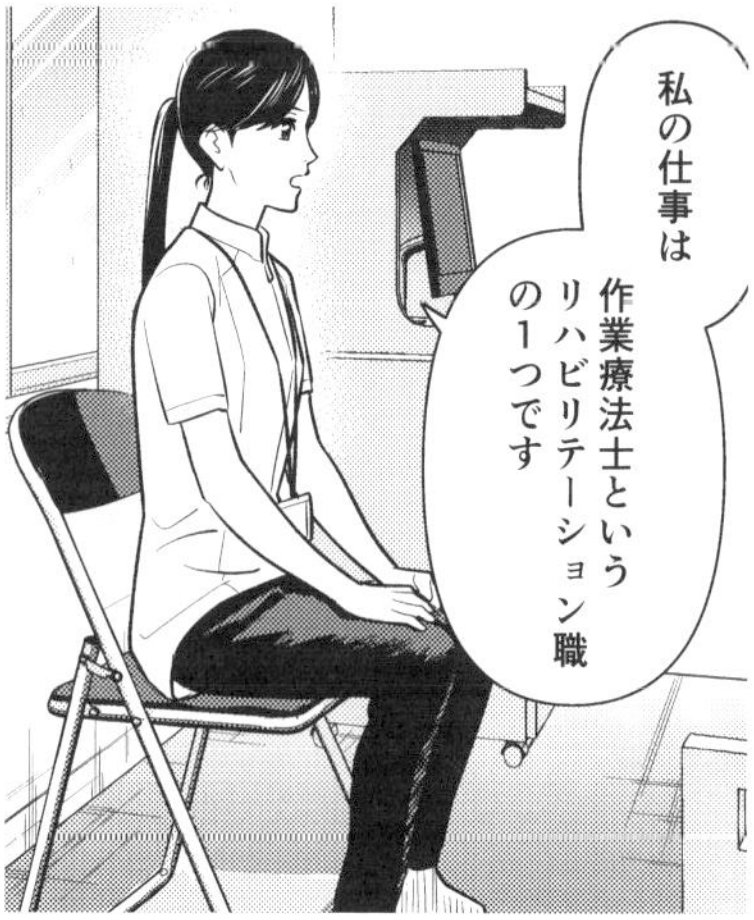
私の仕事は
作業療法士という
リハビリテーション職
の1つです

必要な説明をしているか？

今回、花城と野原のたび重なる訪室のかいあってか、上原さんは花城の言葉に少しだけ耳を傾けてくれるようになりました。そこで花城は、作業療法がどのようなサービスなのか、作業療法士がどのような専門家なのかをはっきりと伝えていました。これも対象者とかかわる際に重要なポイントです。

私たちは、対象者とラポールがとれない状況になると、否定されることを恐れ、しっかりと説明することを躊躇してしまったり、対象者の欲求（ただマッサージをしてほしいなど、対象者にとって望ましくないと思われる欲求）に迎合してしまったりと、自己防衛的な反応をしてしまいがちです。しかしこれは、対象者と真に対峙することを先延ばしにしているだけであり、先延ばしにしてしまった時間の蓄積は、ますます状況を悪化させることが多いものです。

自己防衛的な思考や行動選択の習慣を内省する

筆者も駆け出しのころ、やはり前述したように、対象者とうまく関係性がとれない状況になると、自己防衛的な思考に陥り、その場をごまかすような説明や対応をしてしまったことがありました。そのような関係性を前提とした作業療法は決まってうまく進まず、毎日目的のないROM訓練や機能訓練を繰り返したこともありました。

しかしある日、この悶々とした気持ちを抱えたまま作業療法士として生きていくことに耐えられなくなった瞬間がありました。そこで自分の中で「対象者と対峙するときには『私』を消そう」と決めました。つまり、「対象者とうまく関係性を構築しようと言いつつ、バツの悪い思いをしたくないための行動選択をしていた自分を二度と許さないようにしよう」と決意したのです。

決意というと大げさに聞こえるかもしれませんが、私にとってはまさに決意でした。そのくらい意識的に行動を変えようとしなければ、自己防衛的な思考や行動選択の習慣を変えることはできないと思ったのです。

対象者は作業療法士の心の中を敏感に感じとっている

それからというもの、状況は劇的に変わりました。

あくまでも対象者の声にはしっかりと耳を傾けながら、「自分が対象者にとってどのような存在になりたいと思っているのか」「自分は専門職として何ができるのか」「作業療法とはどのような仕事なのか」を、対象者の障害や心理面を踏まえながら、言葉を選んでしっかりと伝えると、ほとんどの対象者は理解を示してくれるようになりました。

あくまで筆者が感じた印象レベルの話ですが、対象者は、目の前にいる作業療法士が、自己防衛を優先している人間なのか、自分(対象者)のことを心から思っている人間なのかを敏感に感じとるように思います。もちろん自分自身のメンタルヘルスも大切です。無理をして心身を壊しては本末転倒ですが、少しの勇気と行動で状況は大きく変わることがあります。

負のループに陥らないように準備をしておく

人は、うまくいかない状況を好転するための「知識」をたくさん持っています。書籍やウェブなどの媒体からも多くの情報を得ることができます。しかし皮肉なことに、そのような知識をすぐに想起できるのは「問題が生じていないとき」であり、精神的に追い詰められている状況下でそれらを思い出すことは難しいものです。だからこそ、日ごろからさまざまな状況を想定し、状況に合わせて自分が選択すべき行動の基盤となる知識を集積しておくこと、そして、状況が悪化しすぎる前に自己の状態を客観的にとらえ、早めにしかるべき行動選択をすることが大切です。

先人たちに聞いてみる

　ところで、今回花城は野原に対して、自分が過去に参考にした書籍を紹介していました。ここで、花城が挙げていたもの以外にも大いに参考になる書籍を紹介します。『クライエント中心の作業療法（協同医書出版社）』『作業療法の視点（大学教育出版）』『作業療法の世界（三輪書店）』『人間作業モデル（協同医書出版社）』などは筆者も昔、文字通り穴があくほどに読み込みました（読みすぎて落丁し、セロハンテープでなんとか原型をとどめている書籍も多数あります）。

　『クライエント中心の作業療法』や『作業療法の視点』は、カナダで出版された成書の翻訳版です。医療現場はどうしても父権主義的な意思決定が無自覚に行われる傾向にあり、それは作業療法も例外ではありません。これらの成書は、このような状況を見つめ直し、作業療法士としてどのように対象者と向き合うべきなのか、作業療法の目的は何か、について問い直す機会を与えてくれます。

　『作業療法の世界』は、一言でいえば作業療法概論の教科書です。わが国を含め、世界の作業療法に関する歴史を振り返るプロセスは、「作業療法とは何か」という問いに対する答えの解像度を高めてくれます。また、作業を用いる意義や各種作業療法理論も簡潔に説明がなされており、概観をとらえるのに適しています（ただし二〇〇四年以降改訂されていないため、最新の理論を学習する際は他の成書を参照する必要あり。第2版（電子版）も、内容は二〇〇四年のものである）。

さらに、各書で紹介されている事例は、大変バラエティーに富んでおり、これらの事例を精読し、作業療法士が対象者とのかかわりの中で重視していたことは何かを考え統合する作業は、作業療法自体の理解を飛躍的に高めてくれます。

『人間作業モデル』は、米国で出版された成書で、現在第五版までが日本語に翻訳されています。数ある広範囲理論の中の一つで、人を「意志」「習慣化」「遂行能力」「環境」の四つのサブシステムでとらえることで、人の作業適応の状況を詳細に評価することができます。サブシステムという言葉は聞き慣れないかもしれませんが、常に環境との相互交流を続ける人間という開放システムを構成する、それ自体が系の構造を持つ各要素のことをサブシステムと呼びます［コラム3・p78参照］。

人間作業モデルは、人の作業適応を概念化しているだけでなく、標準化された評価法も多数開発されているため、単に作業療法士の思考をガイドしてくれるだけでなく、定量化した形で対象者の状態を評価することが可能です。

また、作業療法に悩むときは、ぜひ『作業科学―作業的存在としての人間の研究（三輪書店）』も一読してください。作業は言うまでもなく、作業療法の中核概念であり、作業の理解なしに作業療法をすることはできません。

作業療法とは何かを理解するためには、まず作業の理解が不可欠です。

しかしながら、作業に関する知識は、その特性上、卒前教育ではかなり初期に学ぶことが多いです。まだ臨床のイメージがほとんどない状況で作業についての学習を行い、理解を深め、いずれ自分が行う作業療法にその知識を活用することは容易ではありません。また、作業に関する知識は、指定規則の中に存在しているものの、「作業科学」や「基礎作業学」の中で取り上げられるなど、教育方法も各養成校（担当教員）の裁量にまかされている現状があります。

多くの理論や治療手技と呼ばれるような技術も、すべて「作業療法とは何か」を理解することで望ましい用い方が可能になります。

作業療法を追究する際には、まず「作業の理解を深める作業」をしてください。

孫引きしながら情報をさかのぼる

ここまでに紹介した成書には、当然多くの引用文献が紹介されています。成書自体を精読するだけではなく、ぜひ孫引き（原典にさかのぼって調べること）をしながら文献をさかのぼってみてください。このプロセスは、作業療法や関連領域の歴史をたどる旅のようで大変ワクワクするものです。

現場で一人ひとりの対象者と対峙していると、近視眼的になりがちですが、文献を孫引きしながら学習を続ける過程は、俯瞰的な視野を与えてくれます。

コスパだけを求める努力は、最もコスパが悪い

いつも浮かんでくるイメージがあります。それは、全体像をとらえることができないほど大きな歯車のイメージです。それは、社会をよりよい方向へと進めるための歯車です。そして、その歯車についている無数の歯は、対象者の健康と幸福を促進するために、過去に実証された研究結果や事例報告です。歯車はゆっくりと回ります。一つひとつの歯には大きな力はないかもしれませんが、多くの歯が集まることで、歯車は力強く回ります。歯が一つでも欠ければ、滑らかに回ることはできません。

自分は決して歯車そのものになることはできないけれど、自分の作業療法士人生を通して、巨大な歯車の中の、ほんの小さな歯の一つにでもなれたら……。そんなイメージで日々の作業に向き合っています。

学び続ける人は、自分自身が「大河の一滴」であることを受け入れる必要があります。

人は努力にコストパフォーマンス（コスパ）を求める傾向があります。そして、すぐに目に見える変化や実感できる変化が生じないと、モチベーションを維持することが難しくなります。だからこそ、筆者はいつも前述のようなイメージを持つように心がけています。

書籍を読むだけで何かが劇的に変わることはないかもしれません。しかしながら、文献や書籍を読みながら、自分が現在置かれている状況や、必死に考えていることを少しずつ定義のある言葉に置き換えていく作業は、対象者を支援するために有効な知識を増やし、やがて臨床における選択肢の充実につながります。それだけでなく、作業療法士や学生の頭の中を組織化し、いずれ抽象化された「臨床知」となり、かけがえのない力となります。

目の前の対象者と真摯に向き合いながら巨人の肩に乗る

成書や文献を読むときのポイントを紹介します。「思考せずに成書に頼ることを絶対にしないこと」です。「これを読んだら臨床が変わるヒントが書いてあるかもしれない」と、手段的な解答を探すような読み方は、行動変容をもたらしません。まずは対象者と向き合い、対象者の状態や評価結果の解釈、支援内容などについて徹底的に思考し、自分なりの言語化作業を行っていることが準備段階として不可欠です。

苦しさが伴うかもしれませんが、日々対象者のことを考え苦悩し続け、その思考を必死で言語化しようとする営みから逃げない人にとっては、成書や文献との出会いが「自分の考えていたことはこのような専門用語で表現できるのか」「このような概念で構造化できるのか」といった「霧が晴れる」経験となり、学習効果が格段に高まります。

○ 対象者は作業療法士の心の中を敏感に感じとっている
○ 無意識に採用し続ける自己防衛的思考から抜け出そう
○ 負のループに陥らないよう日ごろから準備をしよう
○ 目の前の対象者と向き合いながら巨人の肩に乗ろう
［コラム4・p110参照］

第7話

入院する対象者の心理

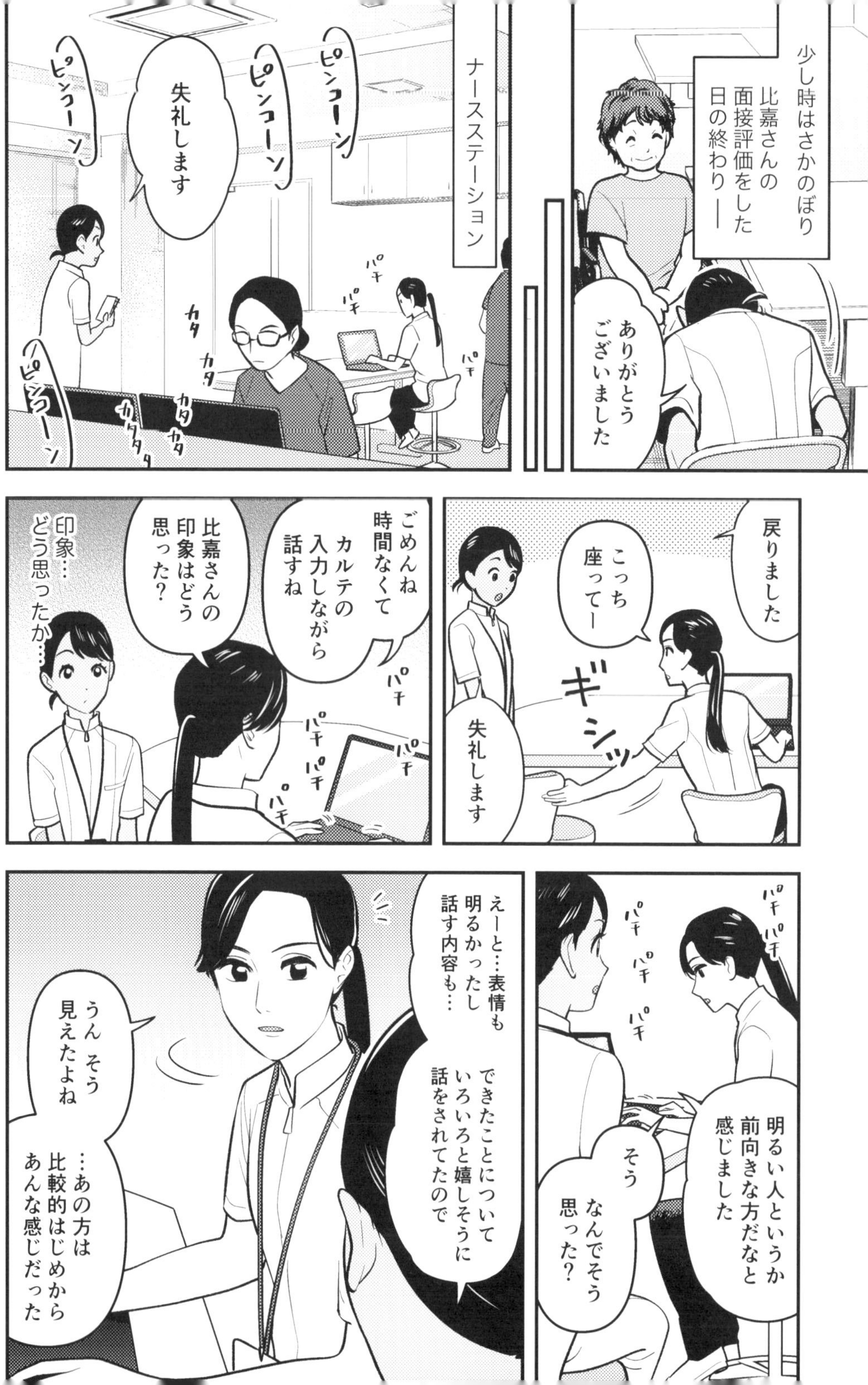
少し時はさかのぼり
比嘉さんの面接評価をした日の終わり—
ありがとうございました
ナースステーション
ピンコーン
ピンコーン
失礼します
ピンコーン
ピンコーン
カタ
カタ
カタカタ
カタタタ
パチ
パチ
パチ
戻りました
こっち座ってー
ギシッ
失礼します
ごめんね時間なくてカルテの入力しながら話すね
比嘉さんの印象はどう思った?
印象…どう思ったか…
パチ
パチ
パチ
パチ
パチ
明るい人というか前向きな方だなと感じました
そう
なんでそう思った?
パチ
パチ
パチ
パチ
パチ
えーと…表情も明るかったし話す内容も…
できたことについていろいろと嬉しそうに話をされてたので
うん そう見えたよね
…あの方は比較的はじめからあんな感じだった

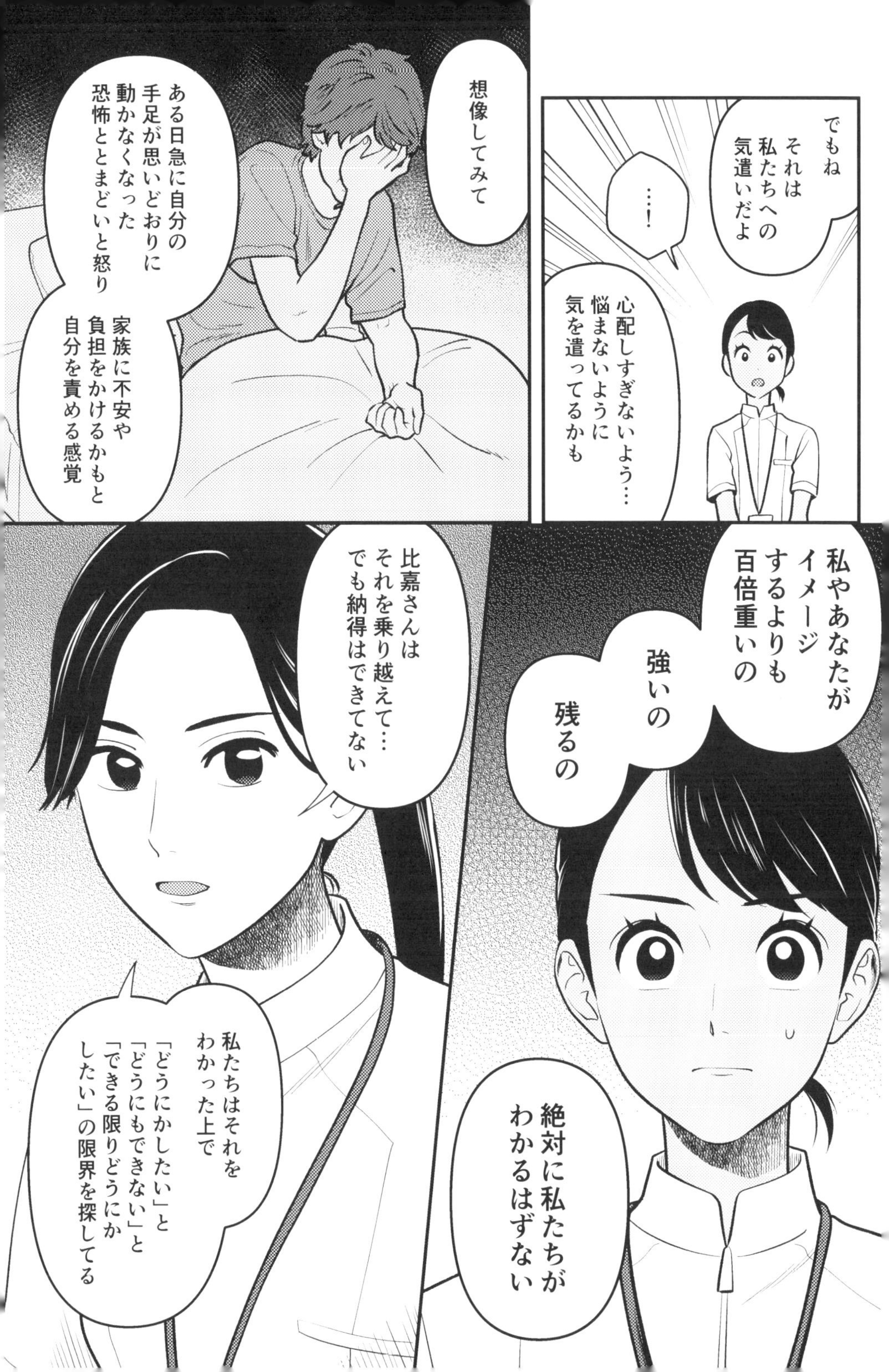
でもね それは私たちへの気遣いだよ
…!
心配しすぎないよう… 悩まないように 気を遣ってるかも
想像してみて
ある日急に自分の手足が思いどおりに動かなくなった恐怖ととまどいと怒り
家族に不安や負担をかけるかもと自分を責める感覚
私やあなたがイメージするよりも百倍重いの
強いの
残るの
絶対に私たちがわかるはずない
比嘉さんはそれを乗り越えて…でも納得はできてない
私たちはそれをわかった上で「どうにかしたい」と「どうにもできない」と「できる限りどうにかしたい」の限界を探してる

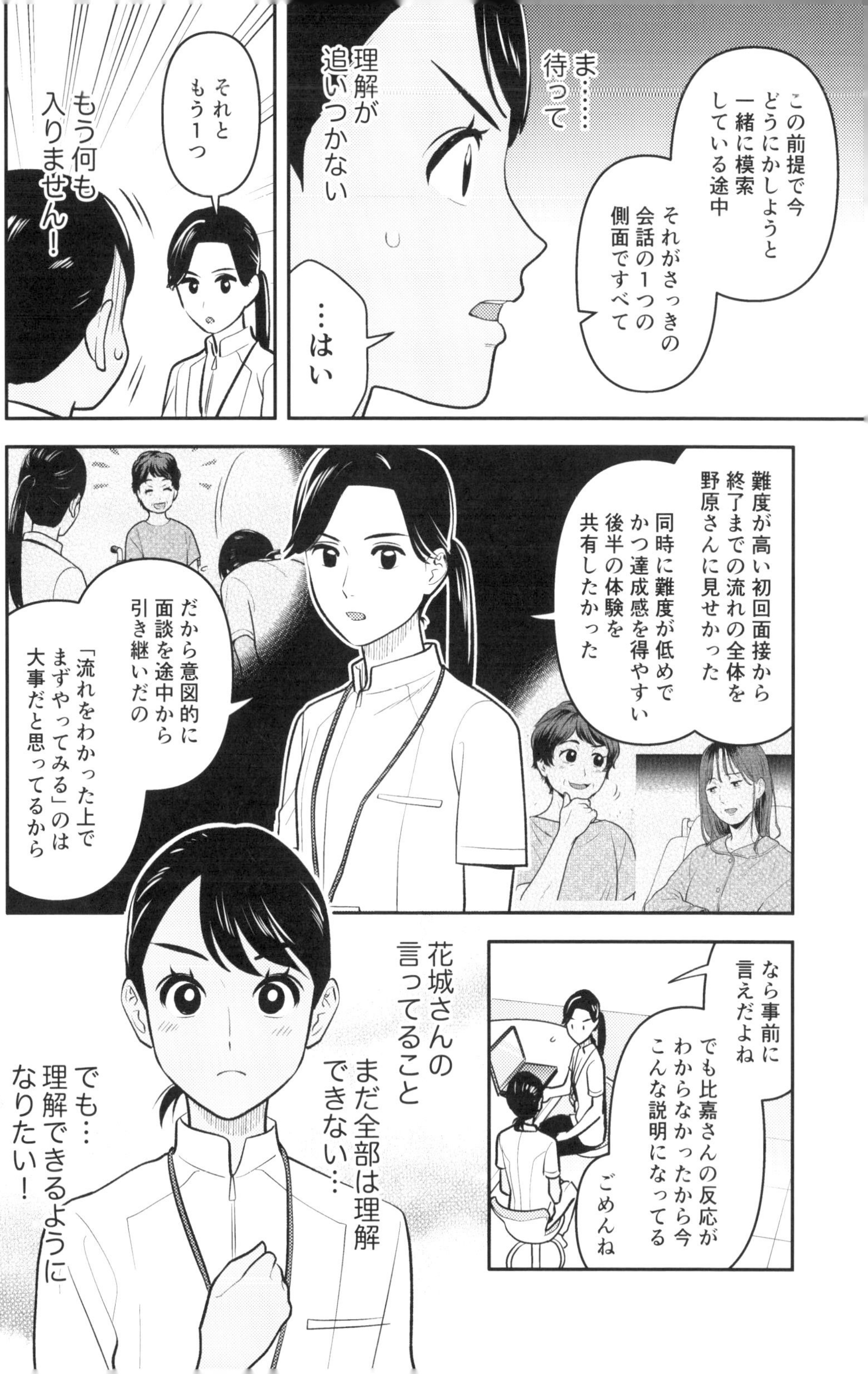
この前提で今どうにかしようと一緒に模索している途中
それがさっきの会話の1つの側面ですべて
ま……待って
理解が追いつかない
…はい
それともう1つ
もう何も入りません!
難度が高い初回面接から終了までの流れの全体を野原さんに見せたかった
同時に難度が低めでかつ達成感を得やすい後半の体験を共有したかった
だから意図的に面談を途中から引き継いだの
「流れをわかった上でまずやってみる」のは大事だと思ってるから
なら事前に言えだよね
でも比嘉さんの反応がわからなかったから今こんな説明になってる
ごめんね
花城さんの言ってること
まだ全部は理解できない…
でも…理解できるようになりたい!

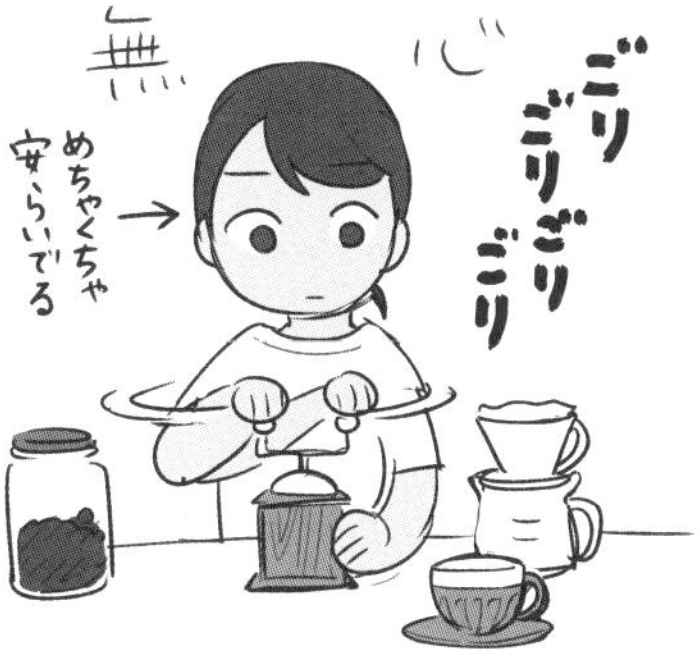
無心
ゴリゴリゴリゴリ
めちゃくちゃ安らいでる

解説

「なぜするのか？」を問い続ける

野原の感想にもあったように、対象者の比嘉さんはとても明るく前向きな（感じがする）人でした。この状況は学生の野原にとって救いになったはずです。第3話で野原は花城から面接評価の後半を引き継ぐことになりましたが、花城の面接の様子を事前に見学できたことや、対象者の人柄に助けられて、なんとかやり遂げることができました。しかし、野原が「明るく前向きな人」という印象を抱いた比嘉さんの心の中は、それほど穏やかではなかったようです。

心の中を推察する

学生は、自分が担当した対象者が明るく社交的な人だと安心します。会話が盛り上がると「よい面接ができたような気持ち」になります。しかしながら、花城が説明していたように、多くの対象者は医療者に対してかなり遠慮をしています。社会性という表現に置き換えてもよいかもしれません。

対象者は、表面的な明るさとは裏腹に、その内側にまるで嵐のような心理状態を抱えています。

そして、そのような内に秘めた心の激動を理解しようと努めてくれる人とそうでない人の違いを感じとります［第2話・p29参照］。

日々緊張の連続である臨床実習では、社交的で明るい対象者と接する時間は癒やしの時間にもなります。それ自体は悪いことではありません。しかし、当事者は自分ではなく目の前の対象者であるという事実。社交的な態度とは裏腹に、不安と苛立ちを抱えながら日々を過ごしているという事実。これらを可能な限り推察しながら、少しでも自分が対象者にとって有益な環境因子となることができるよう、対象者の一挙手一投足に気を配りながら、日々のコミュニケーションや支援を行うことが大切です。

対象者の変化を直線的にとらえない

このようなことを書くと、読者は「比嘉さんは障害の受容ができていない」と思うかもしれません。確かにそれは間違いではないのでしょう。しかしながら、障害の受容という概念を、「受容できている」「受容できていない」という二項対立的にとらえると、途端に対象者の姿が見えなくなってしまいます。

養成校での教育の中で障害受容の概念を学ぶ際は、「ショック期」→「否認期」→「混乱期」→「解決への努力期」→「受容期」といった受容の過程について学ぶかもしれませんが、これらの状況は、環境との相互作用や内的営みの中で、絶えず変化し続けます。

今朝は自己の障害に前向きだった対象者が、午後には悲観し打ちひしがれることもあります。

人間は開放系［コラム3・p78参照］であり、直線的に受容の階段を上っていくことができるほど単純な存在ではありません。

これは筆者の主観も含みますが、臨床現場で前向きな生活を取り戻した（ように見える）対象者は、必ずしも障害を受容できていたわけではないように思います。前述のように、絶えずとどまることのない環境との相互交流の中で、障害に対する思いは常に揺らぎながらも、自分がかかわる作業を通して、自分の居場所や役割を再獲得した人であったように感じます。

作業的存在としての諸次元を意識する

アン・ウィルコック（Ann Wilcock）は、作業的存在の諸次元として、Doing, Being, Belonging, Becomingの四つを挙げています［図1］。人は作業をする（Doing）ことによって、自分が何者な

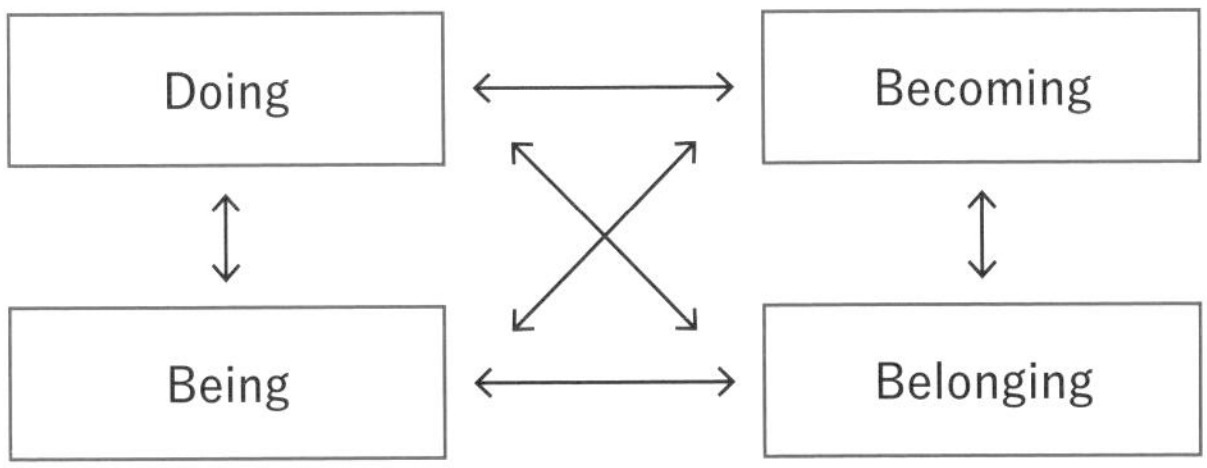

図1　作業的存在の諸次元

のか（Being）が決まります。そしてそれは環境とのつながりや所属感（Belonging）をもたらすとともに、自分がどうなっていくのか（Becoming）も方向づけられます。

私たち作業療法士は、臨床場面で対象者と対峙していると、どうしても思考が、「できないことがいかにできるようになるか」「介助量をいかに軽減できるか」といった直線的な能力の向上を思い描き、その直線をトレースするように支援内容を考える傾向があります。しかし、作業を通して支援を行うということは、**図1**の諸次元を踏まえながら、対象者がよりよい作業的存在となることができるよう、作業の力を活かした支援をするということです。

理解しようと「し続ける」

「障害を受容できているか否か」という二項対立的な視点は、対象者を理解しようとする思考を妨げてしまいます。どんなに考えても、対象者の心の内側を完全に理解することはできません。

大切なことは、対象者に障害を受容してもらうことではありません。

どんなに考えても決して対象者を理解することはできないこと、そして対象者はどんなに時間が経過しても障害を受容することはできないこと、これらの不確実な要素をそのまま受け入れ、「（対象者を）理解できない」「（障害を）受容できない」という前提を受け入れながらも理解しようとし続けることが大切です。そのような宙吊り状態に耐える力（ネガティブ・ケイパビリティ［第2話・p29参照］）が、作業療法士をはじめとする「対象者に『寄り添う』専門職」には求められます。

「何をするのか?」よりも「なぜするのか?」

ところで、第3話の終わりから今回にかけて、野原は花城と比嘉さんの面接評価を途中から引き継ぐ形になりました。野原にとっては、花城の面接を見学している途中で突然面接を引き継ぐ形になってしまいましたが、現在は、見学→模倣→実施という流れで臨床実習を進める形態が主流になってきています。

このような実習形態は、学生にとっては、実際の評価や支援の様子をイメージしやすく、また、模倣の段階で十分に練習を行った上で、実際に対象者に対して評価や支援を実施できるというメリットがあります。しかしながら臨床場面では、「なぜその評価や支援を実施しようと考えたの

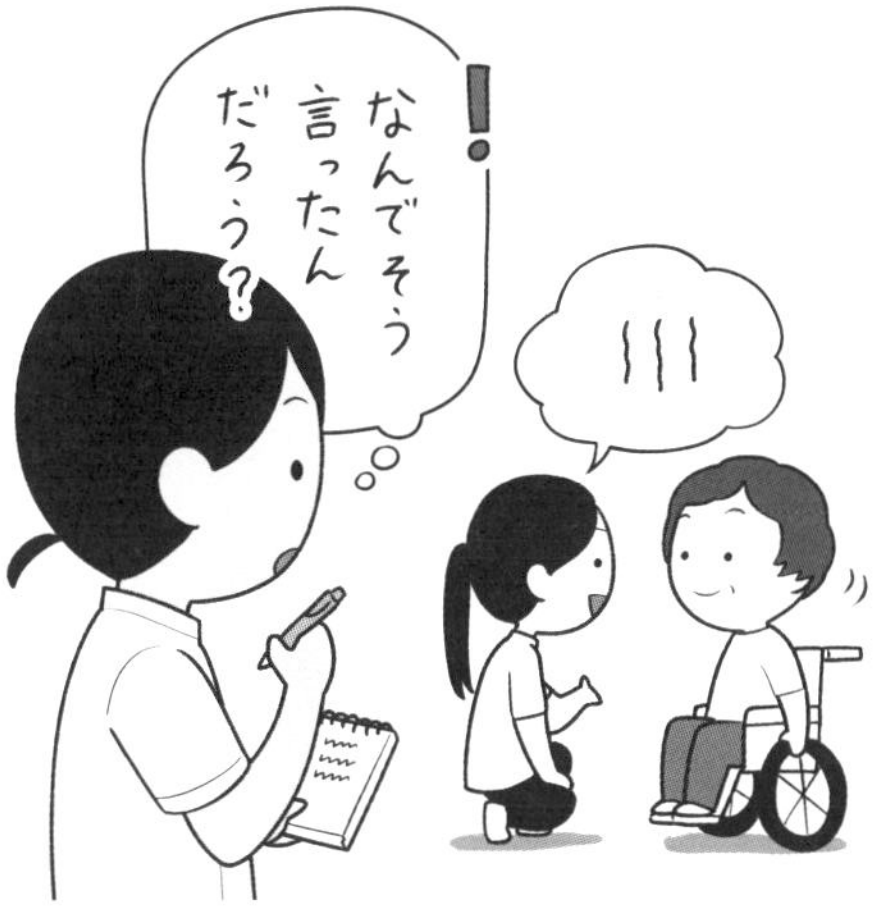

図２　表出された技の前提となる思考に関心が向く

か」「なぜそのような態度で対象者に接したのか」「なぜそのような言葉を選択したのか」などのクリニカルリーズニング（CR）が大切です［第２話・p24参照］。

学生は、「○○検査を行う」「○○訓練を実施する」といった、いわば文脈から一部を切り取り、対象者との相互交流を排除した形で行う技能については、前述の方法である程度習得することが可能です。しかし、対象者の病態や機微を繊細に感じとりながら随時臨床判断を行い、各種技能を発揮することは容易ではありません。

ある程度の経験を重ねると、一つひとつの技能についてもさることながら、「指導者の先生はなぜあの場面であのプログラムを変更したのだろう」「なぜあのような声がけができたのだろう」といったように、表出された技のみでなく、それらの前提となる思考に関心が向くようになります［図２］。

学生は、「○○の状況であれば○○を実施する」「○○の場合は○○のように声がけをする」といったHow toをほしがるかもしれませんが、開放系である人間同士の臨床場面には、絶対的なHow toなど存在しません。花城はそれを誰よりも理解しているからこそ、野原に対する安易な教示を行わず、指導の言葉一つひとつをとても慎重に選んでいます。そして野原もまた、花城の意図していることのすべては咀嚼できないながらも、その奥深さや各種判断の根底にある多面性を感じとっています。

日ごろから思考を言語化しておく

臨床実習は、見学実習や評価実習など、実習時期によってその目的は異なります。しかし、いずれの実習においても、指導者は、学生に対して表面的な技能の教示を行うにとどまらず、「その手段を選択した理由」を言語化し、学生に対してわかりやすい言葉で教示を行う技能が求められます。

これは簡単なことではありません。現在では、臨床実習指導者講習会が全国各地で開催され、多くの臨床家がこの講習会を受講しています。筆者も定期的に講習会で講義を行っていますが、講習会の内容以前に、普段の臨床業務の中で、自己のCRを言語化し、評価表やカルテなどに記載しておくことが、よい指導を行う土台となります。

○人の心理状態は直線的に変化しないことを理解しよう
○「作業的存在としての諸次元」を意識しながら対象者を理解しようとし続けることが大切
○「何をするのか?」よりも「なぜするのか?」に関心を向けよう

第7話

Column4

巨人の肩に乗る

「巨人の肩に乗る（巨人の肩の上に立つ）；standing on the shoulders of giants」という言葉を聞いたことがありますか？　これは、先人の積み重ねた知見の上に、新しい発見をすることの比喩として用いられる言葉です。「Google Scholar」のトップページにこの言葉がクレジットされていることでも有名です。最初にこの言葉を用いたのは、12世紀の哲学者、シャルトルのベルナール（Bernard de Chartres）だと言われています。そして、この言葉を有名にしたのは、みなさんもよく知るアイザック・ニュートン〔(Sir) Isaac Newton；1643～1727年〕です。ニュートンとロバート・フック（Robert Hooke；1635～1703年）の間でこのような手紙のやり取りがあります。

フック　「なぜあなたは、凡人には想像すらできない彼方の事象を思い浮かべることができるのでしょうか？」

ニュートン　「私が彼方を見渡せるのだとしたら、それは巨人の肩の上に乗っているからです」

私たちは、学生時代から十分な資料や教材に囲まれて作業療法士（作業療法学生）としての日々を過ごしています。何か知りたいことがあればすぐに必要な情報にアクセスすることができます。それらの情報は、すべて先人たちが積み上げてくれた知見です。

対象者の健康と幸福を促進するため、先人に報いるためにも、ぜひ巨人たちの肩に乗りながら遠くを見渡したいものです。

現在は情報へのアクセスが容易であるだけでなく、“切り抜き”のような、要点のみをまとめた情報も散見されます。効率的に情報を得ることは確かに重要ですが、物事を深く理解するためには、一つの文献とじっくり向き合い、忍耐強く咀嚼するように読み込むことが欠かせません。ニュートンは「私が世の中に貢献できたとするならば、それは私の忍耐強い思考によって達成できたのだ」という言葉も残しています。

第8話

自宅評価と家族支援

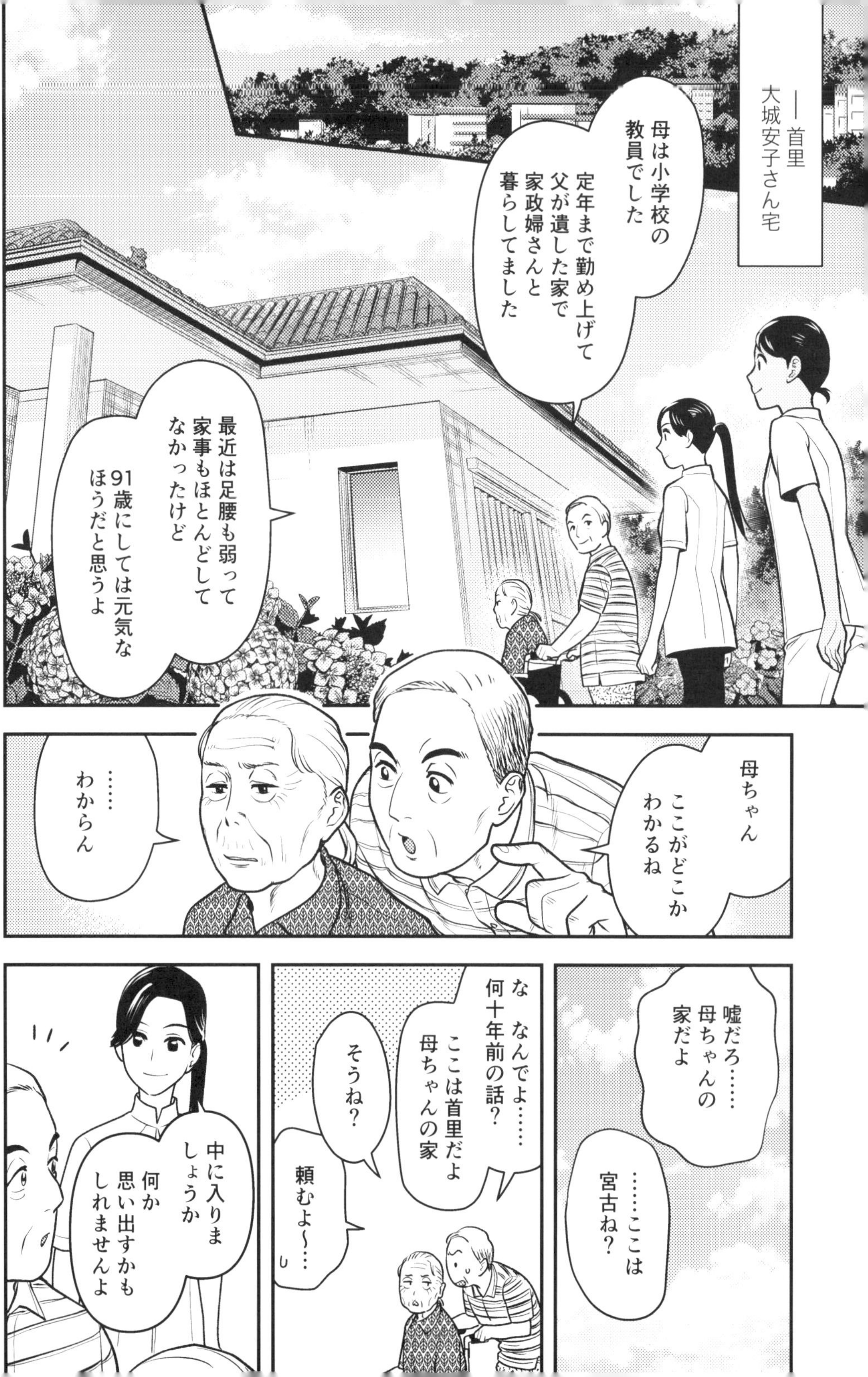
―首里
大城安子さん宅
母は小学校の教員でした
定年まで勤め上げて父が遺した家で家政婦さんと暮らしてました
最近は足腰も弱って家事もほとんどしてなかったけど
91歳にしては元気なほうだと思うよ
母ちゃん
ここがどこかわかるね
……わからん
嘘だろ……母ちゃんの家だよ
……ここは宮古ね？
な なんでよ……何十年前の話？
ここは首里だよ母ちゃんの家
そうね？
頼むよ～……
中に入りましょうか
何か思い出すかもしれませんよ

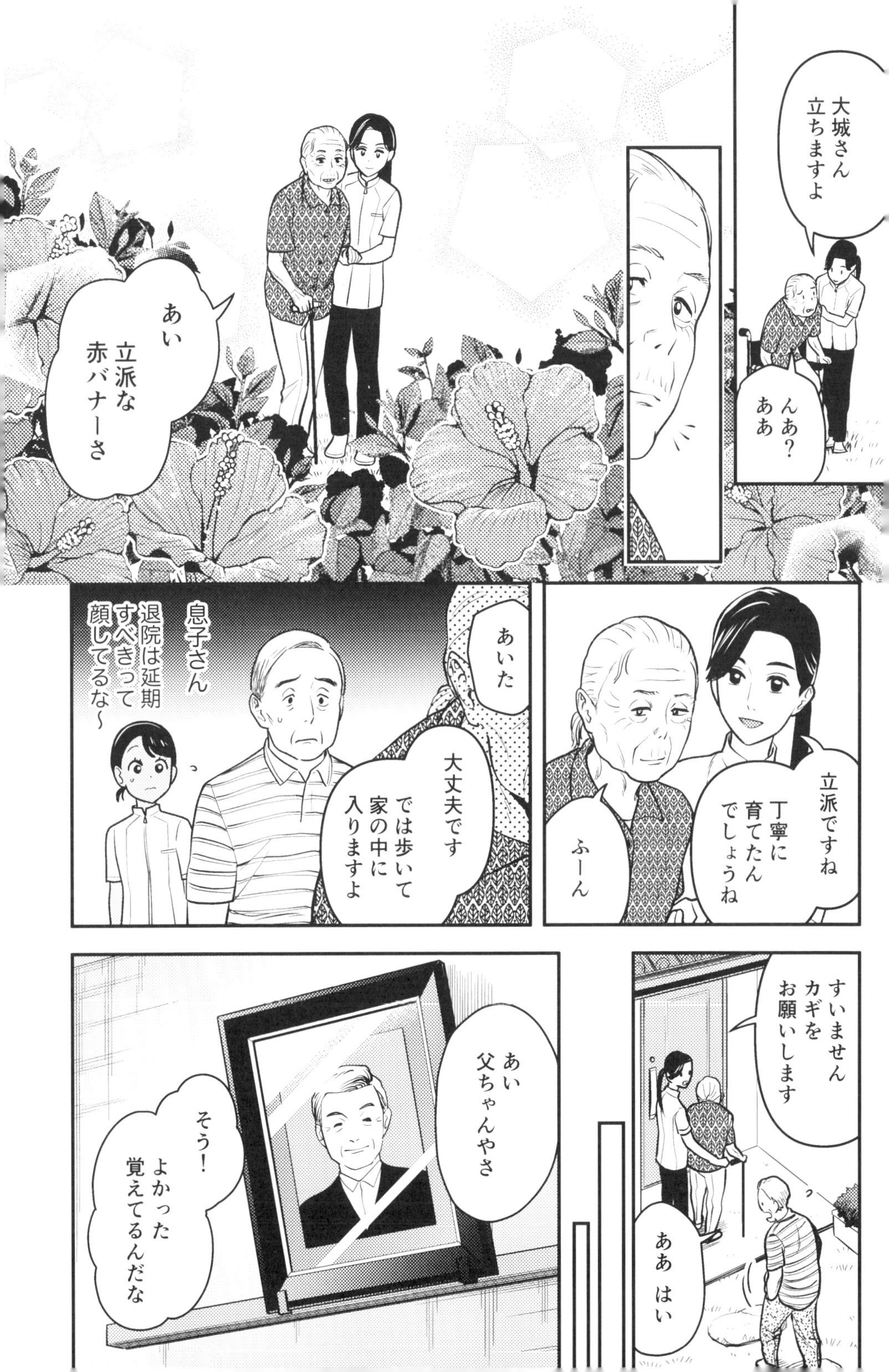
大城さん 立ちますよ
んあ? ああ
あい 立派な 赤バナーさ
立派ですね 丁寧に 育てたん でしょうね
ふーん
あいた
大丈夫です では歩いて 家の中に 入りますよ
息子さん 退院は延期 すべきって 顔してるな~
すいません カギを お願いします
ああ はい
あい 父ちゃんやさ
そう! よかった 覚えてるんだな

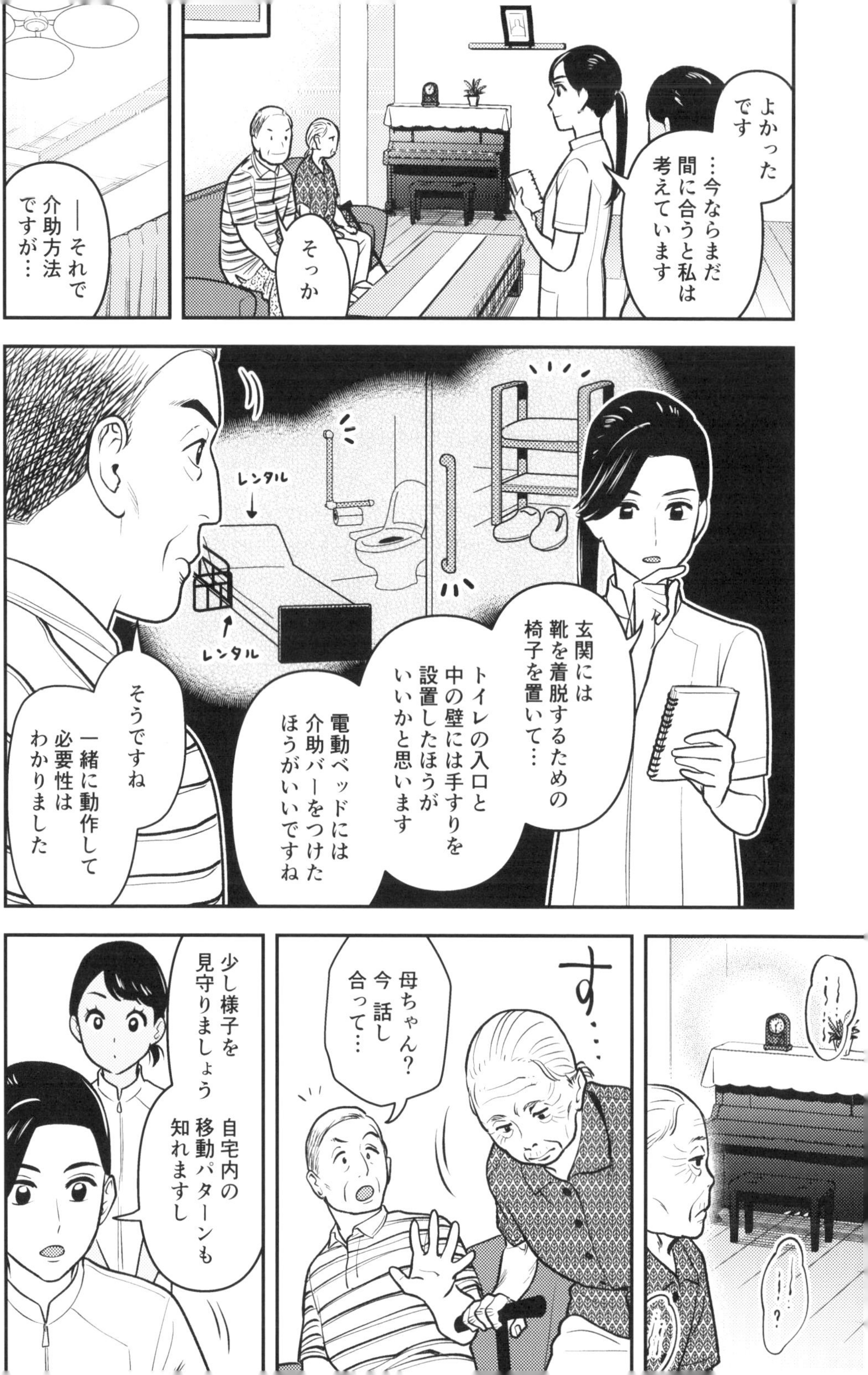
よかったです
…今ならまだ間に合うと私は考えています
そっか
――それで介助方法ですが…
レンタル
レンタル
玄関には靴を着脱するための椅子を置いて…
トイレの入口と中の壁には手すりを設置したほうがいいかと思います
電動ベッドには介助バーをつけたほうがいいですね
そうですね
一緒に動作して必要性はわかりました
…!?
す…
母ちゃん？今話し合って…
少し様子を見守りましょう
自宅内の移動パターンも知れますし

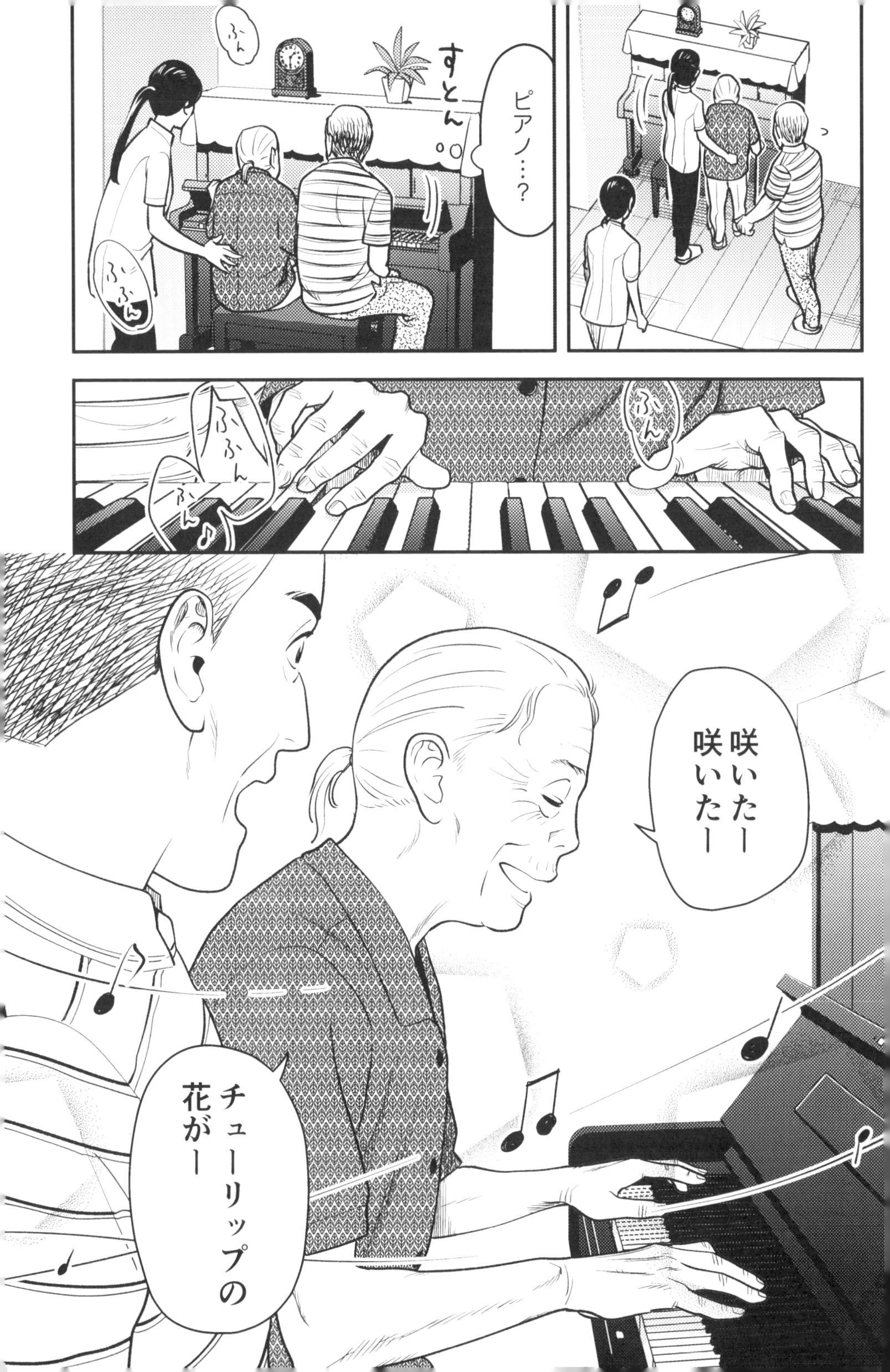
ふん
すとん。
ピアノ…？
ふふん
ふん
ふふん
ふん♪
咲いたー
咲いたー
チューリップの
花がー

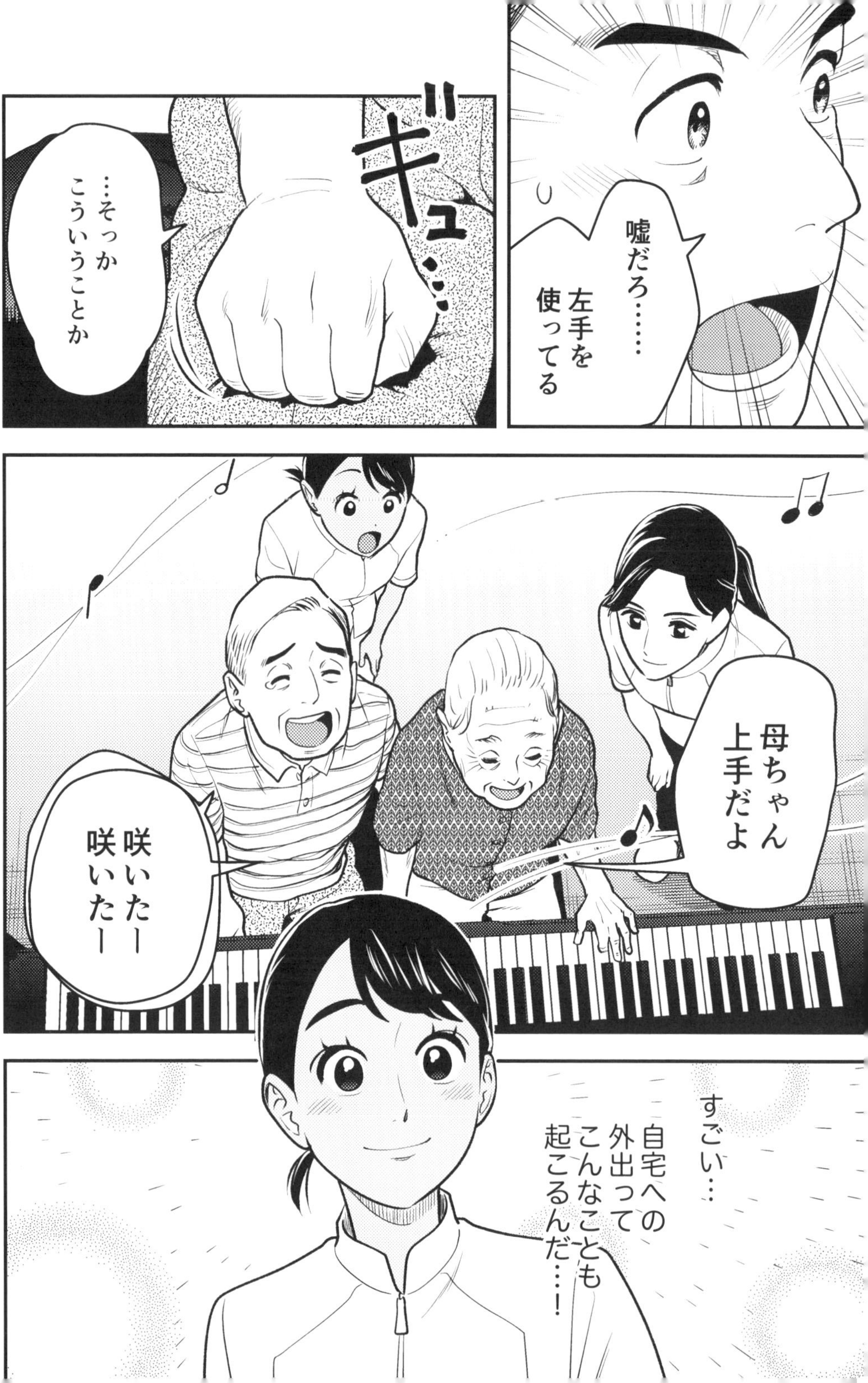
嘘だろ……左手を使ってる
ギュ…
…そっかこういうことか
母ちゃん上手だよ
咲いたー咲いたー
すごい…自宅への外出ってこんなことも起こるんだ…！

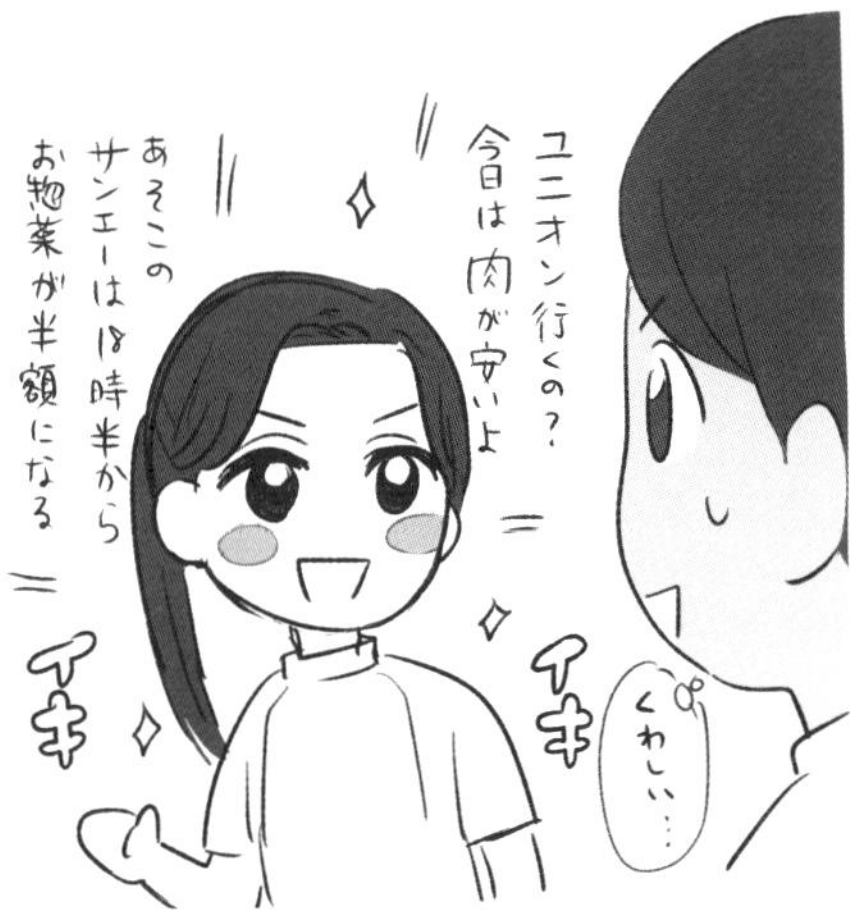
ユニオン行くの？
今日は肉が安いよ
あそこのサンエーは18時半からお惣菜が半額になる
イキ
イキ
くわしい……

解説

環境の影響を理解し、最大限活用する

ようやく退院前訪問が行われました。臨床実習で実際に対象者の自宅を見ることができるのは貴重な経験です。筆者も臨床時代、学生を担当する際は、できるだけ対象者の自宅など、住み慣れた場所を見せられるように配慮をしていました。

「環境因子」は広い概念

訪問と聞くと「環境調整」というキーワードが浮かぶ人が多いと思います。ここで重要なことは、「環境」という用語をどの程度の広さをもった概念として扱うことができるかです。学生が環境と聞いてまずイメージするのは「玄関にはどの程度の段差があるだろうか」「廊下には手すりの設置が可能だろうか」などの、物理的な環境ではないでしょうか。しかし、作業療法士が使用する環境は、もっと広い概念です。

環境には、こうした物理的な環境に加えて、「社会的環境」があります。これは、「対象者が作業する場にはどのような人がいるのか」という概念です。作業療法士は、対象者本人のみならず、家族などの近しい人とかかわることも多くあります。その際、かかわりの内容として多いのは、介助法などを指導するいわゆる「家族指導」ではないでしょうか。しかし、それだけでは対象者の望む生活を支援しきれないこともあります。

思いを代弁することも大切な環境調整

家族は、対象者が希望する作業の再開を、必ずしも前向きに考えているとは限りません。

例えば、対象者が家事の再開を希望しており、それが対象者の健康を促進すると思われる場合でも、家族は危ないから再開してほしくないと思っているなど、対象者と家族の思いに齟齬が生じているケースが一定数存在します。もちろん、対象者の希望を常に優先することが正しいわけではありません。作業が心身に与える影響、対象者の意思や能力、家族の支援状況など、さまざまな要素を統合して再開を支援するべきか否かを判断する必要があります。もし、再開を支援することが望ましいと思われる場合には、家族がその作業の再開をどのように思っているのかを確認し、適宜対象者の思いを代弁する支援なども必要になります。

地域特有の文化や活用可能な社会資源を理解する

物理的環境、社会的環境に加えて、「文化的環境」も大切です。

私たちは、日本という島国に暮らす特性上、異文化が混ざり合うような出来事を日常で経験することは多くありません。しかしながら、実際には生活する地域によって、特有の価値観やしきたり、伝統などが多数存在します。そして、それらは確実に対象者の生活に影響を与えています。

ずいぶん前の話になりますが、ある対象者（Bさん）を担当したことがありました。Bさんは農業を営む女性で、毎日自宅に近接した畑で農作業に従事していました。Bさんと初回面接を行うと、Bさんは予想通り農作業の再開を強く希望しました。Bさんは幸いにも運動麻痺はごく軽度で、高次脳機能にも目立った問題がなかったため、できるだけ早く農作業を再開できるよう詳しく話をうかがうと、病前は毎朝四時に畑に出ていたとのことでした。

転倒のリスクなどを考え、退院後は起床してすぐではなく、少しゆっくりしてから畑に出ることを勧めました。するとBさんが、なぜ四時に畑に出たいのかについて、ためらいながら理由を話してくれました。

実はその地域は、毎朝四時ごろになると、どの家庭も農作業を開始するのだそうです。それだけなら何ら問題はないのですが、畑に出る時間が遅い家は「だらしがない家」と思われるとのこと。畑に出る時間だけではありません。農業では、毎年だいたい同じ時期に同じ種や苗を植えるわけですが、その時期についても、「あの家は大根の種をまだ蒔いていない」などの噂話がすぐに広がるのだそうです。

その話を聞いてからは、軽はずみに「もっと遅く畑に出るほうがいいですよ」とは言えなくなりました。結局Bさんとは、農作業に必要な要素的動作練習などを実施するとともに、入院中から退院後の生活リズムを想定した生活を行うなど、各種介入を実施しました。

これはかなり極端なケースかもしれませんが、人が生活する場には、観察することができないその地域特有のさまざまな価値観などがあります。私たち作業療法士は、自分の固定観念のみで対象者の生活をとらえるのではなく、文化的環境を十分に評価した上で、作業形態などを検討することが求められます。

ここまで、物理的環境、社会的環境、文化的環境について紹介しましたが、もう一つ、「制度的環境」も重要です。対象者はそれぞれの状況によって、医療保険や介護保険に加え、活用できる社会資源が異なります。制度的環境については、作業療法士が表立って調整するよりも、ソーシャルワーカーなどが中心となって調整する場合が多いと思いますが、当然のことながら、他職

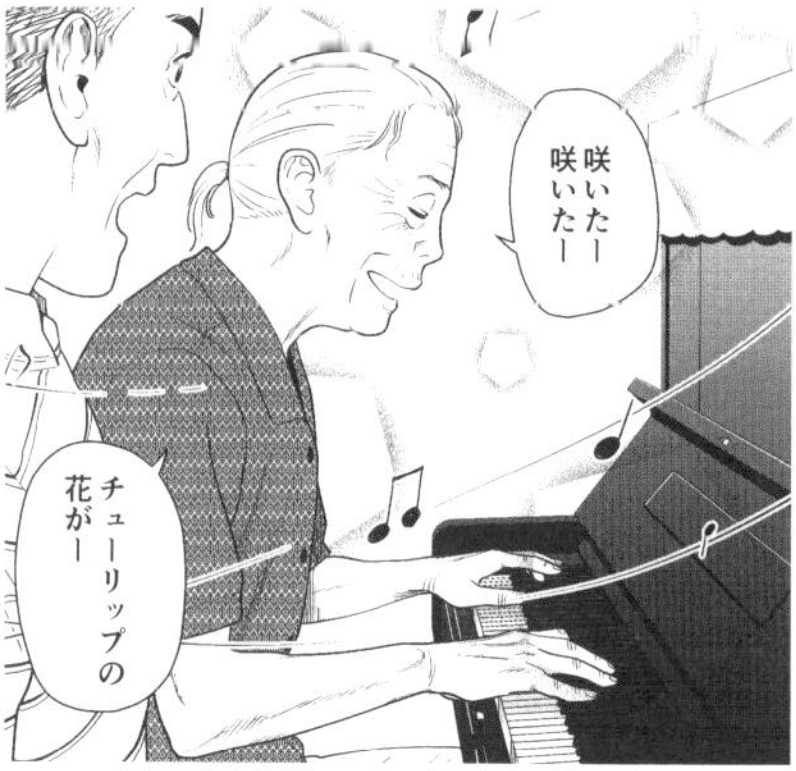

種と密に連携をとり、資源を有効活用しながら生活支援を行っていくことが求められます。

環境によって対象者の作業遂行は大きく変化する

今回の退院前訪問では、大城さんがピアノを弾きながら歌う場面がありました。認知症を呈した大城さんの、想像を超えた反応に、花城以外の同伴者は皆驚いていました。

これは大げさな話ではなく、退院前訪問ではよく見られる光景です。

作業を遂行するために必要な要素は、身体機能や動作能力だけではありません。環境的な要素が非常に重要です。例えば、私たちは毎日自宅で入浴をしていますが、友人の家や温泉旅館など、自宅以外の場所で入浴する際には、物品の使い勝手が普段と異なり、やりにくさを感じることがあります。それでも、身体機能や認知機能に問題がなければ、私たちは普段と異なる環境にも即座に「適応」することが可能です。普段とかけ離れたような環境であっても、それが社会的に認められる範疇に収まっている程度であれば、なんとか適応することができます。

対象者の「適応の幅」を考える

障害を呈するということは、それが身体障害であれ認知機能障害であれ、この「適応の幅」が狭くなることと言い換えることができます。

病院や施設など、対象者が入院・入所している環境は、私たちにとっては見慣れた環境であっても、対象者にとっては不慣れな「異文脈」です。

したがって、病院や施設では遂行することができなかった作業が、住み慣れた場や道具の使用によって遂行可能になることは多々あります。

住み慣れた場所で評価を行う

また、習慣化された作業であればあるほど、住み慣れた場所で評価を行うことが重要です。入院リハビリテーションなどの異文脈でも、作業療法士は可能な限り自宅環境を模して練習を行うなどの工夫をしています。しかし、それは物理的環境を模しているにすぎません。やはり実際の住み慣れた環境でなければ見えないことは数多くあります。さまざまな制約はありますが、できる限り対象者の住み慣れた場所で評価を行うことができるよう各種調整を行うべきでしょう。

また、もし住み慣れた場所で評価を行うことが難しい状況であっても、単に物理的環境を工夫するだけでなく、可能であれば、対象者が大切な作業に従事する場面を一緒に暮らす人に見学してもらうなどするとよいでしょう。少しでも対象者本来の作業遂行文脈に近しい状況を設定することで、それまでには見えなかった対象者の一面を見ることができる場合もあります。

対象者の「その人らしさ」は家族にも影響を与える

筆者の後輩が担当していた対象者のCさんは、失語症と軽度の嚥下障害があり、嚥下訓練に対する拒否が強い方でしたが、作業療法室内の和室では、トロミをつけたお茶を自ら飲んでいました（当然、担当していた後輩の繊細な介入がそこにはあるわけですが）。

Cさんの家族は、病棟生活を送るCさんを見て、施設への入所をずっと希望していましたが、和室でお茶を飲むCさんの姿をみて、自宅退院へと方針を変更しました。大城さんの息子さんも、自宅でピアノを弾く大城さんの姿を見て、大城さん自身についてや、リハビリテーションの考え方について、自宅に連れて帰ることの意義について、さまざまなことを考えたようです。

家族などの一緒に暮らす人にとっても、障害を呈して病棟などの異文脈で暮らす対象者は、「患者」に見えてしまうという側面があるのでしょう。

そこに失語症などのコミュニケーション障害が加わればなおさらです。しかし、対象者が住み慣れた場所やそれに近しい環境で大切な作業に従事する姿は、対象者が「患者」ではなく「本来の○○さん」であることを改めて思い出させてくれる効果があるのかもしれません。

メリットとデメリットの両面を常に意識する

ここまで、環境調整の重要性についていくつかの角度から説明してきましたが、もう一点、環境を考える際に注意するべきことがあります。それは、対象者が作業に従事する環境を実際の作業遂行文脈に近づければ近づけるほどに、状況がリアルになるがゆえに、失敗した際の心理的負荷も大きくなることです。作業療法士には「成功体験」「動機づけ」「技能の向上」「生活場面への汎化」などの要素が良循環を形成するよう、繊細な難易度調整を行いながら各種介入を行うスキルが求められます。

また、時には成功体験を提供するだけでなく、あえて失敗を経験してもらい、そこから内省を深め、解決策を一緒に考えることが望ましいと判断する場合もあると思います。そのような場合には、事前に十分な説明を行い、うまく遂行できなかった経験が単なる失敗体験とならないよう、目的について十分に共有することが必要です。

○環境因子はとても広い概念。対象者を取り巻く環境を俯瞰的にとらえよう
○環境の変化は対象者だけでなく家族の認識にも影響を与える
○リアルな環境は対象者の潜在能力や可能性を引き出す反面、失敗体験が与える影響も大きなものになる
○自分が行う支援のメリットとデメリットの両面を常に考えよう

第9話

目標設定が難しいケースの考え方

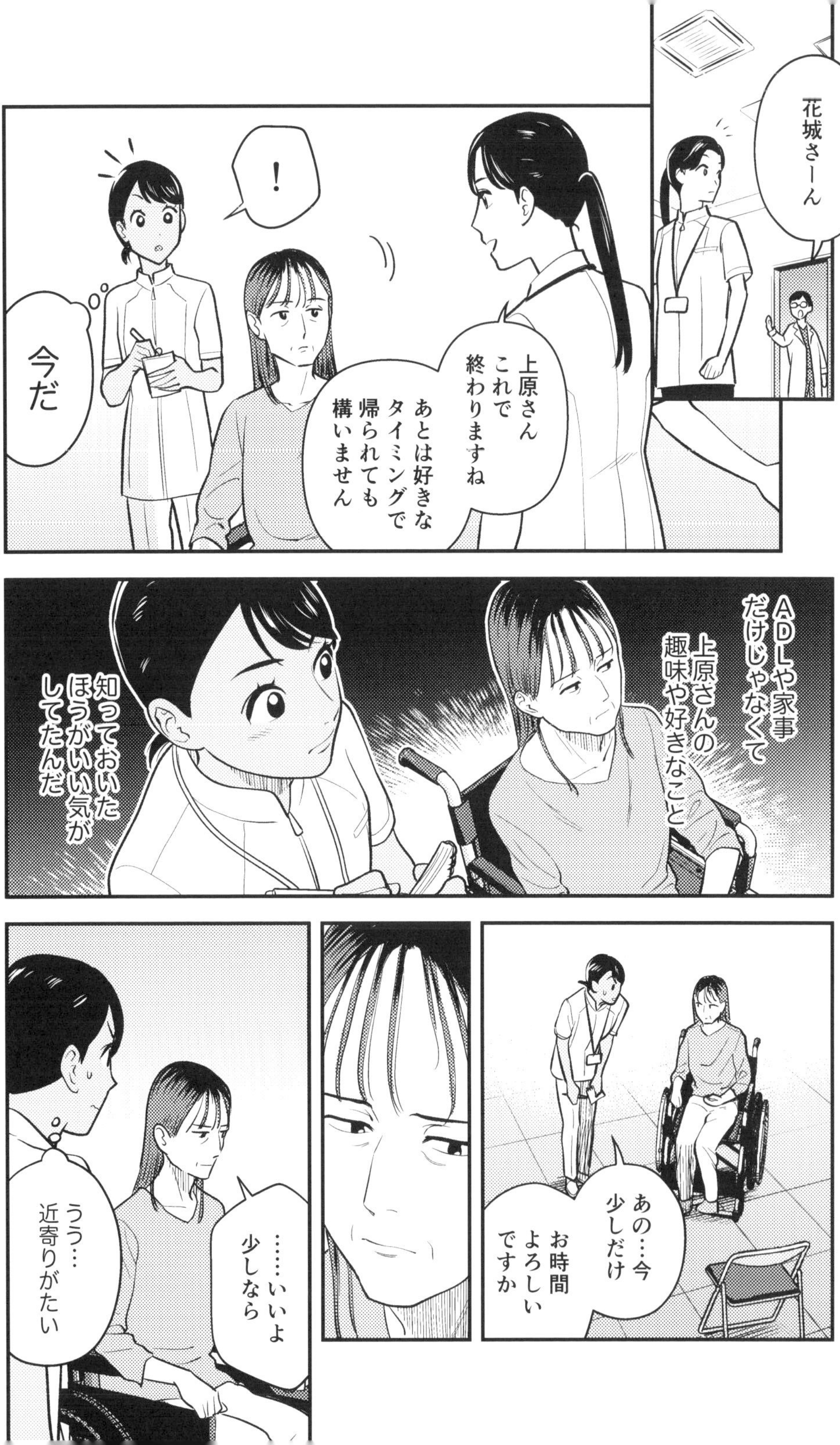

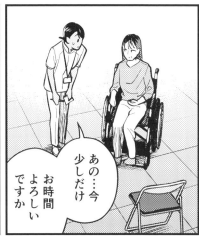

花城さーん
上原さん これで終わりますね
あとは好きなタイミングで帰られても構いません
!
今だ
ADLや家事だけじゃなくて
上原さんの趣味や好きなこと
知っておいたほうがいい気がしてたんだ
あの…今少しだけ
お時間よろしいですか
……いいよ少しなら
うう…近寄りがたい

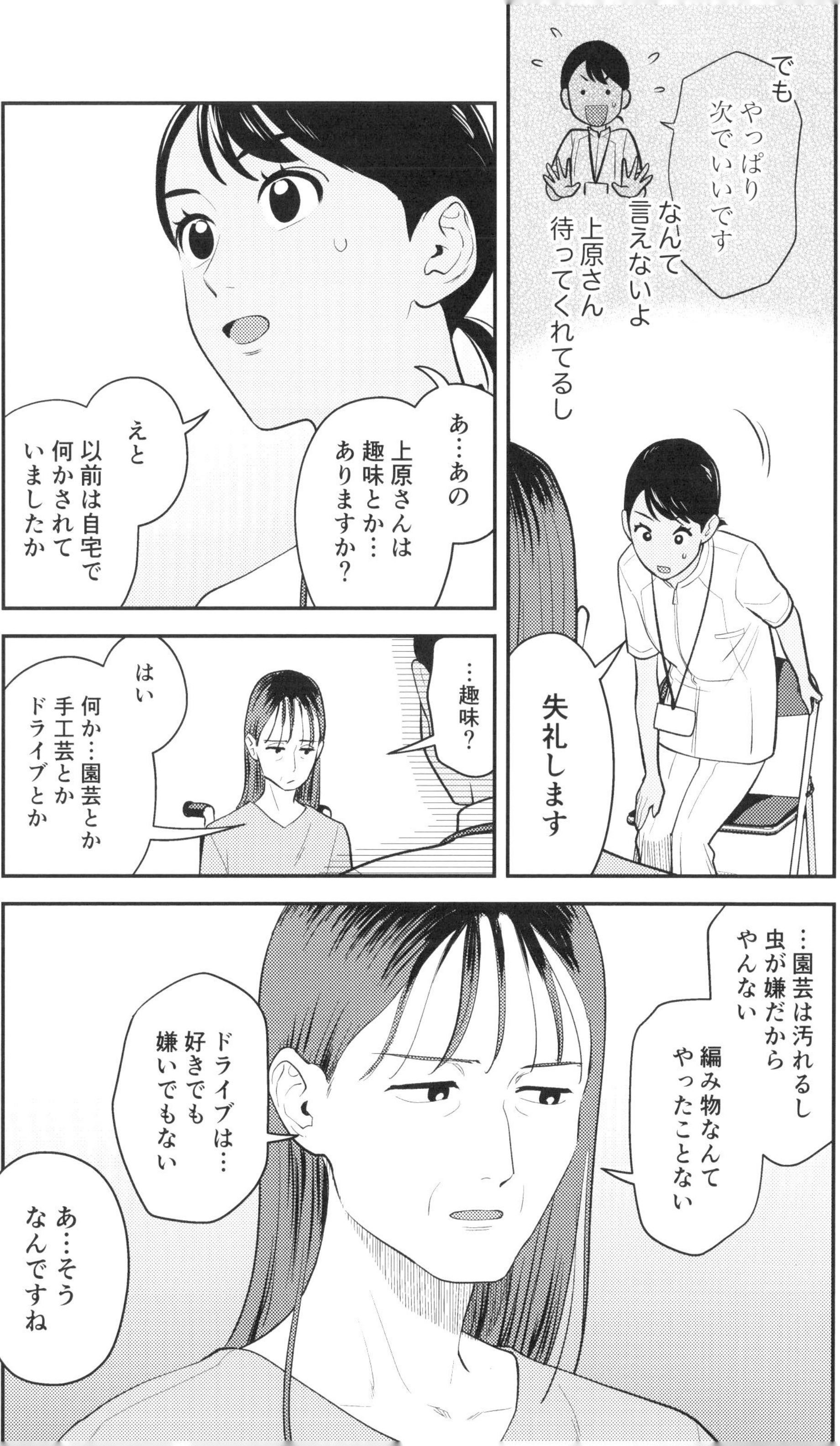
でも
やっぱり
次でいいです
なんて
言えないよ
上原さん
待ってくれてるし
失礼します
あ…あの
上原さんは
趣味とか…
ありますか？
えと
以前は自宅で
何かされて
いましたか
…趣味？
はい
何か…園芸とか
手工芸とか
ドライブとか
…園芸は汚れるし
虫が嫌だから
やんない
編み物なんて
やったことない
ドライブは…
好きでも
嫌いでもない
あ…そう
なんですね

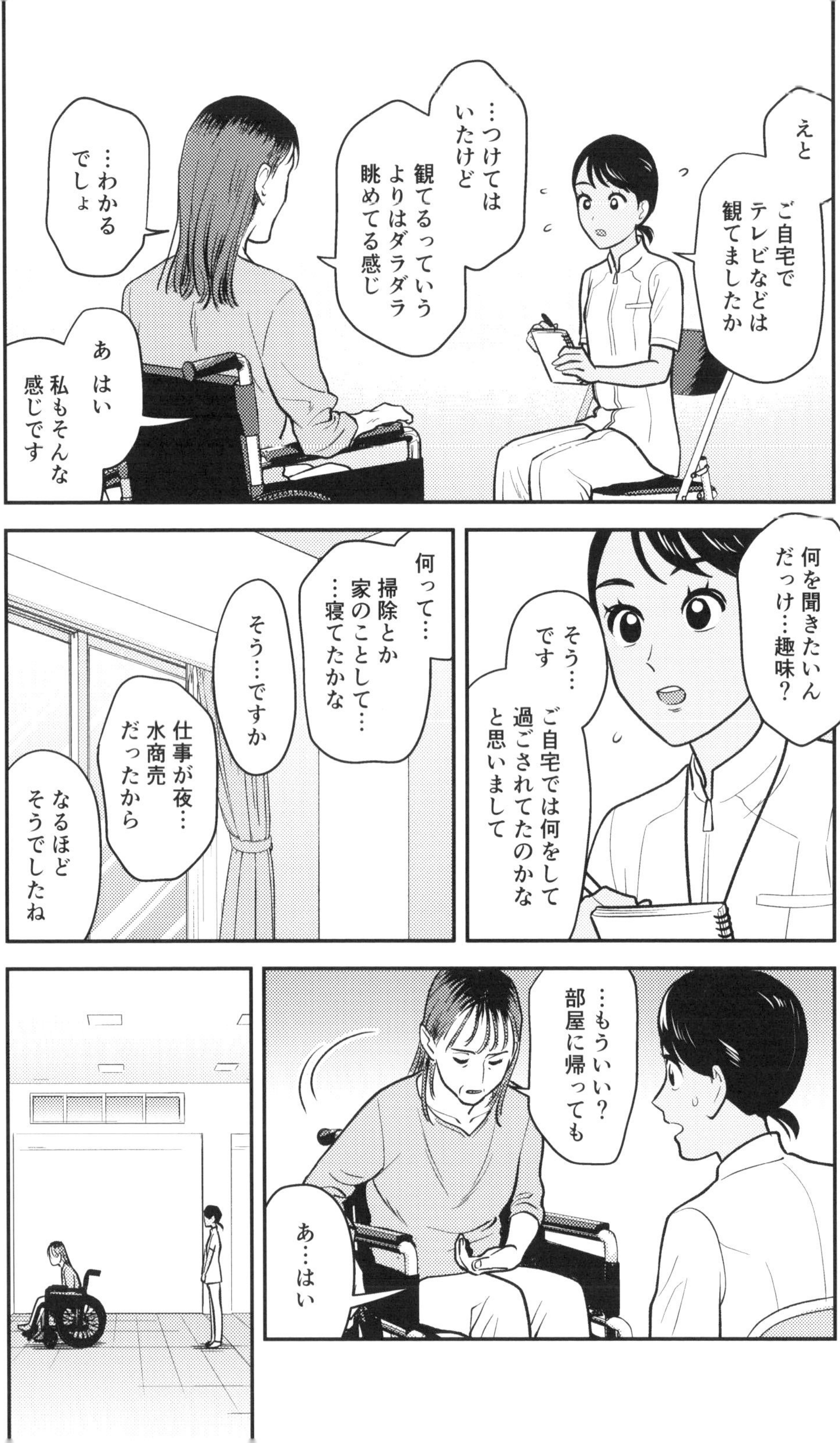
えと
ご自宅でテレビなどは観てましたか
…つけてはいたけど
観てるっていうよりはダラダラ眺めてる感じ
…わかるでしょ
あ　はい　私もそんな感じです
何を聞きたいんだっけ…趣味？
そう…です
ご自宅では何をして過ごされてたのかなと思いまして
何って…
掃除とか家のことして…
…寝てたかな
そう…ですか
仕事が夜…水商売だったから
なるほど　そうでしたね
…もういい？部屋に帰っても
あ…はい

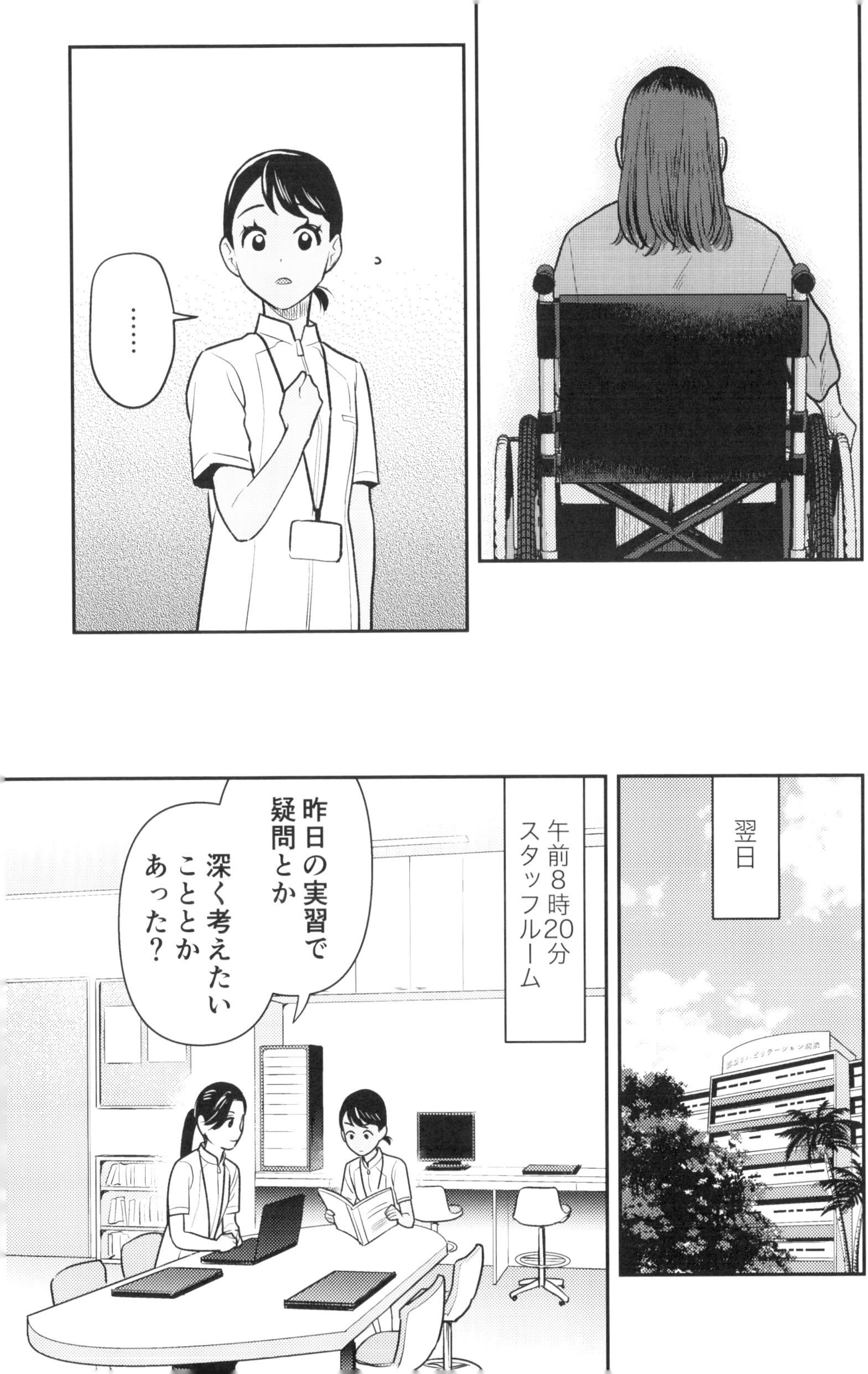
……
翌日
午前8時20分
スタッフルーム
昨日の実習で疑問とか深く考えたいこととかあった？

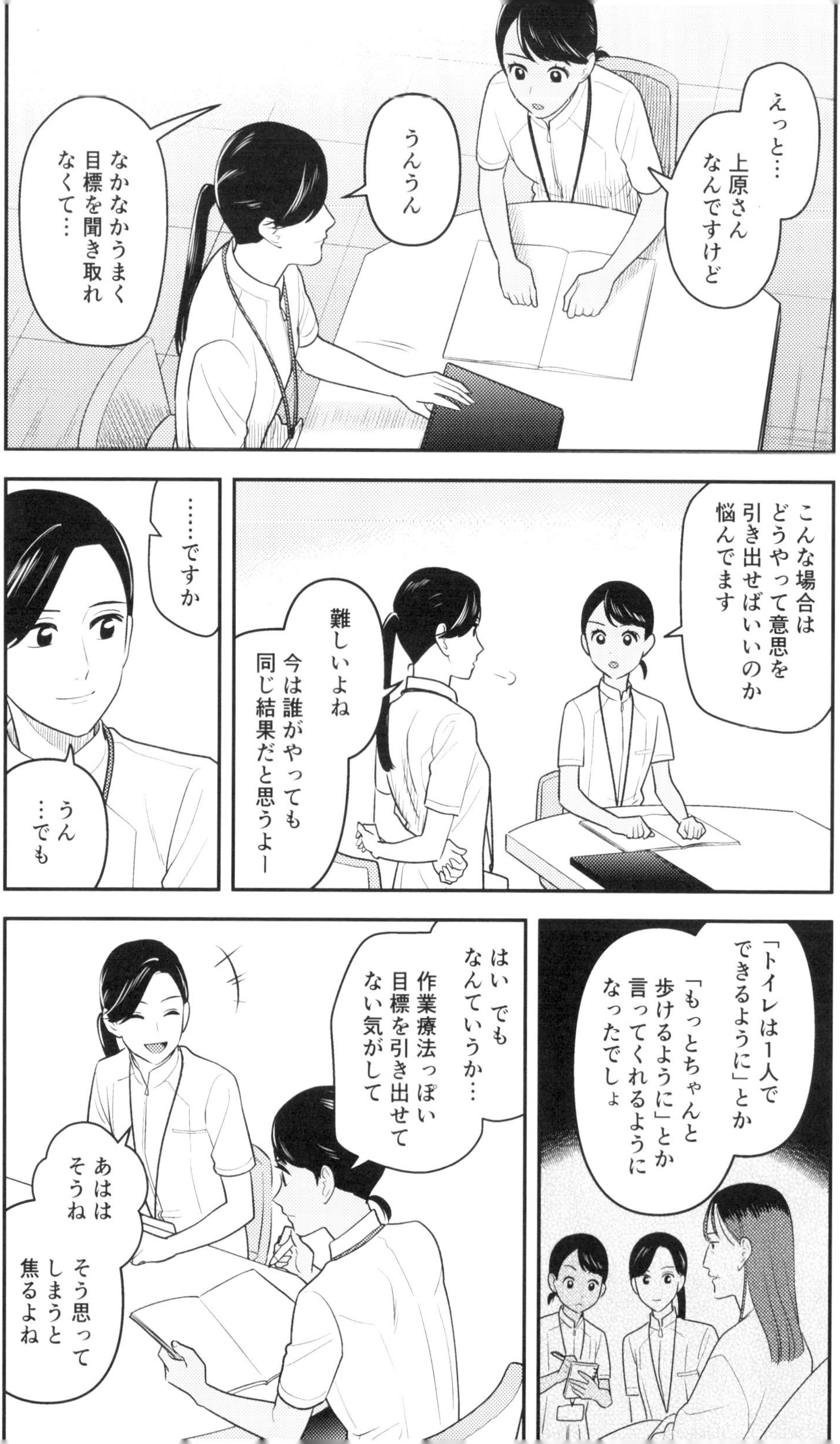

えっと…上原さんなんですけど
うんうん
なかなかうまく目標を聞き取れなくて…
こんな場合はどうやって意思を引き出せばいいのか悩んでます
難しいよね今は誰がやっても同じ結果だと思うよー
……ですか
うん…でも
「トイレは1人でできるように」とか「もっとちゃんと歩けるように」とか言ってくれるようになったでしょ
はい でもなんていうか…作業療法っぽい目標を引き出せてない気がして
あははそうね
そう思ってしまうと焦るよね

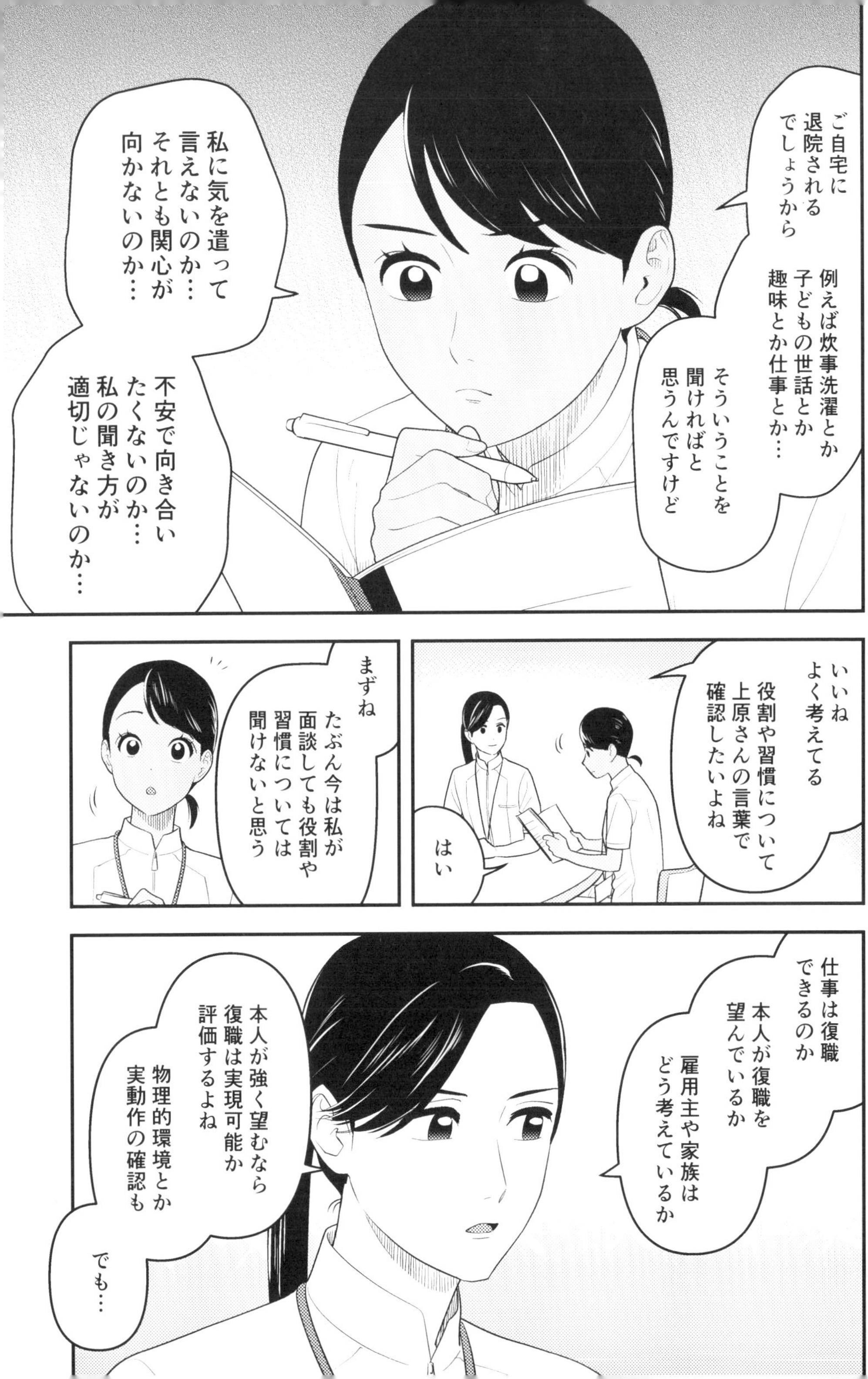
ご自宅に退院されるでしょうから
例えば炊事洗濯とか子どもの世話とか趣味とか仕事とか…
そういうことを聞ければと思うんですけど
私に気を遣って言えないのか…それとも関心が向かないのか…
不安で向き合いたくないのか…私の聞き方が適切じゃないのか…
いいねよく考えてる
役割や習慣について上原さんの言葉で確認したいよね
はい
まずね
たぶん今は私が面談しても役割や習慣については聞けないと思う
仕事は復職できるのか
本人が復職を望んでいるか
雇用主や家族はどう考えているか
本人が強く望むなら復職は実現可能か評価するよね
物理的環境とか実動作の確認も
でも…

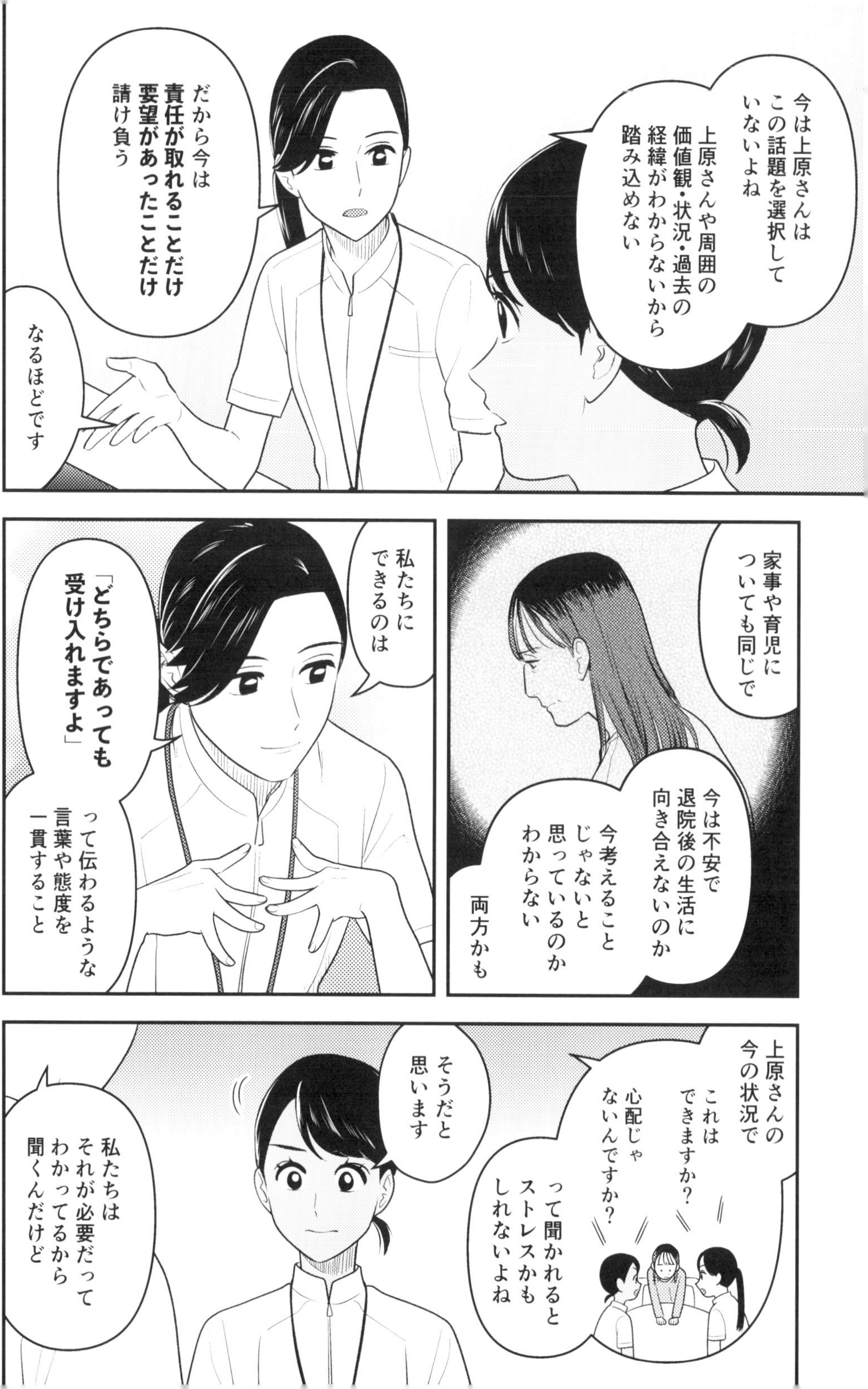
今は上原さんはこの話題を選択していないよね
上原さんや周囲の価値観・状況・過去の経緯がわからないから踏み込めない
だから今は責任が取れることだけ要望があったことだけ請け負う
なるほどです
家事や育児についても同じで
今は不安で退院後の生活に向き合えないのか
今考えることじゃないと思っているのかわからない
両方かも
私たちにできるのは
「どちらであっても受け入れますよ」
って伝わるような言葉や態度を一貫すること
上原さんの今の状況で
これはできますか？
心配じゃないんですか？
って聞かれるとストレスかもしれないよね
そうだと思います
私たちはそれが必要だってわかってるから聞くんだけど

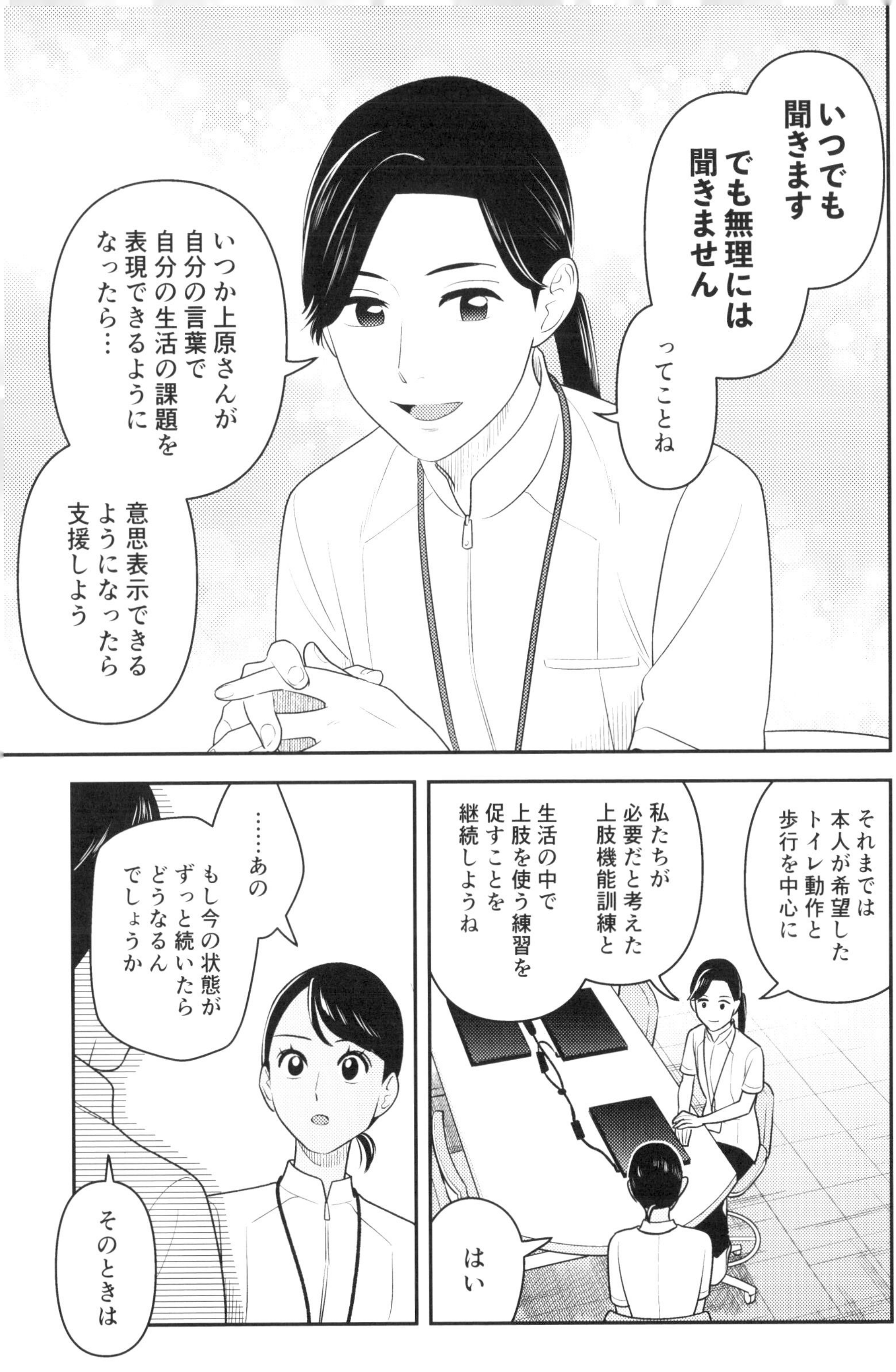
いつでも聞きます
でも無理には聞きません
ってことね
いつか上原さんが自分の言葉で自分の生活の課題を表現できるようになったら…
意思表示できるようになったら支援しよう
それまでは本人が希望したトイレ動作と歩行を中心に
私たちが必要だと考えた上肢機能訓練と
生活の中で上肢を使う練習を促すことを継続しようね
はい
……あの
もし今の状態がずっと続いたらどうなるんでしょうか
そのときは

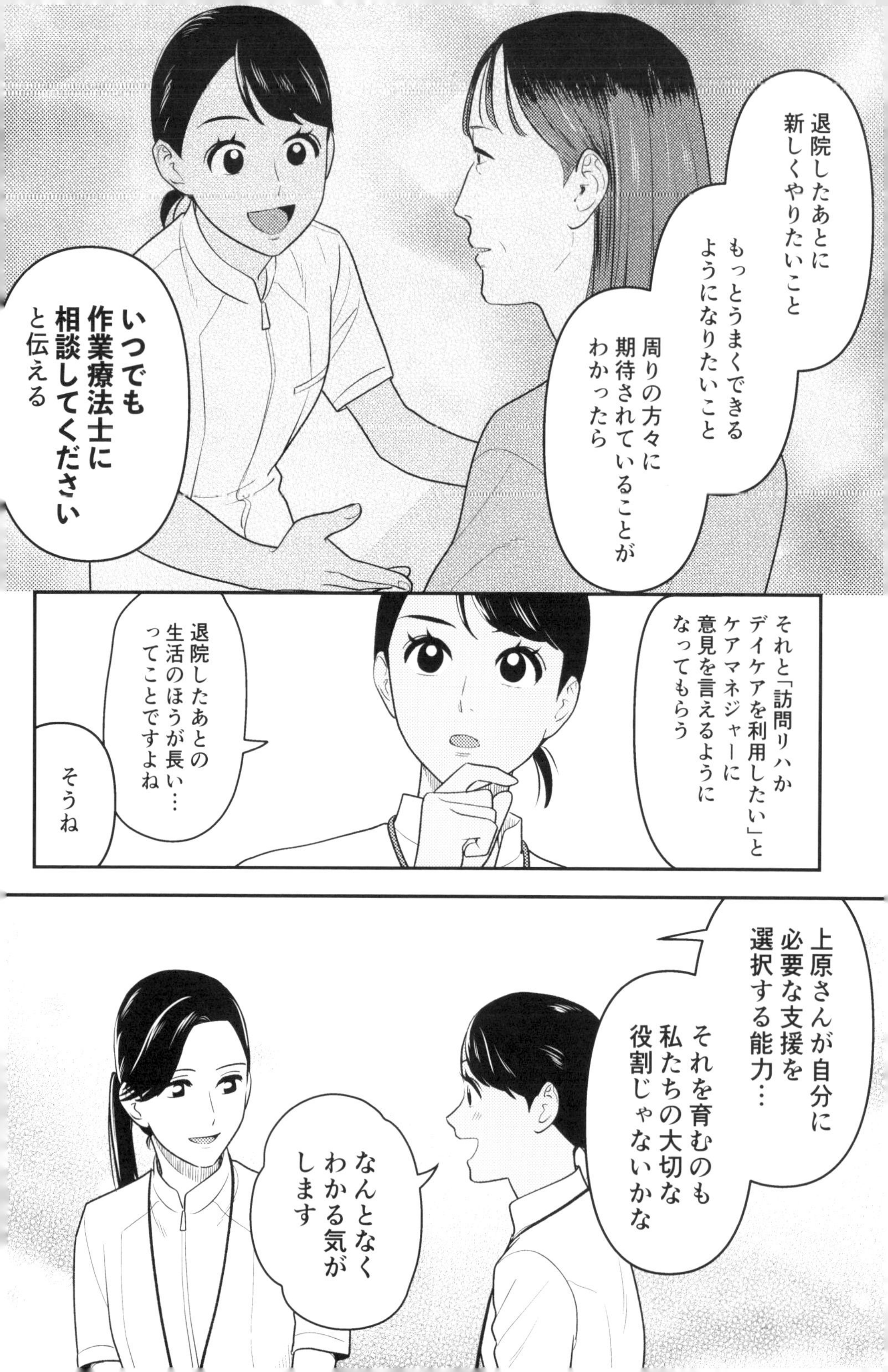

退院したあとに新しくやりたいこと
もっとうまくできるようになりたいこと
周りの方々に期待されていることがわかったら
いつでも作業療法士に相談してください
と伝える
それと「訪問リハかデイケアを利用したい」とケアマネジャーに意見を言えるようになってもらう
退院したあとの生活のほうが長い…ってことですよね
そうね
上原さんが自分に必要な支援を選択する能力…
それを育むのも私たちの大切な役割じゃないかな
なんとなくわかる気がします

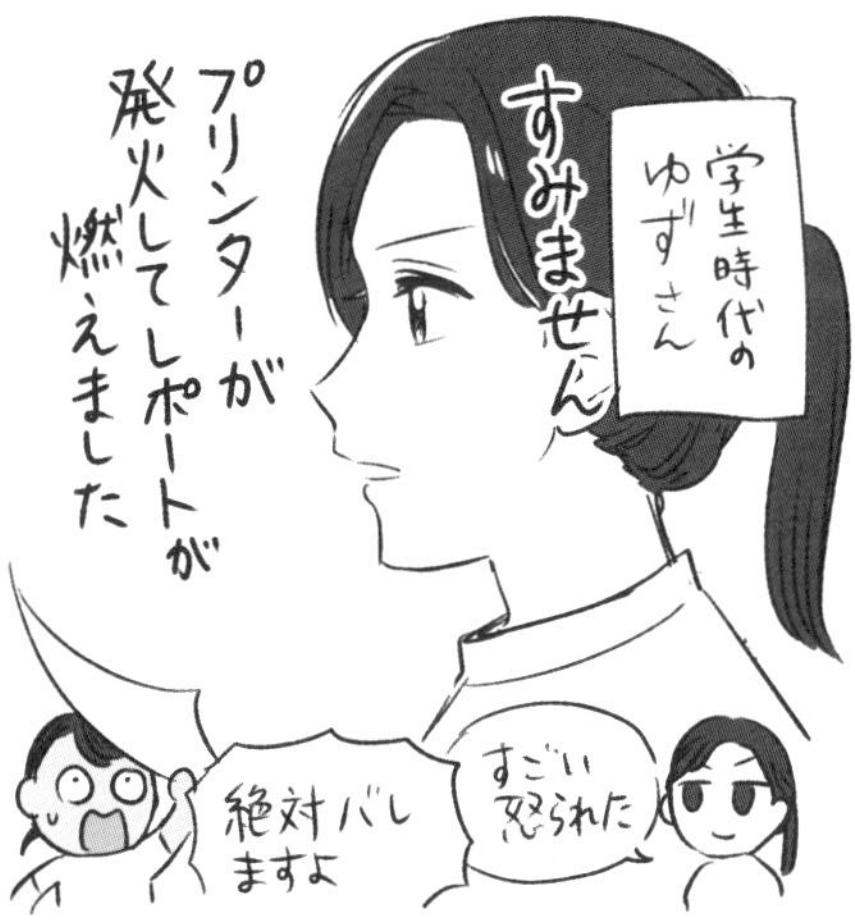
学生時代のゆずさん
すみません
プリンターが発火してレポートが燃えました
すごい怒られた
絶対バレますよ

解説

協働するために真の理解者になる

野原は上原さんとの面接評価で、大切な作業をうまく聞き取ることができずに悩んでいました。これは、多くの作業療法士が抱える悩みだと思います。ここに一つの落とし穴があります。面接評価というと、対象者の大切な作業を「聞き取る」評価というイメージを持つ人が多いかもしれませんが、作業を「聞き取ろう」とすると、面接評価はうまくいきません。仮にうまくできたと思ったとしても、それは表面的に作業に関する情報をやりとりしただけかもしれません。

まず「理解者」であること

面接評価は、対象者と作業療法士の最初の協働作業です。まずは対象者にとって作業療法士が「理解者」という存在になることが不可欠です。作業療法がどのようなサービスなのかよくわからず、かつ目の前にいる作業療法士と名乗る人が、どのような人なのかよくわからない状況で、普段意識的に考えることもない「作業」についていろいろと質問される……このような状況では、対象者は、何を伝えればよいのかわからないのが普通でしょう〔第4話・p57参照〕。

さらに対象者は、平静な精神状態で作業療法士の前にいるわけではありません。脳卒中など、人生最大とも言えるライフイベントを経験し、今後自分の生活がどうなっていくのか見当もつかない、自分の心身に生じた障害がどの程度回復するのかもわからない不安の強い状況で、作業療法士の前にいるわけです。

作業療法士が、初回面接で対象者の大切な作業を「聞き取ろう」という姿勢が、いかに自己中心的で非協働的かがわかると思います。

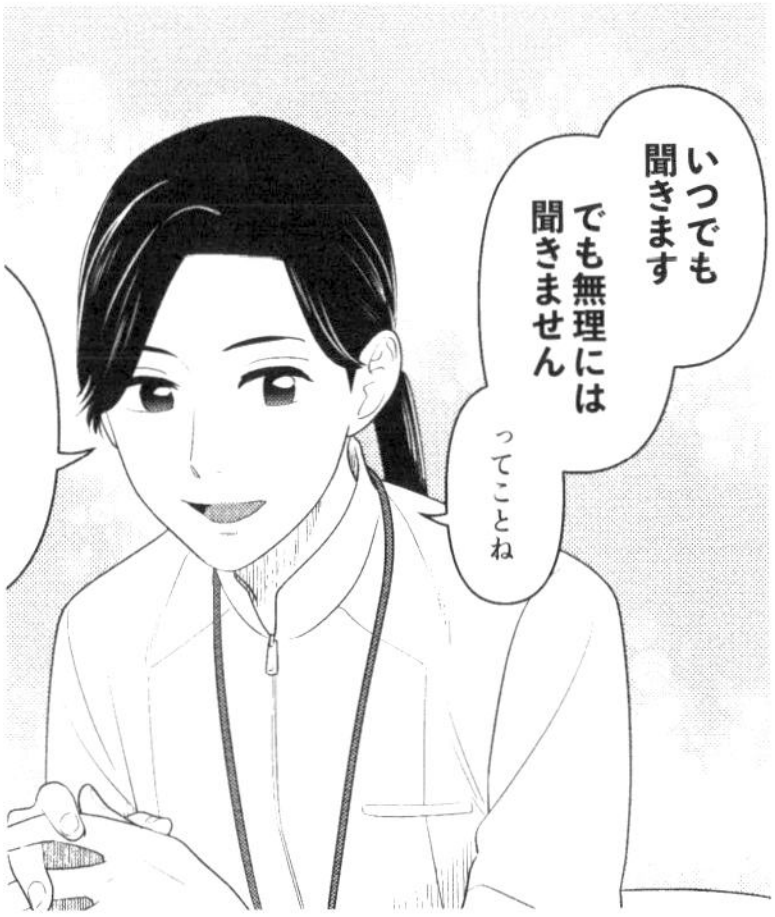
いつでも聞きます
でも無理には聞きません
ってことね

花城のセリフの中に「いつでも聞きます、でも無理には聞きません」がありました。この言葉はとても意味の深いものです。作業療法士は、対象者にとって、生活（作業）について相談することができる、最も近くにいて、最も理解してくれる存在であることを意味しています。また、作業療法士が自分の都合で作業療法を進めるのではなく、対象者のひととなりや精神状態に寄り添いながら、そっと背中を押すような存在であり続ける必要性についても感じとることができる言葉です。

自分の中に理想の姿を設定すると、目の前の対象者が見えなくなる

実際、上原さんは、入院初期と比較すると、「トイレに一人で行くことができるようになりたい」「歩けるようになりたい」と、自身の希望を表出してくれるようになってきました。しかし野原は、「作業療法っぽい目標を引き出せていない気がして」と「作業療法っぽさ」について関心が向き、このような上原さんの変化にあまり関心を向けることができないでいました。しかし、花城の助言を受けて、面接評価がうまくできないと思っていたのは、野原が自分の中に描く「作業療法っぽさ」が基準となっていたせいであり、実際は、目の前にいる上原さんの中に多くの変化が生じていることに気づくことができました。

「手段」にばかり関心が向くときには注意が必要

面接評価に限ったことではありませんが、人は、余裕や自信がないときほど、「なぜやるのか？（目的）」ではなく、「何をやるか？（手段）」に関心が向くようになります［第4話・p54参照］。今回の野原も、なぜ面接評価をするのかではなく、どうすれば「聞き取れるか」ばかりに悩んでいました。余裕や自信がないときほど結果を出すことに焦り、そうした思考に陥ってしまうのかもしれません。臨床実習中の学生は、特に不慣れな環境で不慣れな作業に日々向き合うわけです

から、なおさら手段にばかり関心が向いてしまうことが容易に想像できます。

自分の中に余裕や自信がないときに、自己を客観視することは難しいとは思いますが、悩むときほど「目的」に立ち返ることを忘れないようにすることが大切です。同時に、指導者側も、学生が手段にばかり関心を向けてしまっていることを感じとった際は、学生が目的に立ち返ることができるよう、タイムリーな助言をするようにしましょう。

常に「協働」を意識する

今回のエピソードの中で、「責任がとれることだけ請け負う」というセリフが出てきました。花城のこのセリフを聞いてどのような印象を持ったでしょうか。もしかすると、「逃げ」のような印象を持った人もいるかもしれません。しかし、この花城のセリフには、私たち作業療法士が対象者と向き合う上で重要な要素が含まれています。

作業療法士は、面接評価や日々の相互交流の中で、対象者が作業についての希望を表出してくれると「作業に焦点を当てた協働」がうまくいっているような気持ちになります。作業を通して人の健康や幸福を支援する専門職ですから、対象者が作業について内省や言語化ができるように補助することは大切なことです。しかし、それは、

気持ちが追いついていない対象者から、話術を駆使して無理に作業についての情報を聞き出すことではありません。

無理に情報を聞き出しておきながら、実際にはその希望を叶えることができない、それは非常に乱暴な行為です。

そして、花城のセリフは、「実現できそうにないことには触れない」という意味ではありません。「対象者自身が主体的に考え、解決に向けて行動したいと思えるときに、しっかり横で支えることができる存在でいることが大切」という意味です。そのためにも作業療法士には、対象者の内省を促すような働きかけを行いながらも、対象者の心を追い越し、無理に情報を聞き出そうとするようなことはせず、常に対象者が心の内を開示したいと思えるような存在でいることが求められます。

作業療法の期間に起承転結を求めない

今回のエピソードでは、もう一つ忘れてはいけない重要なポイントがあります。野原は、上原さんがいまのままずっと変わらず、最後まで（退院まで）大切な作業に焦点を当てられなかったらどうしようと不安に思っていました。ここまでの流れを振り返ると、野原の気持ちもよくわかります。ここで大切なことは、「自分がかかわる時間（期間）の中で起承転結を考えない」ということです。

私たちはどうしても、作業療法の開始から終了までの期間でどのような支援を行うことができるかを考えがちですが、「対象者の生活（人生）のスパン」で思考することが重要です。

退院や終了により、私たちの目の前から去ったあとも、当然のことながら対象者の生活はずっと続いていきます。

今回の上原さんのように、遂行能力向上の可能性がありながらも、心理面がなかなか追いつかずに、作業に焦点を当てた実践をスムーズに進めることが難しい対象者も存在します。「退院前にできるだけADL能力の向上を支援する」「希望するその他の作業の再開も支援する」これらはすべて欠かせない要素であり、これらの変化が病棟の成果につながることも事実です。しかし、もっと大切なことは、これからずっと続く生活の中で、対象者が自分自身の変化に合わせて適宜必要な支援を選択できるようになることです。

真のエンパワメントを考える

私たち作業療法士は、「能力の向上」というエンパワメントの形だけでなく、同時に「自分で必要な支援を選択できる」つまり「問題解決能力の向上」というエンパワメントの形も意識しながら、対象者の長い生活を俯瞰し、「今するべき支援」を選択する視点を持つ必要があります。

しかしながら、このような支援は、なかなか施設の評価につながりません。現在の保険制度では、「限られた期間にどれだけ対象者が変化したか」が問われるからです。そして、これは所属先の評価や収益につながる問題であり無視することはできません。

作業療法士として大切にしたい支援ばかりを優先して、こうした評価や収益を無視するようでは専門職として無責任です。一方で、保険制度の中で規定された「効果」をただ追い求めることは組織運営的には「正義」であっても、対象者に最も効果的に作業療法を提供できる形ではありません。

私たちは、組織人として所属先の評価や収益などに対する責任と、作業療法士として大切な支援、その対立ともとれる構造の中で、最良の妥協点を探し続けることが求められます。

○面接評価は「聞き取り」ではなく、作業療法士が対象者の理解者となり、協働的に作業療法を進めるための重要なプロセスであることを意識しよう

○対象者の長い人生のほんの一瞬に寄り添っていることを理解し、対象者をエンパワメントできる支援を考えよう

第9話

Column5

事例報告を書こう！

みなさんは事例報告を書いたことはありますか？　一言で事例報告といっても、学生時代に経験する臨床実習後の報告に始まり、職場内の研修などで行う事例報告、学会で行う事例報告、論文としての事例報告（実践報告）など、その種類はさまざまです。

事例報告は、自らの臨床を適切な表現でアウトプットするよい機会になります。また、事例報告を作成するプロセスは、自らの臨床を省みる機会になるため、定期的に事例報告を作成することは、自らの臨床力を高めることにもつながります。

しかしながら、事例報告はただまとめればよいわけではありません。ともすれば、不確実な要素を過度に正当化したり、飛躍した考察をしてしまったりする可能性をはらんでいます。反対に、ただの反省会の材料（新人の院内研修会などに多い）になってしまう場合もあります。

そのようなことにならないために、事例報告に記載すべき情報のチェックリスト（CARE Checklist of information to include when writing a case report）*を活用することをオススメします。チェックリストを活用することで、必要な情報が漏れないよう、網羅的な報告が可能になるとともに、自分の臨床で不足している要素について確認する機会にもなります。

学生時代や臨床経験の浅いころは、事例報告を書いたり、それを誰かの前で報告したりすることは「大変なこと」だと思います。筆者も先輩たちが見守る中、緊張で止まらない汗を拭いながら報告した経験が何度もあります。「できれば避けて通りたい」そんな思いの人もいるでしょう。しかしながら、事例をまとめる作業は学術活動の基本です。強いエビデンスをつくり出す大規模な研究も、最初は事例報告によって生成された仮説がベースになっています。事例報告には多くの意義があるのです。

すぐに学会発表や論文化はできなくても、日常的に事例をまとめる作業や、他者の報告を読むことから習慣化するとよいでしょう。

＊CARE Checklist of information to include when writing a case report：https://cdn.amegroups.cn/static/public/CARE-checklist-English.pdf

第10話

課題を解決できるようにする支援

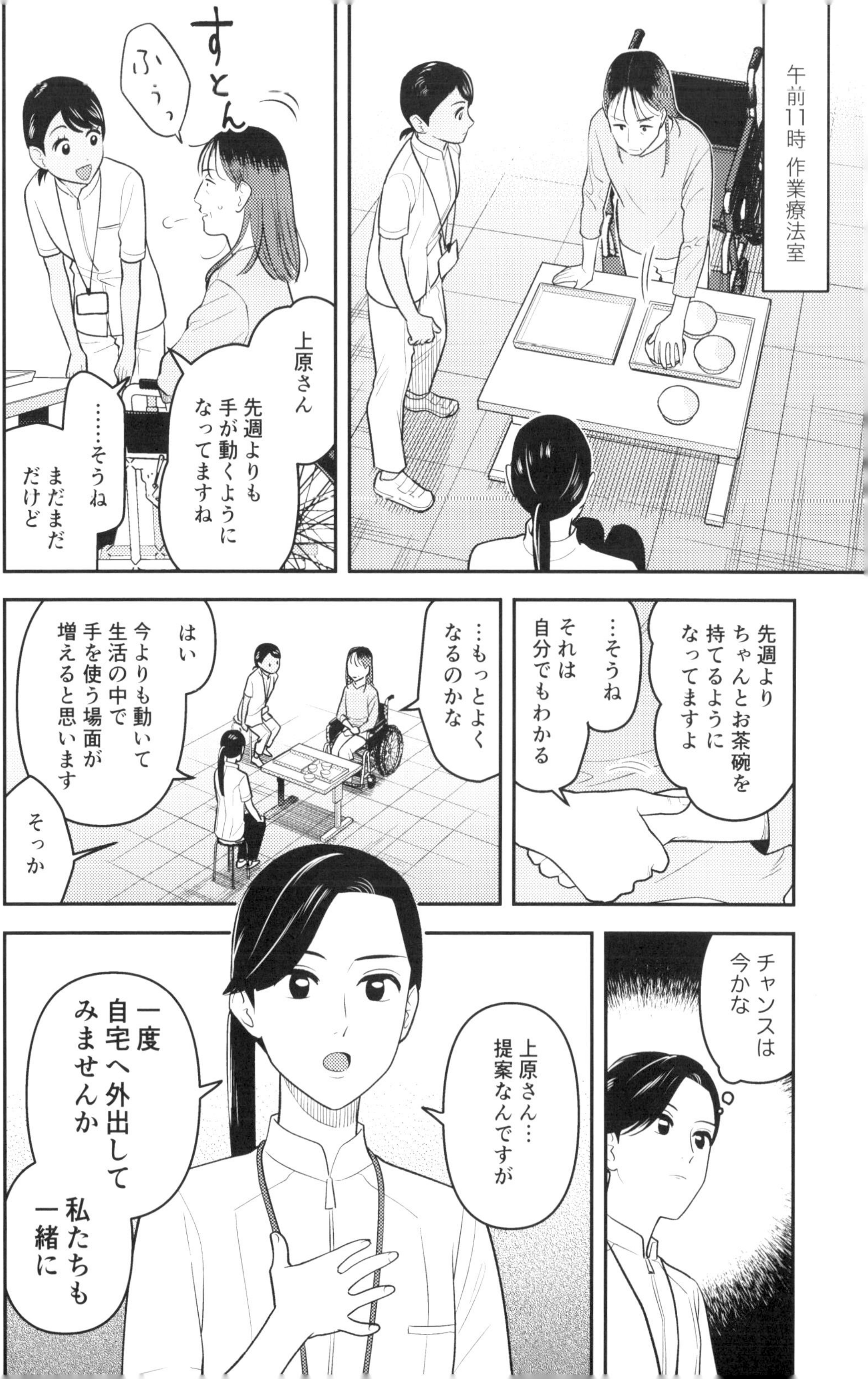
午前11時 作業療法室
すとん
ふぅっ
上原さん 先週よりも 手が動くように なってますね
……そうね まだまだ だけど
先週より ちゃんとお茶碗を 持てるように なってますよ
…そうね それは 自分でも わかる
…もっとよく なるのかな
はい 今よりも動いて 生活の中で 手を使う場面が 増えると思います
そっか
チャンスは 今かな
上原さん… 提案なんですが
一度 自宅へ外出して みませんか
私たちも 一緒に

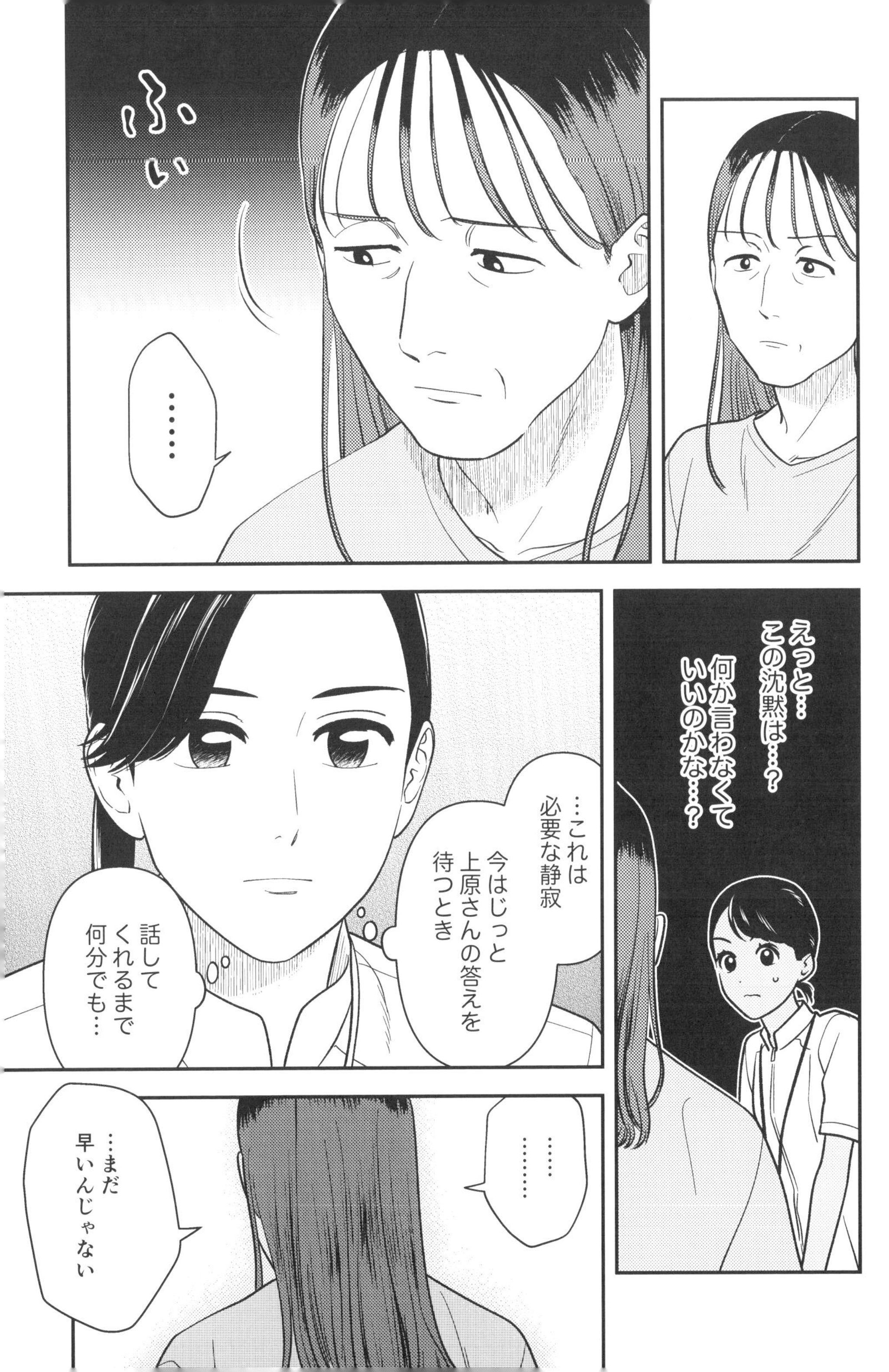
ふい
……
えっと…この沈黙は…？
何か言わなくていいのかな…？
…これは必要な静寂
今はじっと上原さんの答えを待つとき
話してくれるまで何分でも…
……………
…まだ早いんじゃない

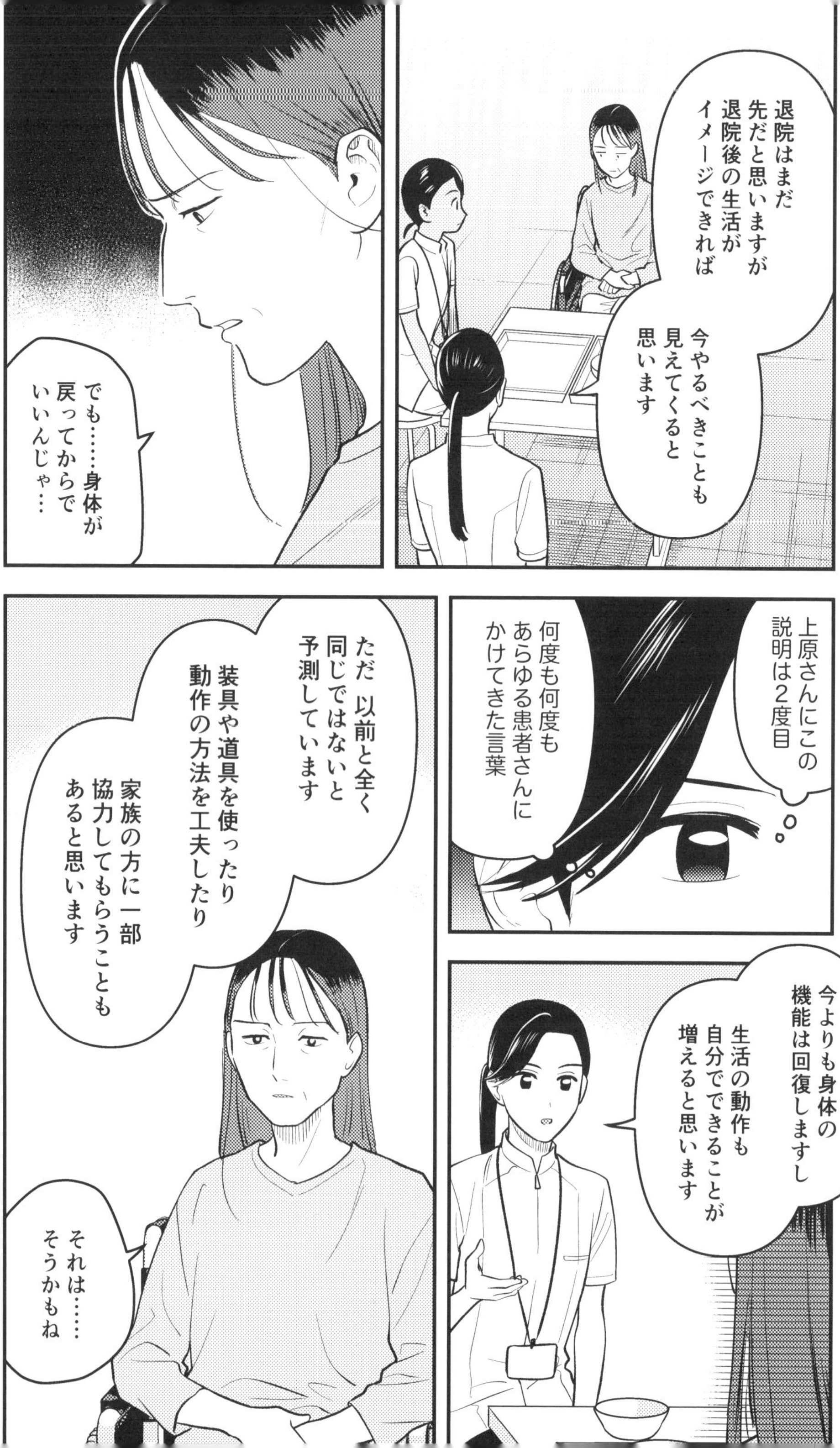
退院はまだ先だと思いますが退院後の生活がイメージできれば
今やるべきことも見えてくると思います
でも……身体が戻ってからでいいんじゃ…
上原さんにこの説明は2度目
何度も何度もあらゆる患者さんにかけてきた言葉
今よりも身体の機能は回復しますし
生活の動作も自分でできることが増えると思います
ただ 以前と全く同じではないと予測しています
装具や道具を使ったり動作の方法を工夫したり
家族の方に一部協力してもらうこともあると思います
それは……そうかもね

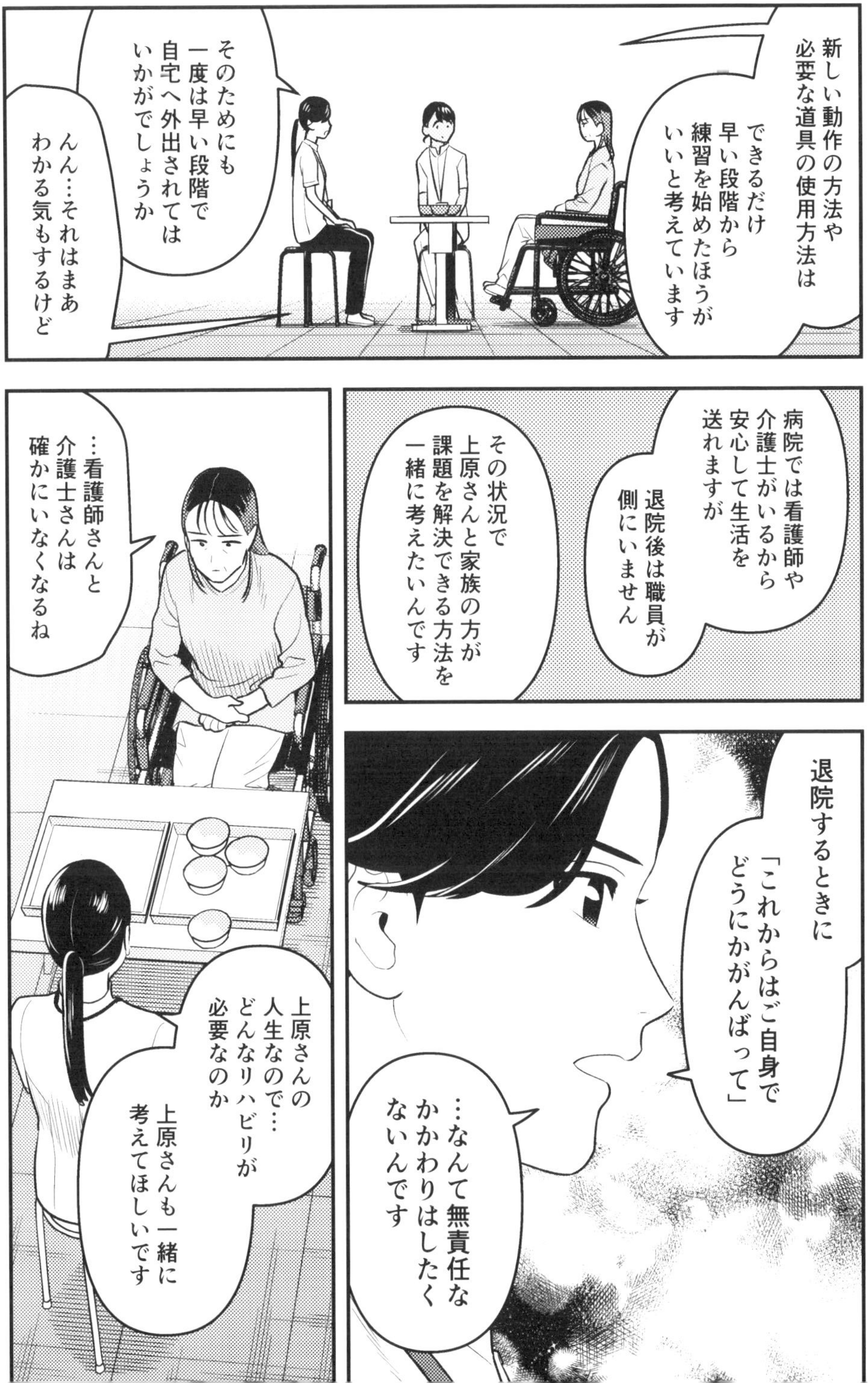
新しい動作の方法や必要な道具の使用方法は
できるだけ早い段階から練習を始めたほうがいいと考えています
そのためにも一度は早い段階で自宅へ外出されてはいかがでしょうか
んん…それはまあわかる気もするけど
病院では看護師や介護士がいるから安心して生活を送れますが
退院後は職員が側にいません
その状況で上原さんと家族の方が課題を解決できる方法を一緒に考えたいんです
…看護師さんと介護士さんは確かにいなくなるね
退院するときに「これからはご自身でどうにかがんばって」
…なんて無責任なかかわりはしたくないんです
上原さんの人生なので…どんなリハビリが必要なのか
上原さんも一緒に考えてほしいです

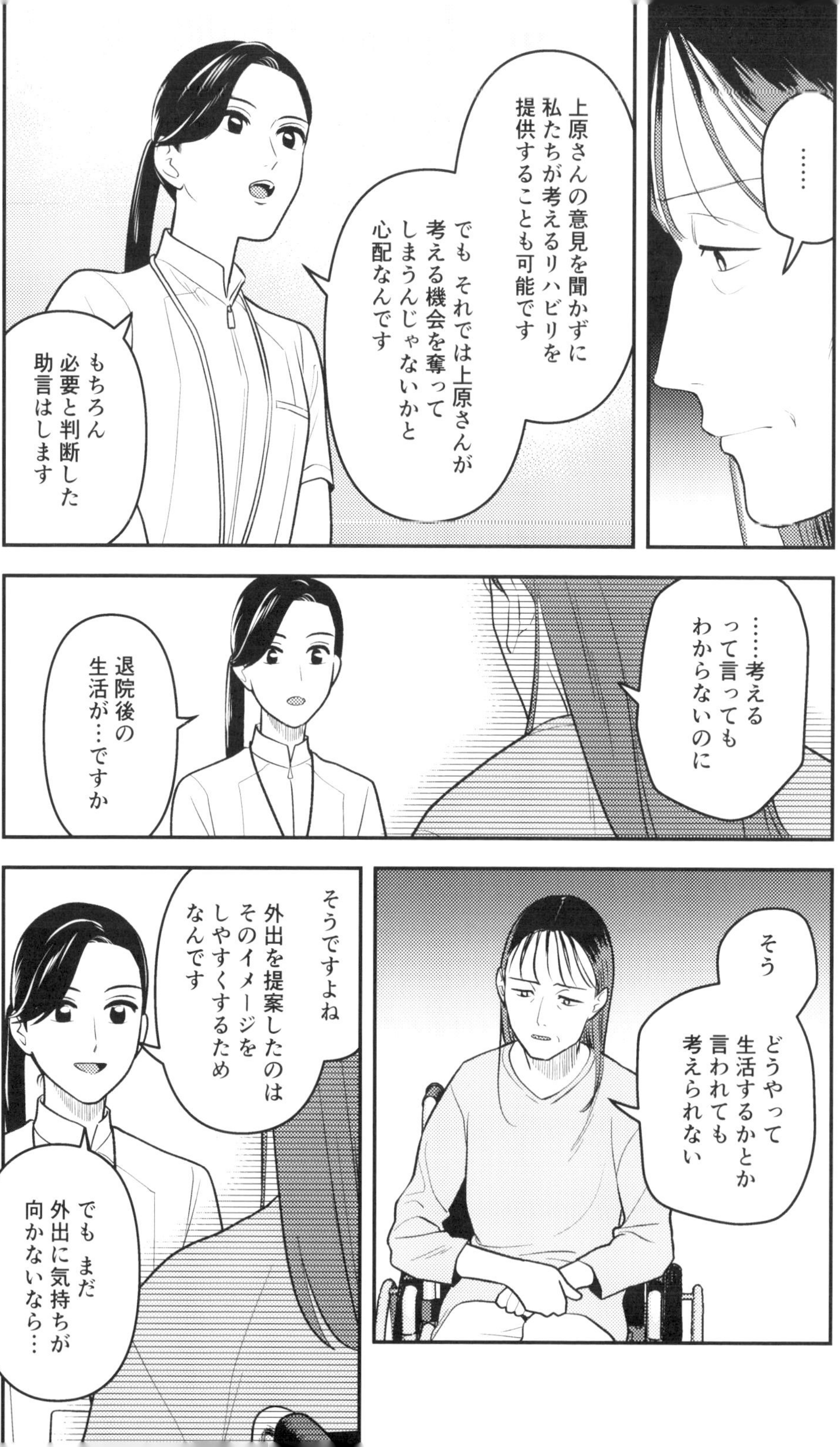
……
上原さんの意見を聞かずに私たちが考えるリハビリを提供することも可能です
でも それでは上原さんが考える機会を奪ってしまうんじゃないかと心配なんです
もちろん必要と判断した助言はします
……考えるって言ってもわからないのに
退院後の生活が…ですか
そう
どうやって生活するかとか言われても考えられない
そうですよね
外出を提案したのはそのイメージをしやすくするためなんです
でも まだ外出に気持ちが向かないなら…

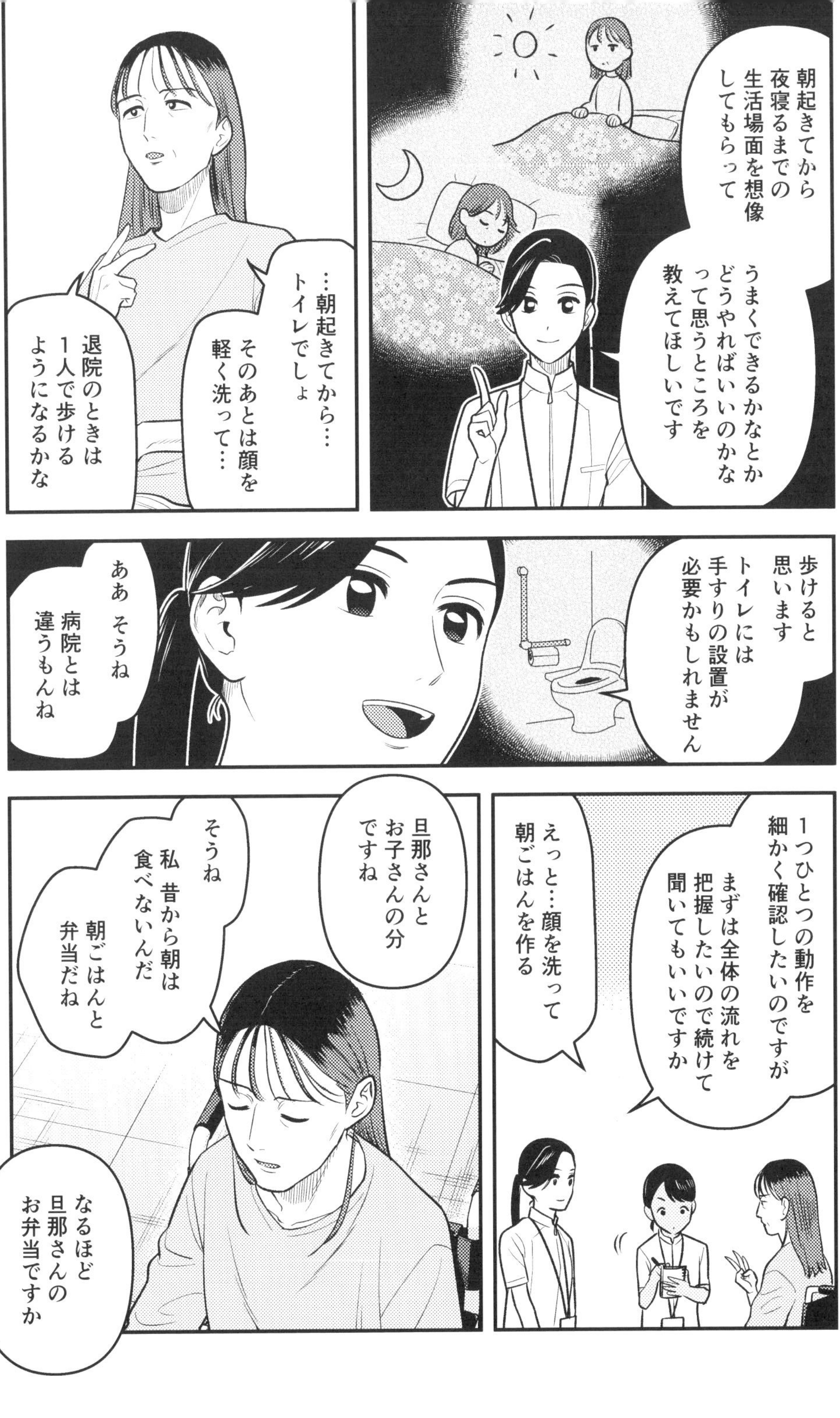
朝起きてから夜寝るまでの生活場面を想像してもらって
うまくできるかなとかどうやればいいのかなって思うところを教えてほしいです
…朝起きてから…トイレでしょ
そのあとは顔を軽く洗って…
退院のときは1人で歩けるようになるかな
歩けると思います
トイレには手すりの設置が必要かもしれません
ああ そうね
病院とは違うもんね
1つひとつの動作を細かく確認したいのですが
まずは全体の流れを把握したいので続けて聞いてもいいですか
えっと…顔を洗って朝ごはんを作る
旦那さんとお子さんの分ですね
そうね
私 昔から朝は食べないんだ
朝ごはんと弁当だね
なるほど旦那さんのお弁当ですか

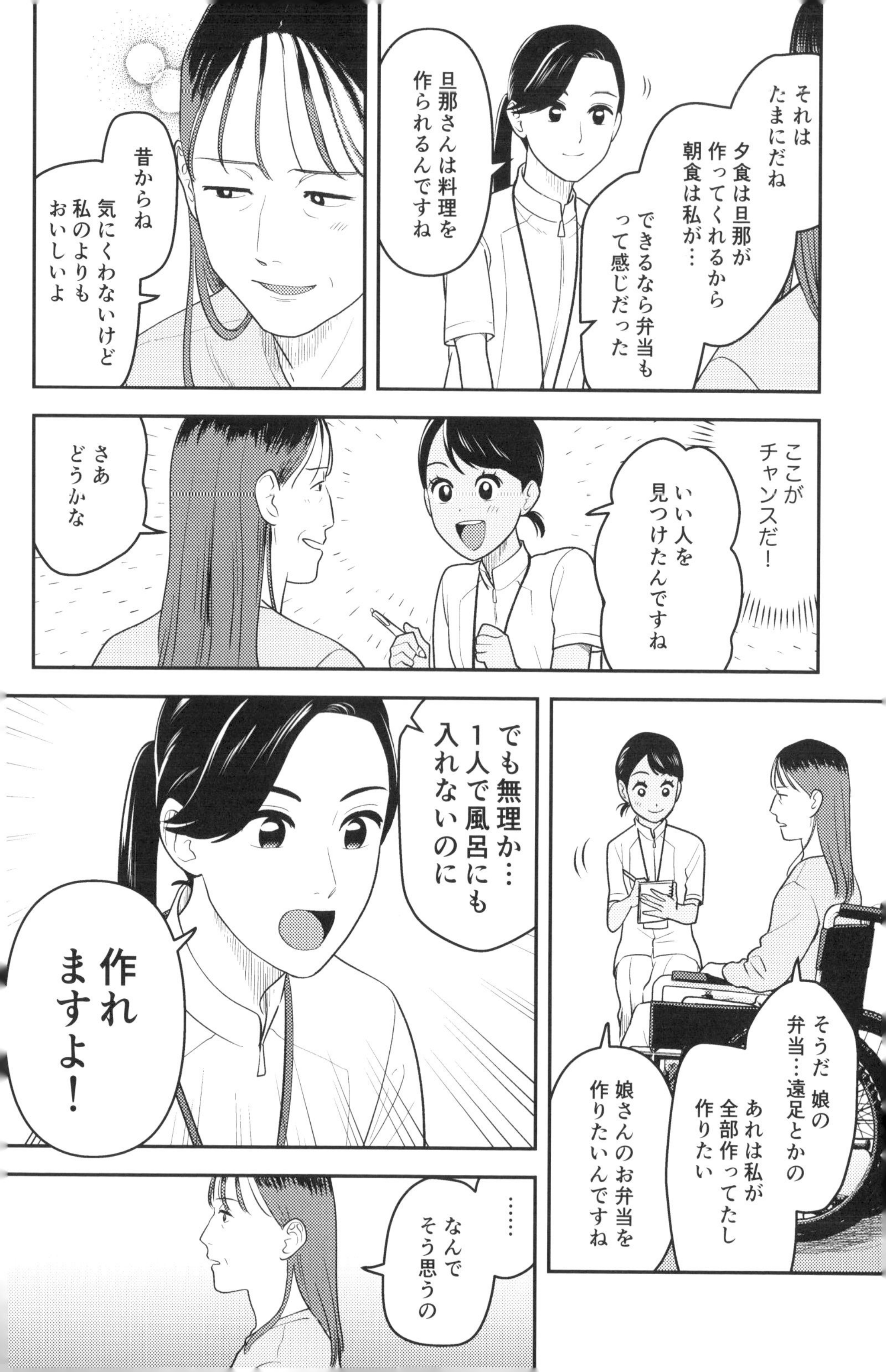

それは
たまにだね
夕食は旦那が
作ってくれるから
朝食は私が…
できるなら弁当も
って感じだった
旦那さんは料理を
作られるんですね
昔からね
気にくわないけど
私のよりも
おいしいよ
ここが
チャンスだ!
いい人を
見つけたんですね
さあ
どうかな
そうだ 娘の
弁当…遠足とかの
あれは私が
全部作ってたし
作りたい
娘さんのお弁当を
作りたいんですね
でも無理か…
1人で風呂にも
入れないのに
作れますよ!
……
なんで
そう思うの

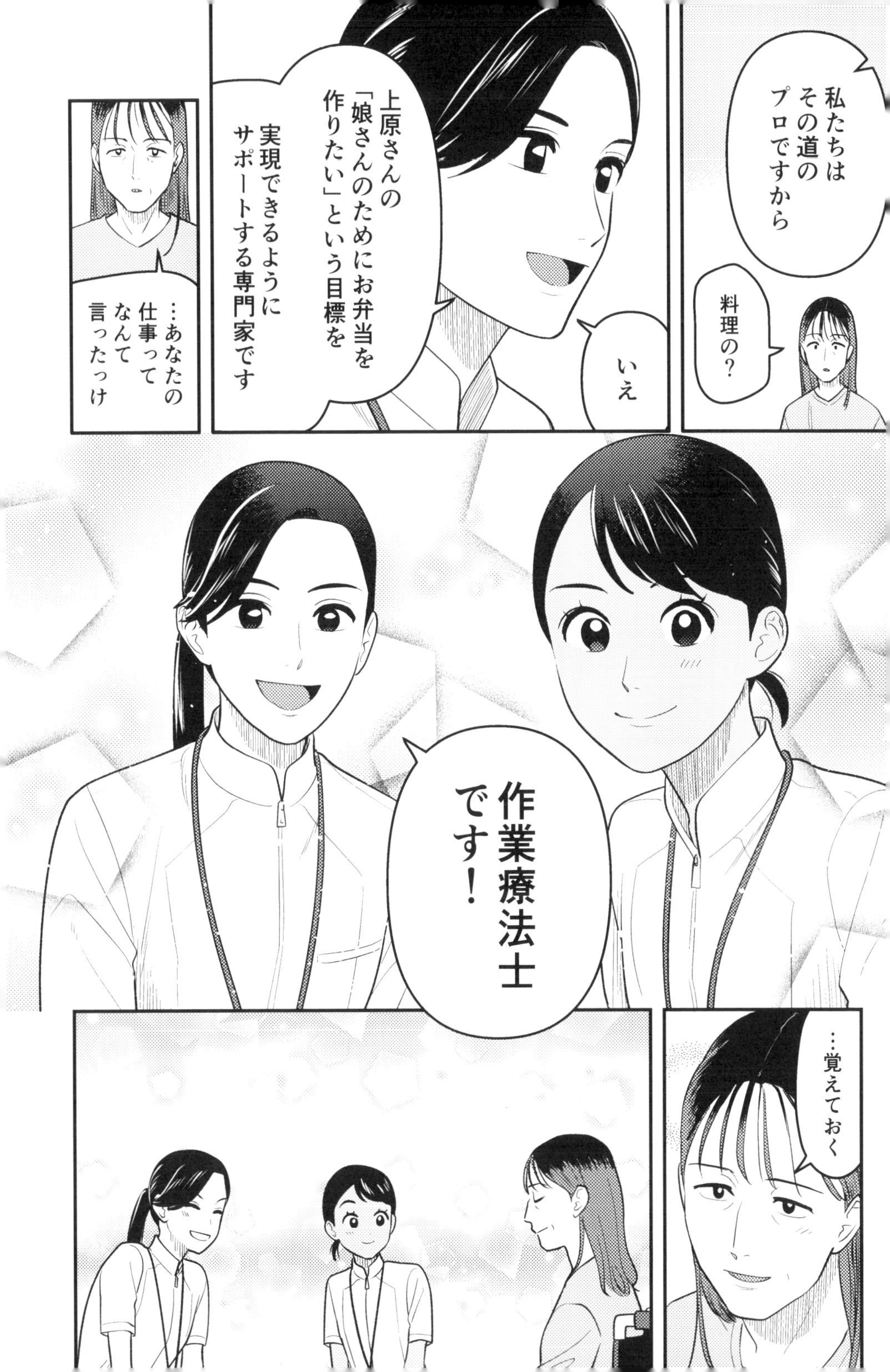
私たちは
その道の
プロですから
料理の？
いえ
上原さんの
「娘さんのためにお弁当を
作りたい」という目標を
実現できるように
サポートする専門家です
…あなたの
仕事って
なんて
言ったっけ
作業療法士
です！
…覚えておく

解説

「対象者に寄り添う」とは

上原さんとも少しずつコミュニケーションが取れるようになってきたようです。心の変化を汲み取った花城は外出を勧めましたが、上原さんからの返答は「身体が戻ってから（治ってから）でいいんじゃない？」でした。

このような発言は、臨床場面でしばしば聞かれます。対象者の一番の希望は、言うまでもなく完治することです。実際の生活場面で評価を行うのは「治ってから」と考えるのは、対象者の目線で考えれば自然なことです。

実際には、多くの対象者は、多かれ少なかれ、後遺障害を抱えながら生活を営むことになります。できるだけ早い段階で実際の生活場面での評価を行い、解決すべき課題を抽出・共有することは、作業療法を進める上で重要です。しかし、対象者が前述のような思考を前提として発言をしている以上、十分な説明を行い理解してもらうプロセスを経なければ、対象者自身が目標指向的に外出を行うことは難しくなります。これは外出に限ったことではありません。

作業療法士は「説明をしていないこと」が多い

作業療法士は、案外説明するべき事柄を説明せずに作業療法を行っていることが少なくないように感じます。

その理由はさまざまだと思いますが、理由の一つに、対象者との認識におけるギャップの存在があると思っています。

認識のギャップがあるのなら、なおさらしっかりと説明したほうがよいのではないかと感じる人もいると思いますが、そのギャップの程度が大きい場合、積極的に説明しようという気持ちは萎えてしまうのではないでしょうか。

対象者は「作業も作業療法も知らない」という現実

具体的にどのようなギャップが存在するのかを考えてみると、まず、対象者は「作業」についての学問的な知識を持っていません。当然、作業療法についても同様です。また、作業療法の進め方についても、ほとんどの対象者は、還元主義的な思考を前提としていることが多く、まず機能の回復を目指し、その後活動レベルの問題を解決し、すべてが完治したら自宅へ戻る、といったプロセスを思い描いていることが少なくありません。

「作業に焦点を当てた実践を通して健康的な生活の再獲得を支援したい」と考えている作業療法士とは、大きなギャップがあります。こうしたギャップの存在は、臨床場面での日々のコミュニケーションに歪みを生じさせ、そのたびに作業療法士は、対象者との関係性が悪くならないような対応を迫られます。そこでどのような対応をするのかは、対象者と作業療法士が協働的に作業に焦点を当てた実践を行う上で、とても重要なポイントです。

「これから一緒に考えていきたい」旨を伝える

対象者に否定されることを恐れるあまり、対象者の考えにただ迎合して、ズルズルと無目的な訓練を提供してしまう場合もあると思います。反対に、毅然と説明を行うことで、自分が伝えたい内容を伝えることはできたものの、対象者の理解を得られず、関係性がギクシャクしてしまうこともあるでしょう。これらは、いずれも望ましい対応とは言えません。

花城は対象者に対して説明することを重視しています。しかし、決して無理に対象者の思考を誘導するような態度はとらず、あくまで対象者の心理面の変化を十分に考慮して「ここだ」と判断したときに、しっかりと、その場逃れの対応をせずに説明をします。

今回の場面では、若干上原さんの気持ちが追いついていないような印象も受けますが、花城は、うまく想起の補助（後述）ができれば、一緒に今後の生活について話し合うことが可能と判断しました。そこで、一方的に作業療法の説明を行うのではなく、「今後のことを一緒に考えたい」旨を伝えました。

今後の生活についての具体的な課題の話になると、上原さんからは「……考えるって言ってもわからないのに」と返答がありました。これはまさにその通りだと思います。この発言をネガティブに感じる人もいるかもしれません。しかし、対象者の中には、取り繕うように「もう歳だから何もしなくていい」「特に何もしていませんでした」など、遮断的な返答をする人が多く、そうした状況がある中で、

「わからない」と素直に返答してくれたのは、上原さんのポジティブな変化です。

対象者が想起しやすい工夫を行う

上原さんの発言を受けて、花城は、即興的に質問をアレンジし、一日の流れを時系列に沿って確認していくことにしました。大切な作業について質問をされても、なかなか想起することができない対象者は多く、そこで面接がうまくいかなくなってしまうこともあります。こうしたとき

には、花城の提案のように、時系列に沿って一日の流れを確認していくと、対象者は想起が比較的容易になります。

時系列に沿って作業を確認していく構造を有する評価には、人間作業モデルの評価である作業質問紙（occupational questionnaire：OQ）があります。これは、一日の中で実施している活動が30分刻みで記載され、意志のサブシステムとの関係を対象者にチェックしてもらうものです。評価ツールを使用せずに面接を進めてももちろん構いませんが、このようなツールを使用することで、対象者は、いま行っていることの目的や結果が理解しやすくなり、また、構成的な記録を残すことも可能になります。一方で、構成的なツールが目の前に置かれることで、拒否反応を示す対象者もいますので、対象者の状況を考慮しながら判断するとよいでしょう。

時系列で確認をしていくと、上原さんは少しずつ自身が遂行していた作業について語ってくれるようになりました。ここで花城は、今後必要となるであろう環境調整の説明や、具体的な作業形態の確認をしていきます。

作業について想起することが難しいのと同様に、作業形態を的確に言語化し、説明することは容易ではありません。

それは、作業が対象者にとってはきわめて習慣化されたものであり、「わざわざ意識しながら遂行していない」ものだからです。

花城は、上原さんが主体的に作業について想起しようとするプロセス（つまり作業形態についても想起しやすい状況）の中で、詳細を確認していました。

対象者のわずかな変化を見逃さない

この一連の流れの中にも、いくつかの転機がありました。上原さんが、旦那さんの料理について、「気にくわないけど、私のよりもおいしいよ」と発言したときでした。そこですかさず野原は、「いい人を見つけたんですね」と発言します。これまでは、上原さんが自分から生活のことを話すことは全くありませんでした。一見コミュニケーションが取れているように見えて、実際は、花城や野原の質問に対して「必要最低限の返答」をしていただけでした。しかし、初めて「返答しなければならないこと以外の発言」をしたのです。これは大きな変化でした。

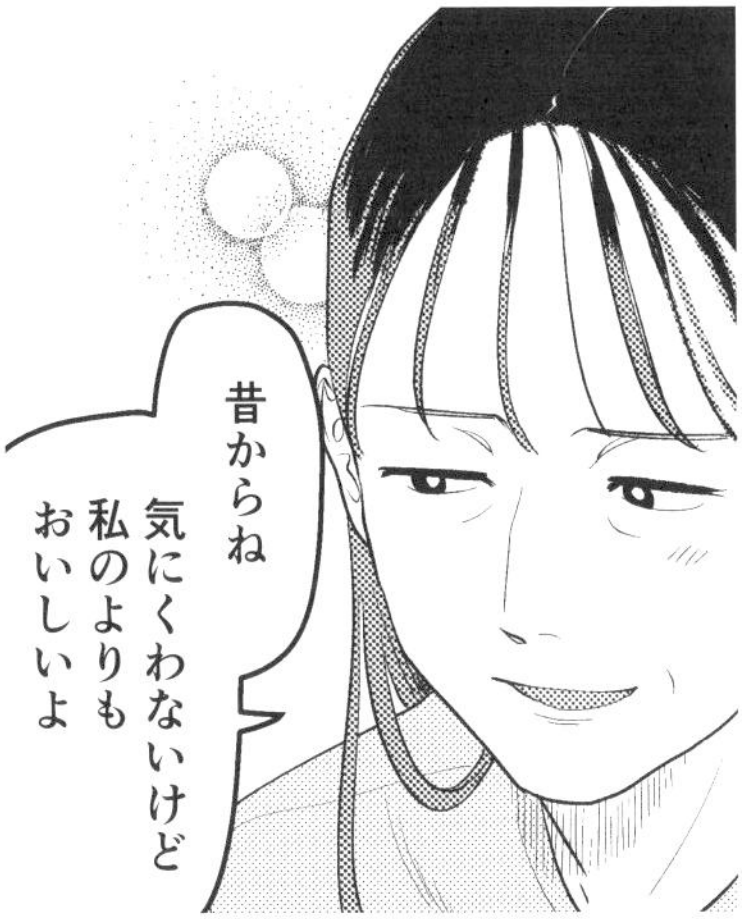
昔からね
気にくわないけど
私のよりも
おいしいよ

そこから上原さんとの面接は、より詳細な内容が共有できるようになりました。娘さんのお弁当はなんとか自分で作りたいという、母としての役割の再開についての希望も表出されました。それに対して、花城は「作れますよ！」と伝えます。上原

第10話

さんは「なんでそう思うの」と現状からは現実感を持てないようでしたが、そこで花城は、「私たちはその道のプロ」と称し、作業療法の専門性を説明しました。

望ましいタイミングで面接評価を行う

今回のエピソードで、ようやく上原さんは作業に焦点を当てた実践のスタートラインに立つことができたように感じます。これまでもADL練習などは行っていましたが、主体的に自分に必要な作業にかかわるという観点で言えば、ここからが本当のスタートです。

面接評価は、最初にしっかりと実施することが理想です。前述したように、対象者は作業についての理解に乏しく、作業療法についても知りません。また、今後のリハビリテーションがどのように進むのかについても、還元主義的な思考を前提としている場合が多く、目標指向的な協働を行うためには、面接や説明が必要です。

しかしながら、上原さんがそうであったように、作業的存在として自己を見つめ、主体的に目標達成に向けて作業療法に参加するまでに時間を要する人もいます。作業療法士は、対象者の状況に合わせて、面接や説明のタイミングを慎重に判断する必要があります。

準備をしながら待つ

ここで大切なことは、「ただ待てばよい」というわけではないことです。振り返ってみると、ここまで花城は、上原さんが主体的に自己を内省できるまでただ待っていたわけではありませんでした。

入院当初から、花城は作業療法の目的や役割をしっかりと説明していました。

一方で、決して誘導的な態度は取らずしっかりと説明し、想起のきっかけを提供し続けながら、じっくりと待っていました。

第2話の解説［p29］でも説明したネガティブ・ケイパビリティの概念を思い出してください。説明すべきことを伝えながらも、答えの出ない宙吊り状態に耐える、まさに花城の対象者に対する態度はネガティブ・ケイパビリティを体現していると言えます。

自分がつくり上げた「型」に当てはめようとしない

作業療法は非常に個別性の高い支援です。また、前述したように、対象者は作業や作業療法に関する知識を持っていないことも多く、目標指向的かつ協働的なコミュニケーションが難しい仕事とも言えます。このような不確実性の高い作業に従事していると、どうしても自分の中に「型」を持ちたくなります。

毎回ゼロベースで何かをつくり上げるのは大変だからです。

この「型」とは、作業療法の進め方（プロセス）や、説明の仕方、使用するツールなどを指します。「型」は「習慣」とも言い換えることができます。型を持つこと自体は悪いことではありませんが、注意点があります。それは、自分の中に持つ型に無理やり対象者を当てはめようとしないことです。人は物事が円滑に進まないと、どうしても誘導的になりがちです。対象者が作業について語ってくれるように質問を誘導した経験はないでしょうか。そうした態度をとっていると、目の前の対象者ではなく、自分の思い描く理想と現実とのギャップにばかり関心が向くようになります。自分の中で勝手につくり上げた「正解」との差に関心が向くと、非建設的な焦りが生まれ、結果的に、協働的な作業療法からどんどん遠ざかっていきます。

○まず、対象者は「作業」や「作業療法」を知らないという前提に立とう

○対象者の心の動きに注意し、工夫しながら作業療法の専門性を説明しよう

○自分の中にある「型」に無理やり対象者を当てはめようとせず、対象者が想起しやすい工夫をしながら面接評価の機会をつくろう

Column6

意味のある作業の実現を支援する多職種連携の工夫

作業療法士は、学生時代から多職種連携の重要性について何度も学びます。対象者の目標達成を効果的に支援するためには、さまざまな専門性を持った職種がそれぞれの強みを発揮することが不可欠だからです。

そこで大切になるのが「チームで目標を共有すること」です。このような話を聞くと、「毎回、カンファレンスで方針や目標を確認している」と思う人もいるでしょう。しかしながら、目標はただ共有すればよいのではありません。目標の中身が大切です。

例えば、「歩行ADL自立レベルで自宅退院」などの主目標をみたことはないでしょうか。よくみてみると、これは退院先と移動形態およびADLの到達度を示しているにすぎません。このような抽象度が高く多くの対象者に転用可能な目標は、大まかな方向性を示すことはできたとしても、「この目標の達成に向けて、それぞれの職種が何をすればよいか」に対する答えを提供してはくれません。ではどうすればよいのでしょうか。

一つの解決策は、「具体的な短期目標を共有すること」です。作業療法士は、対象者の大切な作業に焦点を当てます。それはICFの活動・参加に焦点を当てることでもあります。面接評価などを通して対象者と一緒に具体的な活動・参加レベルの目標を設定したら、その目標をしっかりとチームで共有することが大切です。

対象者と一緒に設定した目標をチームで共有する際のポイントは、作業遂行文脈を含めて共有することです。例えば、「食事自立」という目標の場合、どのような多職種連携をイメージするでしょうか。姿勢や嚥下に対する介入や、箸の使用練習などを多職種で役割分担しながら進める様子をイメージするかもしれません。では、「家族と一緒に居間で食事をすることができる」のように作業遂行文脈を追加すると、そのイメージはどう変わるでしょうか。居室から居間までの導線、床への座り、胡坐《あぐら》での数十分間の食事動作、食事しながらの家族とのコミュニケーション、数十分胡坐で食事をした後の床からの立ち上がり動作……目標達成に必要となる要素が具体的にイメージしやすくなったと思います。このように、抽象度を下げ、作業遂行文脈を含めた目標をチームで共有できると、対象者にかかわるそれぞれの職種がどのような介入を行うべきかの検討が容易になります。

第11話

退院後の長い生活を見据える

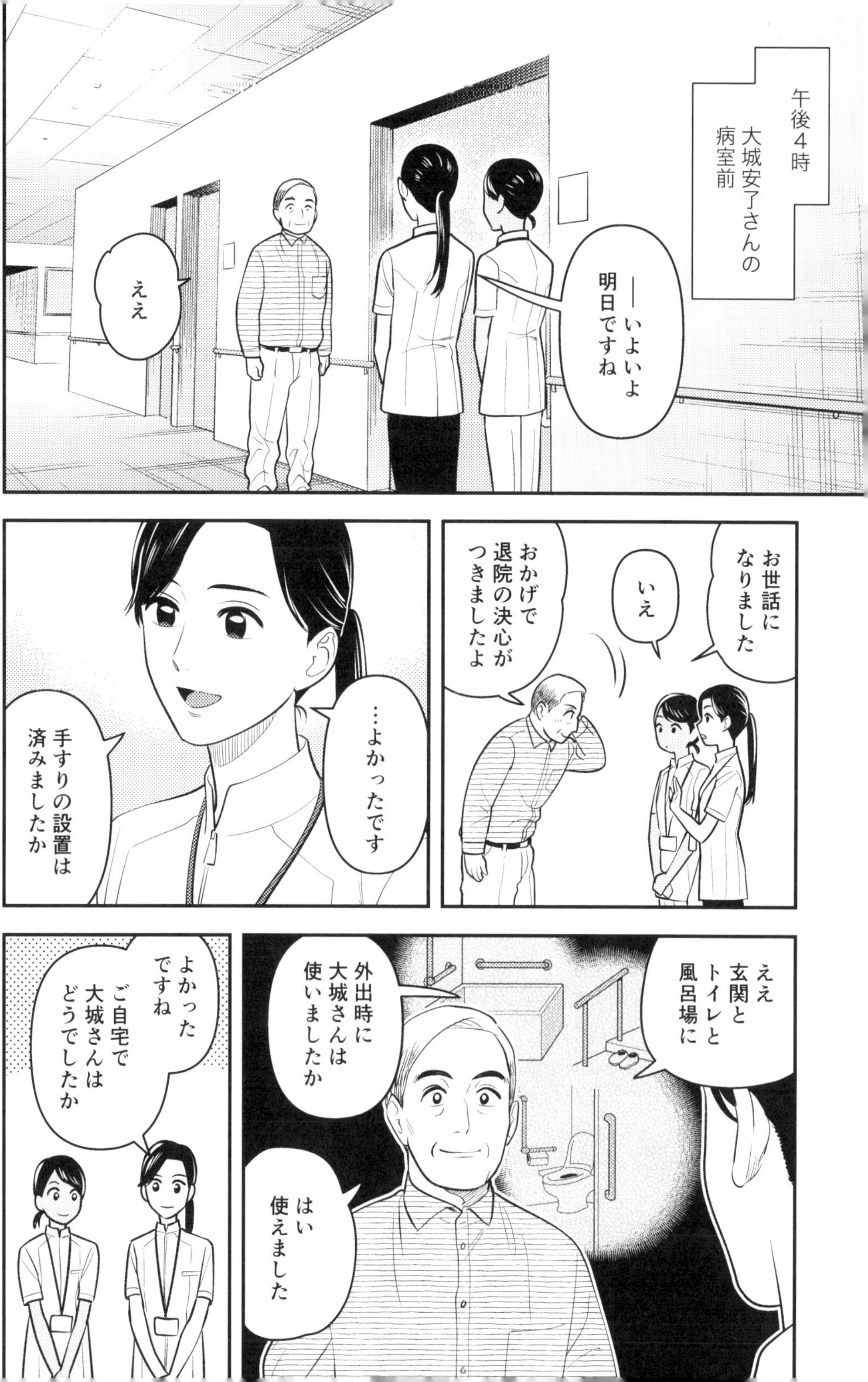
午後4時
大城安子さんの病室前
――いよいよ明日ですね
ええ
お世話になりました
いえ
おかげで退院の決心がつきましたよ
…よかったです
手すりの設置は済みましたか
ええ玄関とトイレと風呂場に
外出時に大城さんは使いましたか
はい使えました
よかったですね
ご自宅で大城さんはどうでしたか

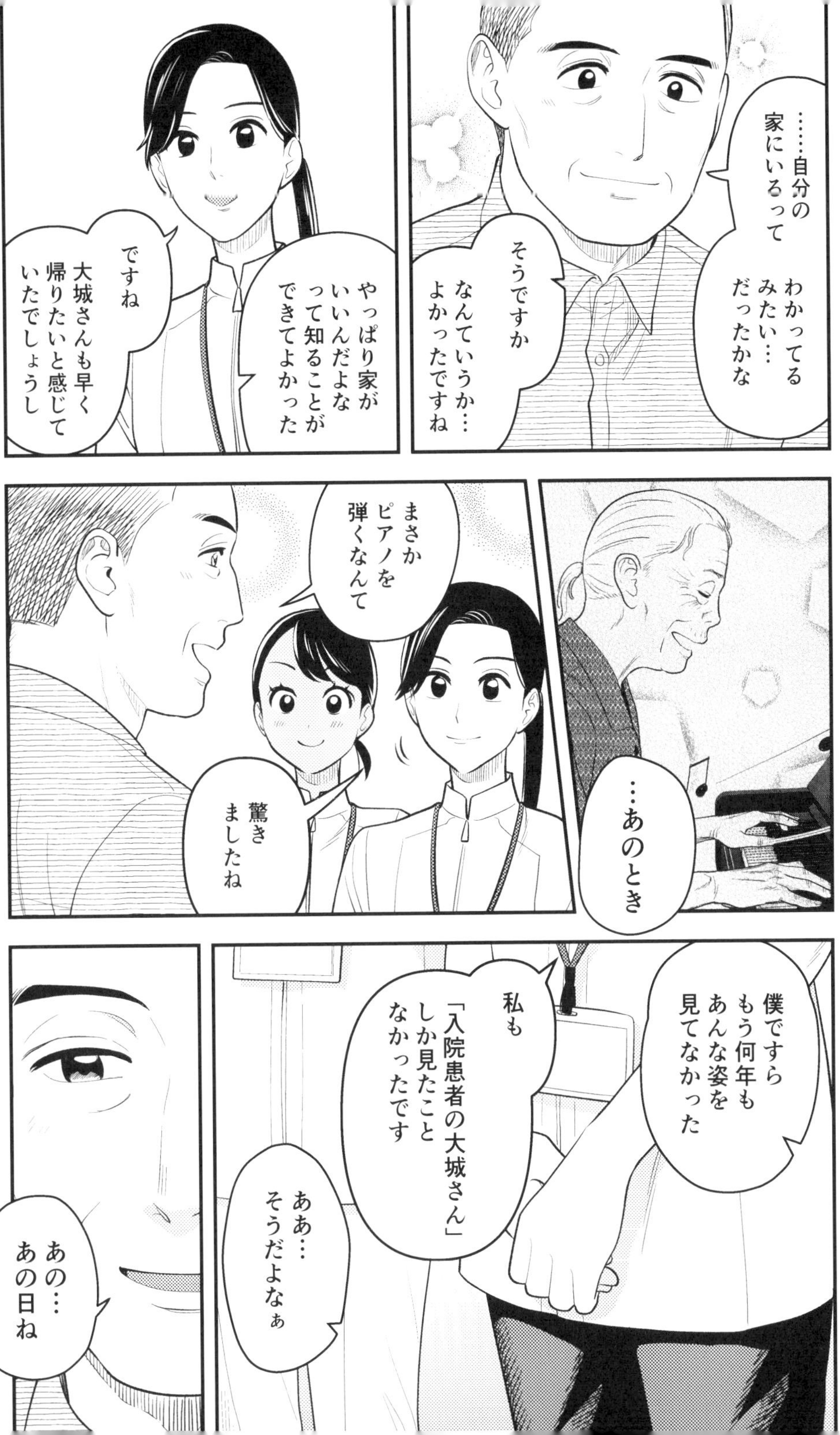
……自分の家にいるってわかってるみたい…だったかな
そうですかなんていうか…よかったですね
やっぱり家がいいんだよなって知ることができてよかった
ですね大城さんも早く帰りたいと感じていたでしょうし
…あのとき
まさかピアノを弾くなんて
驚きましたね
僕ですらもう何年もあんな姿を見てなかった
私も「入院患者の大城さん」しか見たことなかったです
ああ…そうだよなぁ
あの…あの日ね

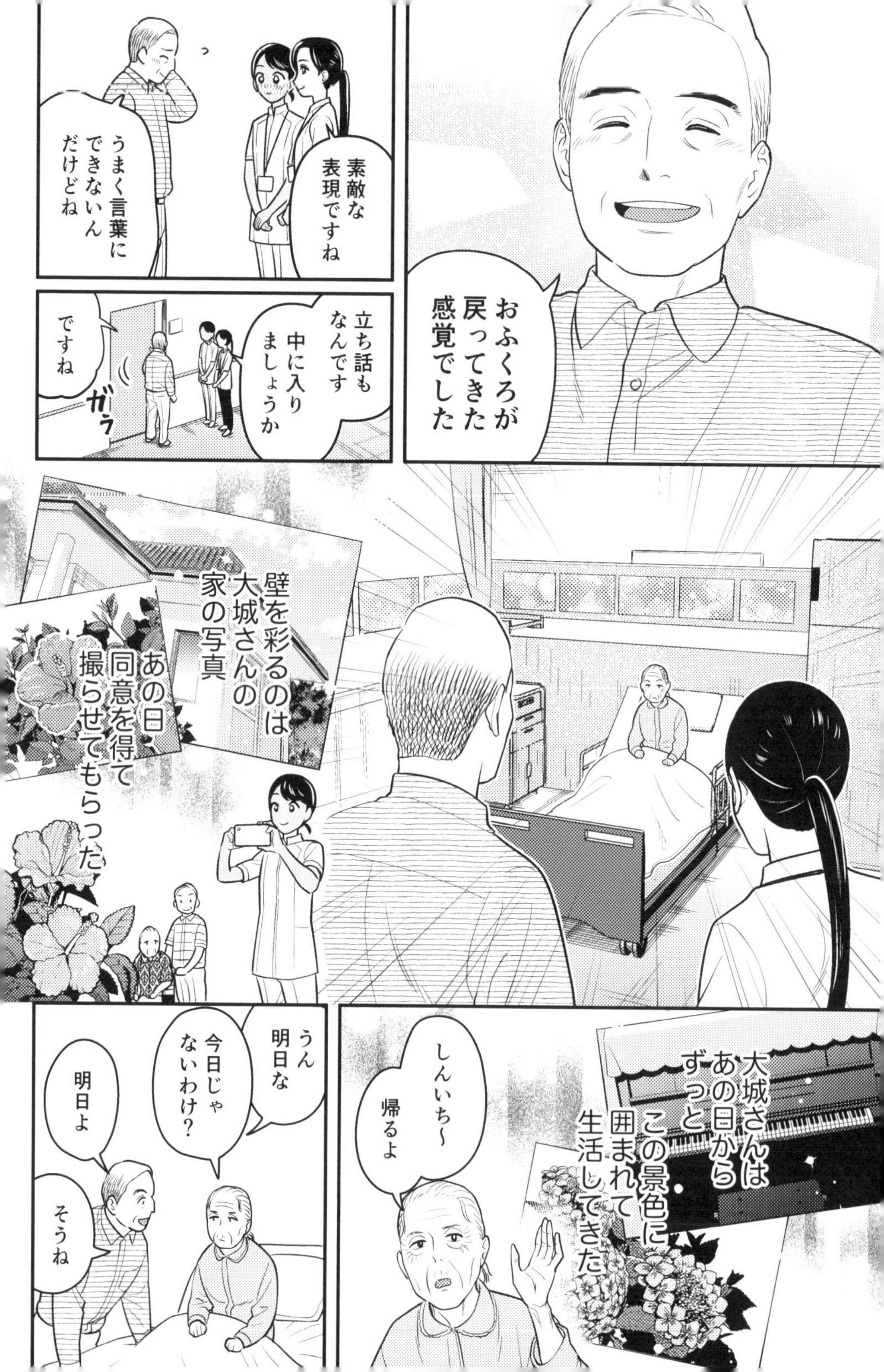
おふくろが戻ってきた感覚でした
素敵な表現ですね
うまく言葉にできないんだけどね
立ち話もなんです 中に入りましょうか
ですね
ガラ
壁を彩るのは大城さんの家の写真
あの日同意を得て撮らせてもらった
大城さんはあの日からずっとこの景色に囲まれて生活してきた
しんいち〜 帰るよ
うん 明日な
今日じゃないわけ?
明日よ
そうね

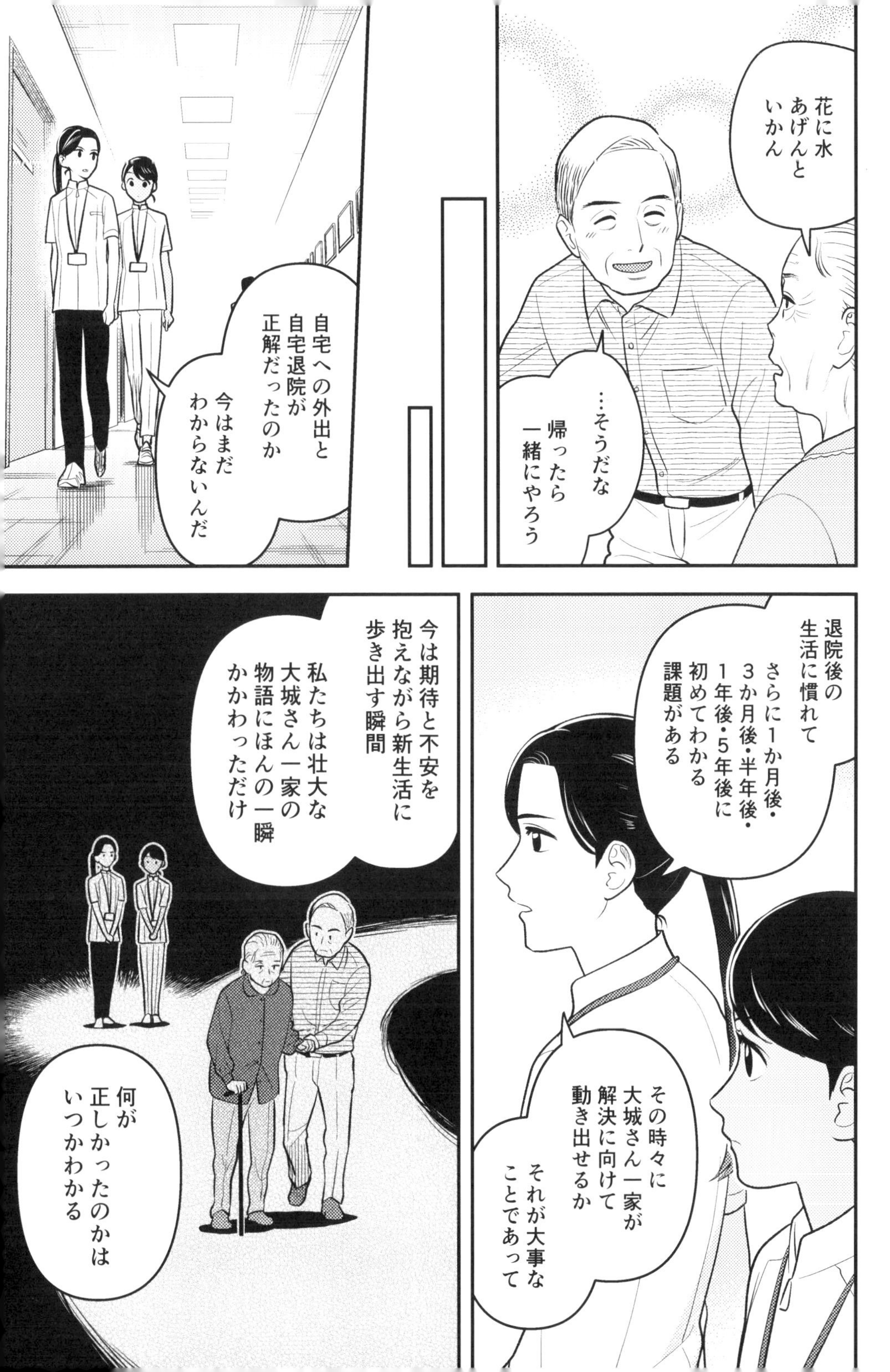
花に水あげんといかん
…そうだな帰ったら一緒にやろう
自宅への外出と自宅退院が正解だったのか
今はまだわからないんだ
退院後の生活に慣れてさらに1か月後・3か月後・半年後・1年後・5年後に初めてわかる課題がある
その時々に大城さん一家が解決に向けて動き出せるか
それが大事なことであって
今は期待と不安を抱えながら新生活に歩き出す瞬間
私たちは壮大な大城さん一家の物語にほんの一瞬かかわっただけ
何が正しかったのかはいつかわかる

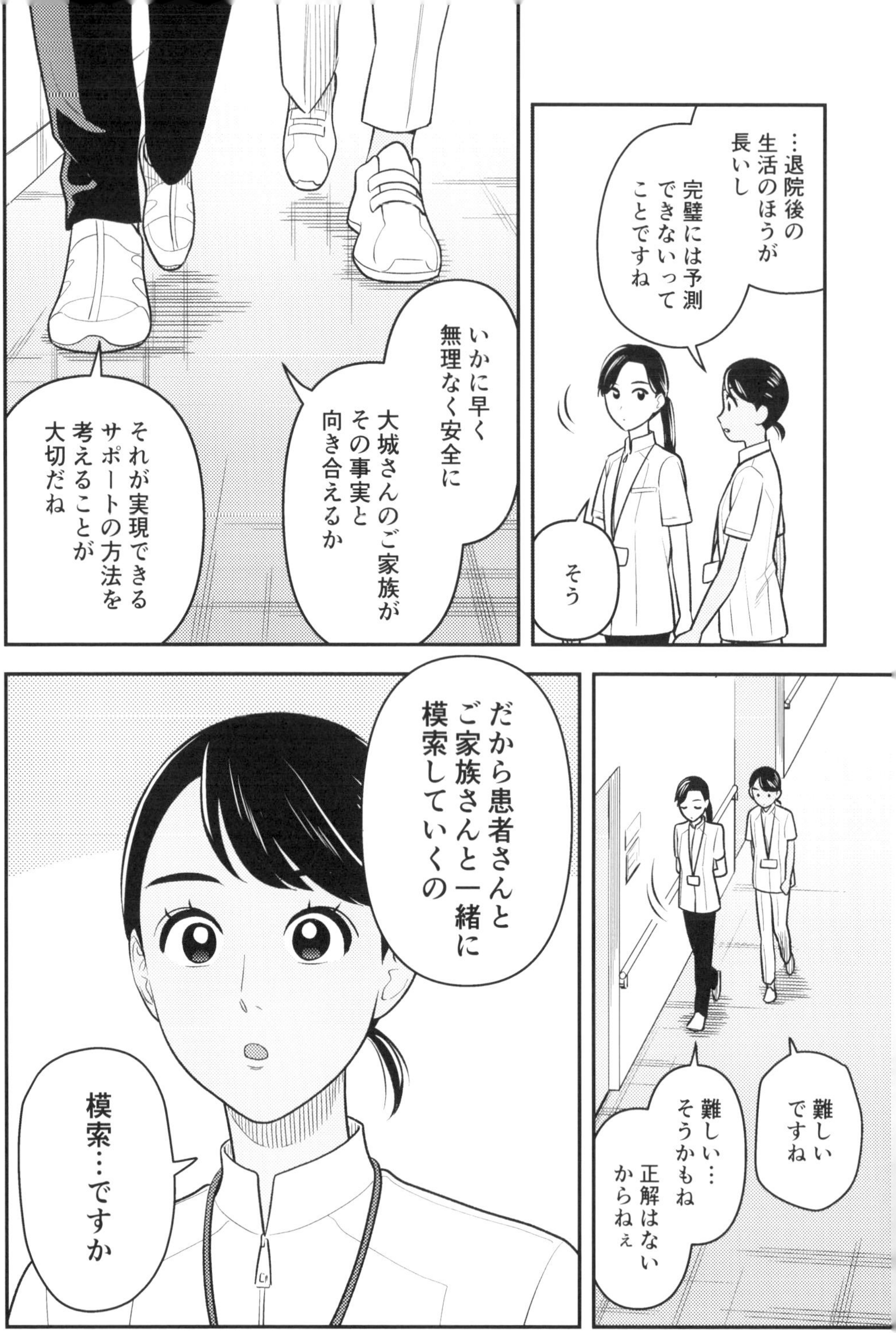
…退院後の生活のほうが長いし 完璧には予測できないってことですね
そう
いかに早く無理なく安全に 大城さんのご家族がその事実と向き合えるか
それが実現できるサポートの方法を考えることが大切だね
難しいですね
難しい…そうかもね 正解はないからねぇ
だから患者さんとご家族さんと一緒に模索していくの
模索…ですか

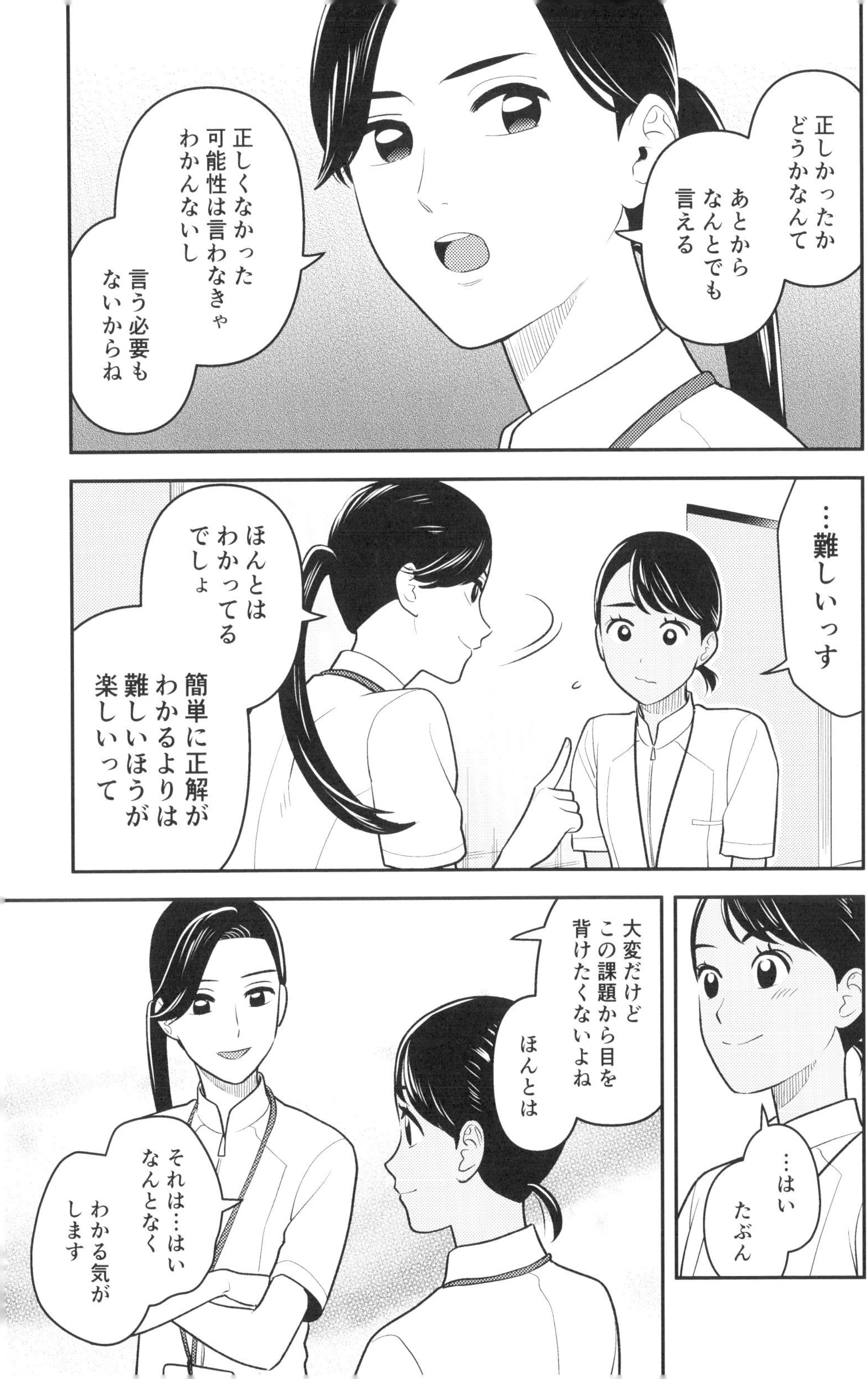
正しかったかどうかなんて
あとからなんとでも言える
正しくなかった可能性は言わなきゃわかんないし
言う必要もないからね
…難しいっす
ほんとはわかってるでしょ
簡単に正解がわかるよりは難しいほうが楽しいって
大変だけどこの課題から目を背けたくないよね
ほんとは
…はい
たぶん
それは…はいなんとなく
わかる気がします

解説

「その人らしさ」を共有する

環境が「その人」を「患者」にする

いよいよ大城さんの退院が明日に迫ってきました。先日の退院前訪問を振り返り、息子さんは、「おふくろが戻ってきた感覚」と表現していました。

これはとても考えさせられるセリフです。第8話でも少し触れましたが、対象者は、入院や入所などによって「患者」になります。それは、単に環境が病院や施設になるからではありません。その人らしい作業にかかわることができない時間が、本人や、周囲の近しい人にとっての対象者を「患者」にしてしまうのです。

作業療法の時間は、単に大切な作業の遂行に必要な能力を高めるための時間ではなく、対象者が「患者」から「本来の○○さん」に戻る時間と言い換えることもできます。

そのためにも、対象者が大切な作業にかかわれるようにするだけではなく、対象者が大切な作業にかかわる時間を、家族をはじめとする近しい人と可能な限り共有することが大切です。

家族指導で共有すること

作業療法士をはじめとする医療従事者が家族とかかわる際、その内容は、どうしても介助方法やリスク管理の指導などに偏ることが多いと思います。もちろんそれはとても重要な支援です。しかし、「どうすれば不足した要素を補うことができるのか」という視点でかかわるだけでなく、大城さんの息子さんがそうであったように、大切な人が本来のその人として戻ってくる感覚を家族と共有することが大切です。

大城さんの病室には、自宅や自宅周囲、外出時の様子などを撮影した写真がたくさん飾られていました。これも入院中にできるとても効果的な支援の一つだと思います。筆者も臨床時代、対象者がその人らしい作業に従事する場面の写真や、対象者を象徴するような物品を家族に持参してもらい、病室に飾るというアプローチを行っていました。

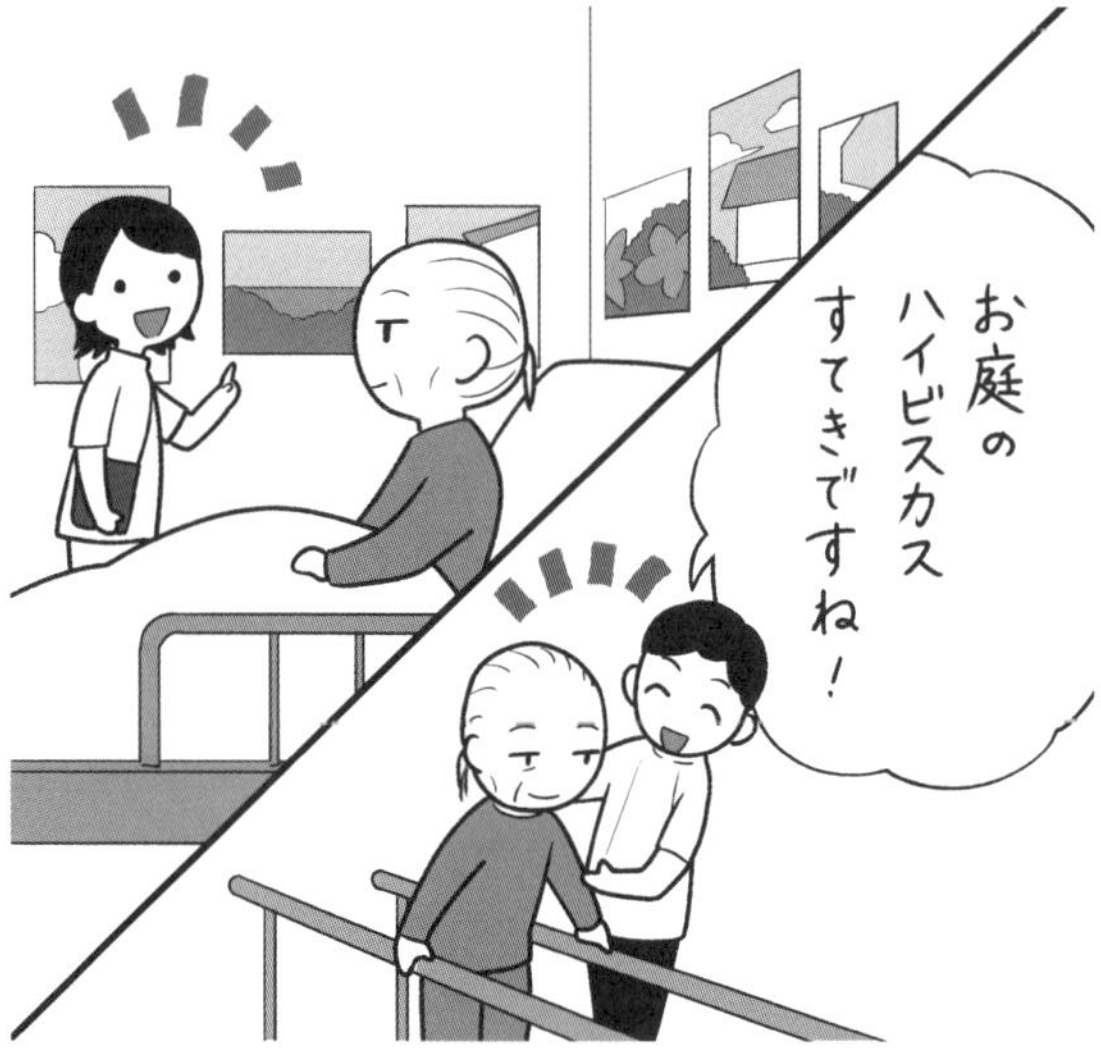

図　「その人らしさ」の共有

病室に、対象者の自宅や外出時の様子の写真を飾ることで病棟スタッフ同士で「その人らしさ」を共有し、チームアプローチを円滑にすることができる。

「その人らしさ」の共有はチームアプローチを円滑にする

このような取り組みによって、対象者が自身の大切な作業を想起できるという効果に加えて、病棟スタッフなどの対象者とかかわる人全員が対象者を作業的存在としてとらえることが容易になります。

実際に、その写真や物品を介したコミュニケーションが交わされることが多く、自然とその内容は対象者の大切な作業に関連したものになります［図］。

加えて、写真や物品を家族に持参してもらうというプロセス自体が、家族にとって対象者を「患者」ではなく、「大切な家族」として再認識してもらう機会にもなります。

作業療法士は、対象者と言語のやり取りで大切な作業に関する情報を共有し、その実現に向けた支援を行うだけでなく、あらゆる手段を使って対象者がその人らしさを取り戻すことができるように介入する柔軟性が必要です。

対象者の人生の「ほんの一瞬」にかかわっているという感覚

今回のエピソードの後半に、花城と野原の印象的な会話がありました。「私たちは、壮大な大城さん一家の物語にほんの一瞬かかわっただけ」「(自分の実践が)正しかったかどうかなんてあとからなんとでも言える」というセリフです。この二つのセリフは、個別性が高く不確実性の高い作業療法に従事する上できわめて重要です。

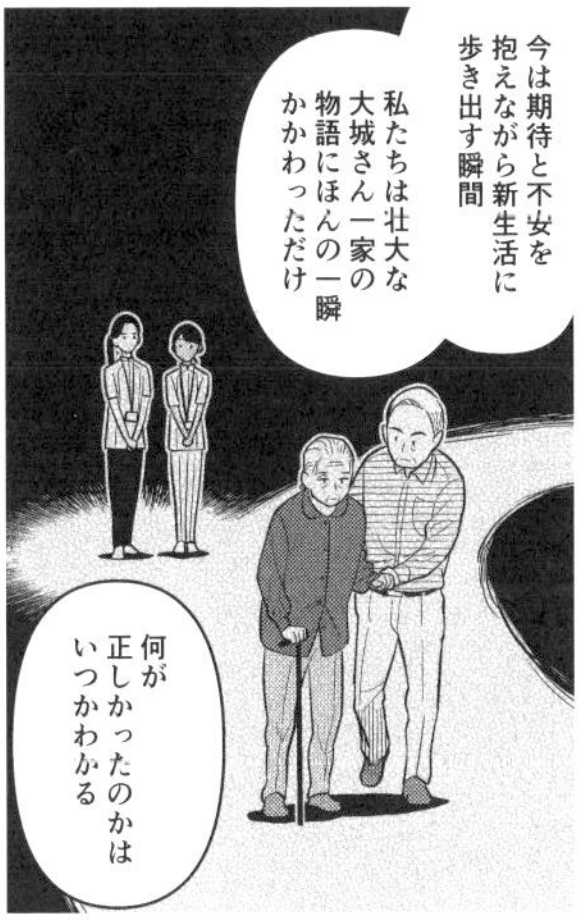
今は期待と不安を抱えながら新生活に歩き出す瞬間
私たちは壮大な大城さん一家の物語にほんの一瞬かかわっただけ
何が正しかったのかはいつかわかる

作業療法士は、どうしてもかかわった期間の「物語」が美しく完結してほしいと思ってしまいます。例えば、「重度の運動麻痺を呈して意欲が低下した対象者が、大切な作業へのかかわりを通して自信を取り戻し、大切な作業を遂行できるようになっ

第11話

て自宅へ退院した」といった物語です。人はある側面ではナラティブの中を生きる存在ですから、そのような考えを持つことは当然のことなのかもしれません。

しかし、作業療法の主人公は対象者です。大切なことは、花城のセリフにあるように、私たちは、対象者の人生の「ほんの一瞬」にかかわっているという意識を常に持つことです。この視点は、単に退院時の能力を高めるために各種支援を行うのではなく、対象者や一緒に暮らす人々がこれからの生活（人生）でいかにエンパワメントできるか、という思考に結びつきます。

作業療法で大切にしている視点を自分にも

「ほんとはわかってるでしょ。簡単に正解がわかるよりは、難しいほうが楽しいって」「大変だけど、この課題から目を背けたくないよね、ほんとは」というセリフも印象的でした。作業療法士は常にこのような気持ちで対象者に向き合いたいものです。花城のような思考を持ち続けるためには何が必要なのでしょうか。

人は、目の前の壁が高すぎると、その壁を越えようとする気持ちになりません。

大変だけど、少しがんばれば越えることができるかもしれない。そして、壁の向こう側には望んだ景色が待っている。そう思えることで、壁に立ち向かおうとする気持ちを維持できます。それは、作業療法士が対象者に作業療法を提供する上で大切にしていることと全く同じです。

作業療法士は、対象者と一緒に大切な作業についての情報を共有し、そこから目標を設定し、目標達成のための課題設定や難易度調整を行っているはずです。それはつまり、壁の向こう側にある景色を明確にし、少し努力すれば越えることができるような壁の高さを調整する作業です。

作業療法士にとっての「向こう側にある景色」とは、対象者が目標を達成し健康と幸福を取り戻す姿です。そして、壁の高さを下げることとは、日々の自己研鑽にほかなりません。

○医学的情報ばかりではなく、「その人らしさ」に関する情報を、家族や他職種と共有することで実現できることがたくさんある

○作業療法は難しい。でも楽しい。いつも悩みながらも目標指向的に自分の作業を楽しめるように、作業療法の知識と技術を自分にも活用しよう

第11話

【認知症を抱える高齢者の目標設定について】

大城さんに対する作業療法の目標は、初めから明確に決まっていませんでした。退院後の生活について意思決定は難しいと考え、家族の方を作業療法の第2クライエントとしてかかわることにしました（対象者はクライエントとも言います）。

クライエントと第2クライエントの希望は必ずしも一致するわけではありませんが、できるだけクライエントが望むことを優先します。庭の世話をすることが好きだったことはわかりましたが、再びやりたいと思うかは仮説としました。大切な何かをすることに費やす時間があれば生活は豊かになるという前提のもと、退院後に向けて早期に自宅へ外出することを提案しました。

今回のケースはクライエントがピアノ演奏と花の水やりに関心を持っていることを発見できました。前提や仮説に基づき、「やってみなければ確かなことはわからないという姿勢で、計画的に評価した一連の過程が重要だ」と実習生に伝えたかったのです。認知症や骨折の患者というラベルで決めつけてしまえば楽だけど、楽しくはないと背中で語りたかったのです。

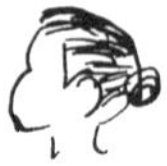

第12話

振り返りとこれから

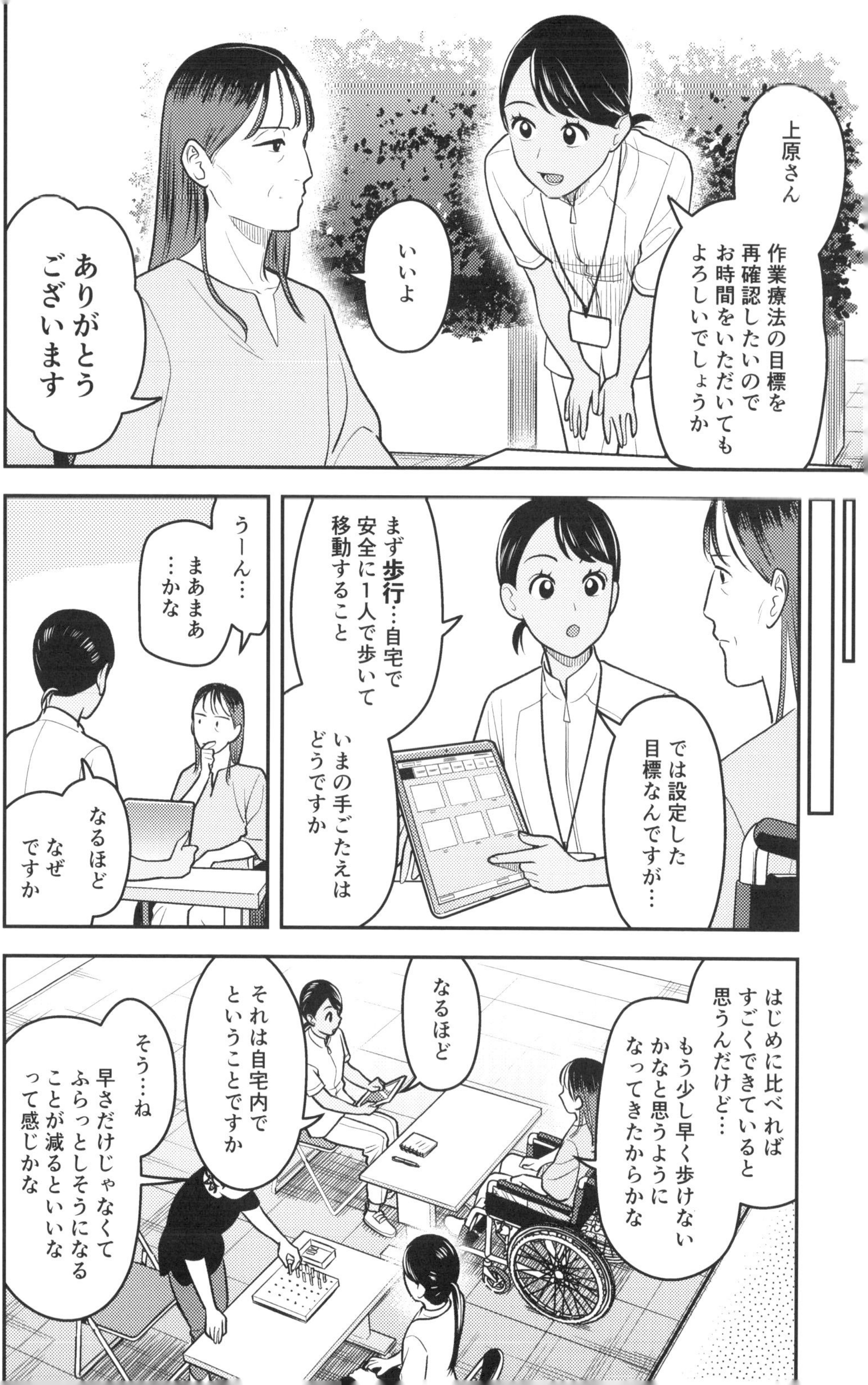
上原さん
作業療法の目標を再確認したいのでお時間をいただいてもよろしいでしょうか
いいよ
ありがとうございます
では設定した目標なんですが…
まず歩行…自宅で安全に1人で歩いて移動すること
いまの手ごたえはどうですか
うーん…
まあまあ…かな
なるほど
なぜですか
はじめに比べればすごくできていると思うんだけど…
もう少し早く歩けないかなと思うようになってきたからかな
なるほど
それは自宅内でということですか
そう…ね
早さだけじゃなくてふらっとしそうになることが減るといいなって感じかな

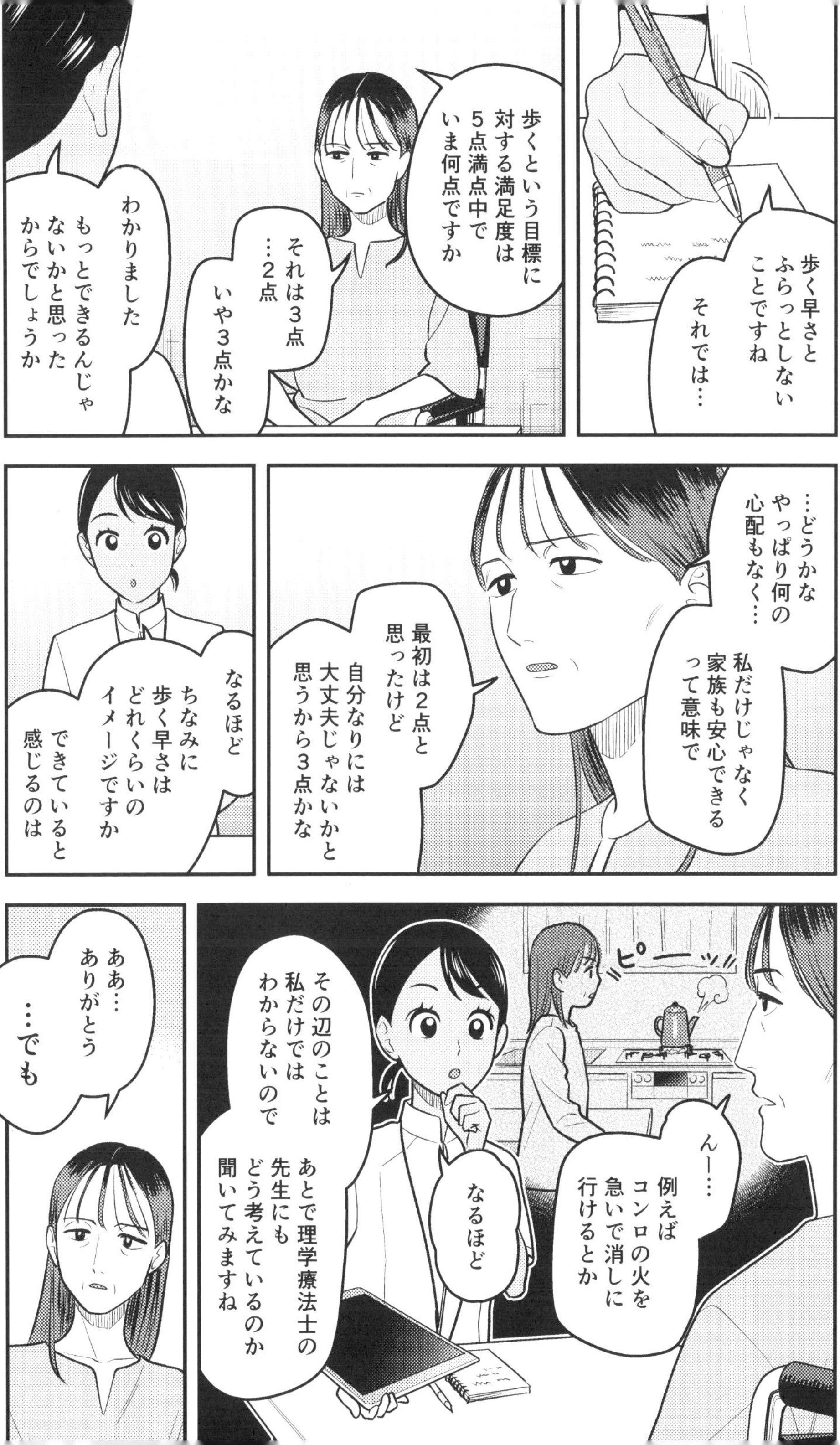
歩く早さとふらっとしないことですね
それでは…
歩くという目標に対する満足度は5点満点中でいま何点ですか
それは3点…2点
いや3点かな
わかりましたもっとできるんじゃないかと思ったからでしょうか
…どうかなやっぱり何の心配もなく…
私だけじゃなく家族も安心できるって意味で
最初は2点と思ったけど
自分なりには大丈夫じゃないかと思うから3点かな
なるほど
ちなみに歩く早さはどれくらいのイメージですか
できていると感じるのは
ピーーッ
んー…
例えばコンロの火を急いで消しに行けるとか
なるほど
その辺のことは私だけではわからないので
あとで理学療法士の先生にもどう考えているのか聞いてみますね
ああ…ありがとう
…でも

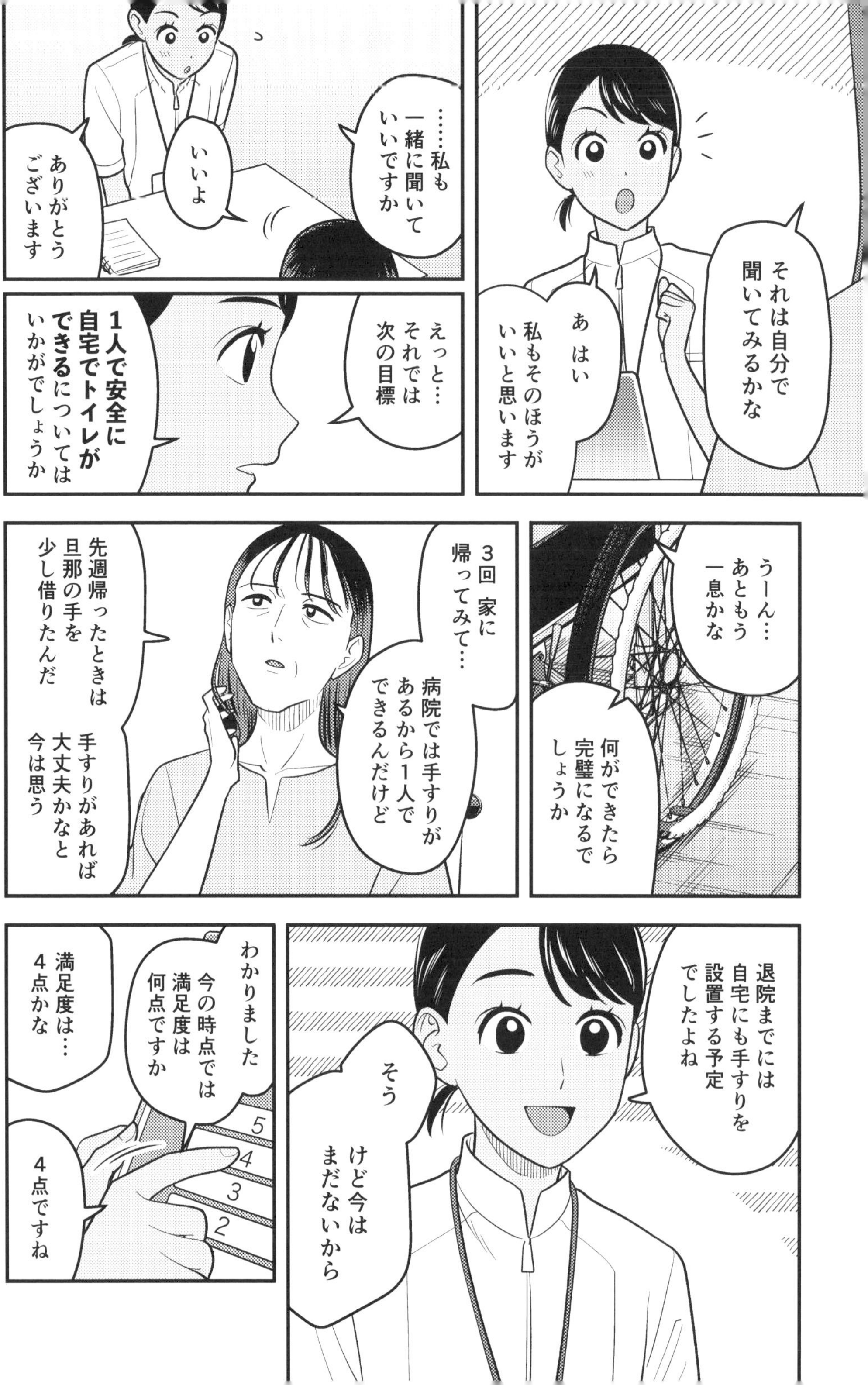
それは自分で聞いてみるかな
あ はい 私もそのほうがいいと思います
……私も一緒に聞いていいですか
いいよ
ありがとうございます
えっと…それでは次の目標
1人で安全に自宅でトイレができるについてはいかがでしょうか
うーん…あともう一息かな
何ができたら完璧になるでしょうか
3回 家に帰ってみて…
病院では手すりがあるから1人でできるんだけど
先週帰ったときは旦那の手を少し借りたんだ
手すりがあれば大丈夫かなと今は思う
退院までには自宅にも手すりを設置する予定でしたよね
そう
けど今はまだないから
わかりました
今の時点では満足度は何点ですか
満足度は…4点かな
5
4
3
2
4点ですね

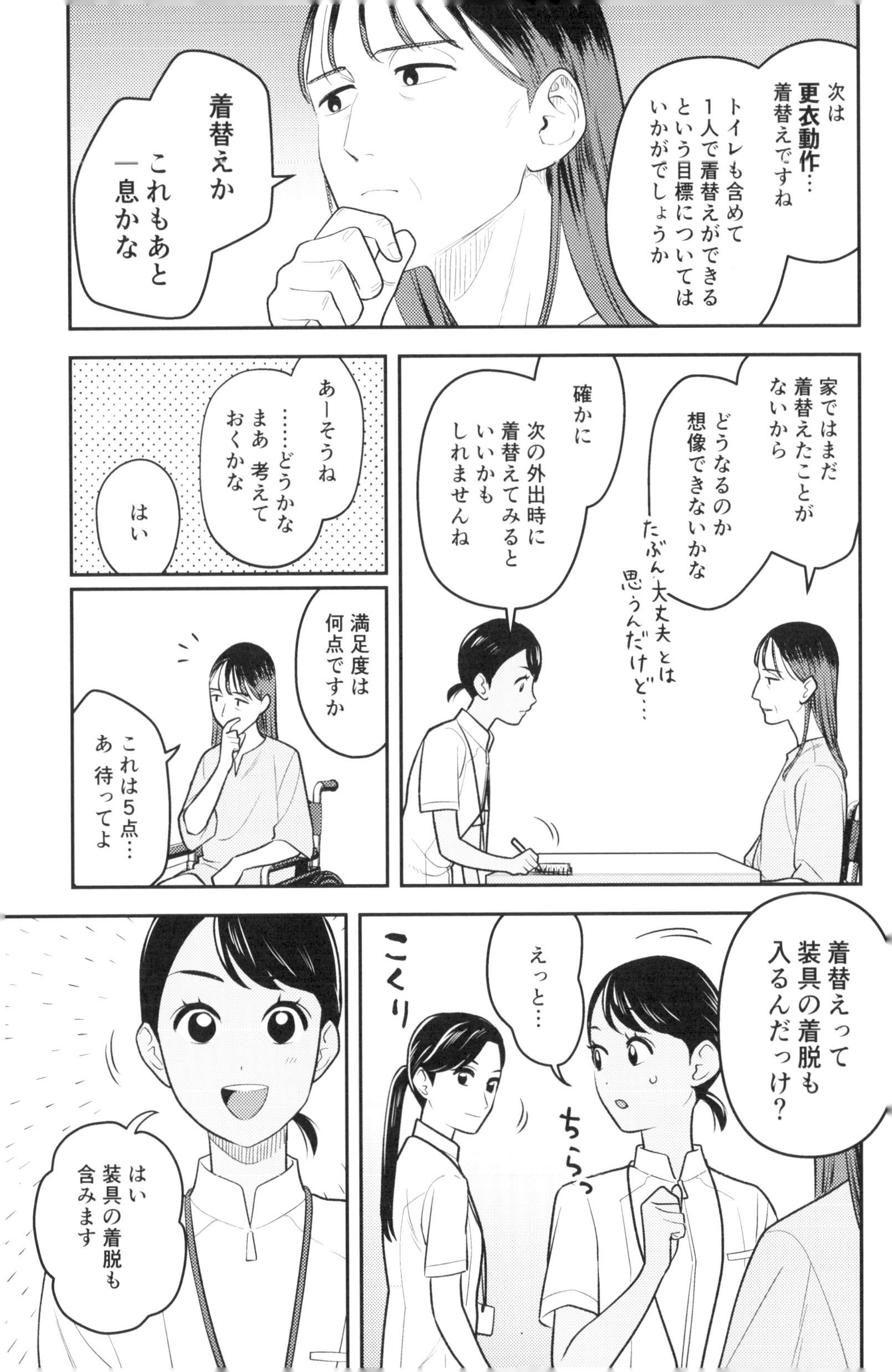

次は
更衣動作…
着替えですね
トイレも含めて
1人で着替えができる
という目標についてはいかがでしょうか
着替えか
これもあと
一息かな
家ではまだ
着替えたことが
ないから
どうなるのか
想像できないかな
たぶん大丈夫とは
思うんだけど…
確かに
次の外出時に
着替えてみると
いいかも
しれませんね
あーそうね
……どうかな
まあ 考えて
おくかな
はい
満足度は
何点ですか
これは5点…
あ 待ってよ
着替えって
装具の着脱も
入るんだっけ?
えっと…
こくり
ちらっ
はい
装具の着脱も
含みます

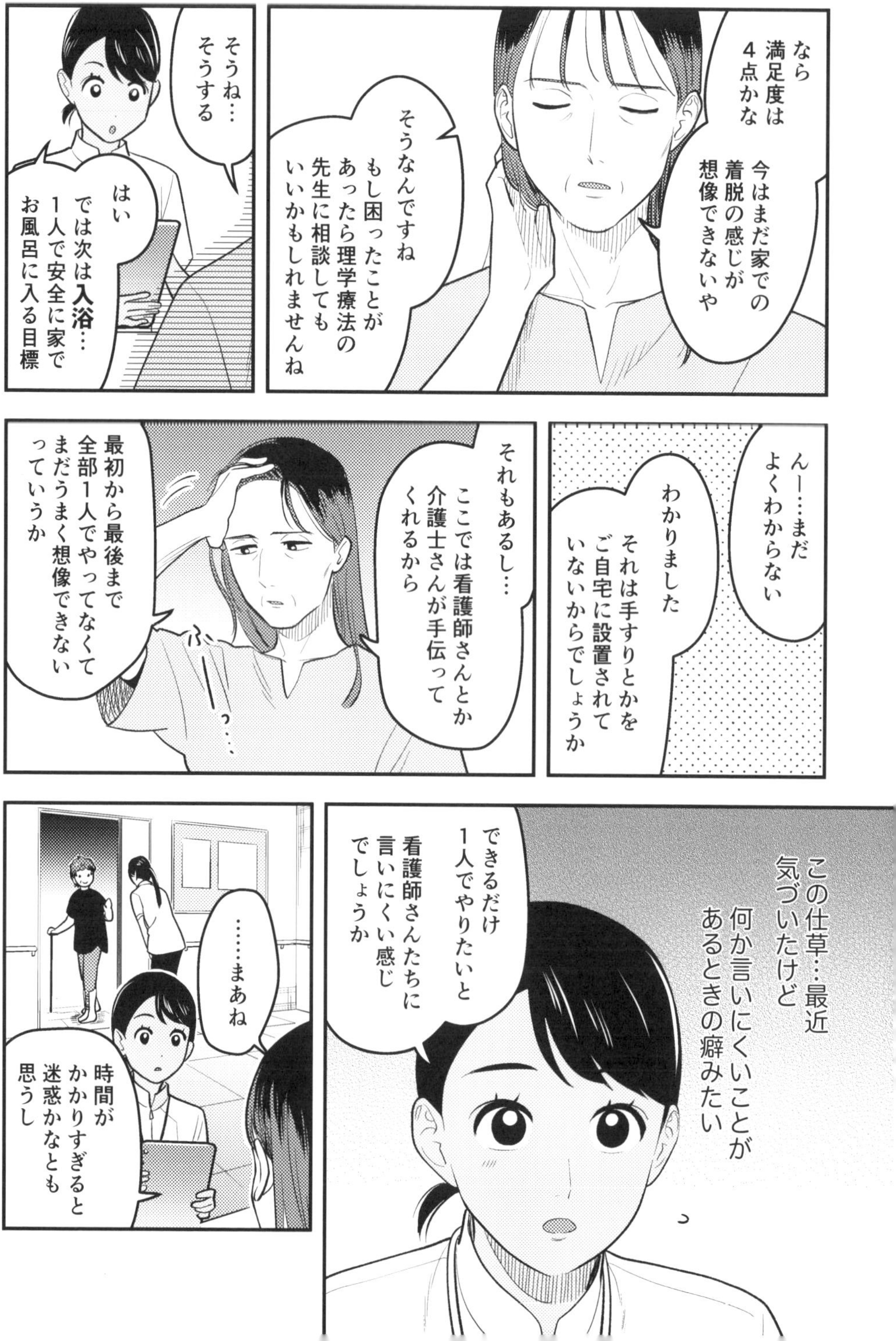
なら 満足度は 4点かな
今はまだ家での 着脱の感じが 想像できないや
そうなんですね もし困ったことが あったら理学療法の 先生に相談しても いいかもしれませんね
そうね… そうする
はい では次は入浴… 1人で安全に家で お風呂に入る目標
んー…まだ よくわからない
わかりました それは手すりとかを ご自宅に設置されて いないからでしょうか
それもあるし… ここでは看護師さんとか 介護士さんが手伝って くれるから
最初から最後まで 全部1人でやってなくて まだうまく想像できない っていうか
ふーーーっ…
この仕草…最近 気づいたけど 何か言いにくいことが あるときの癖みたい
できるだけ 1人でやりたいと 看護師さんたちに 言いにくい感じ でしょうか
……まあね
時間が かかりすぎると 迷惑かなとも 思うし

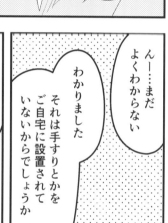

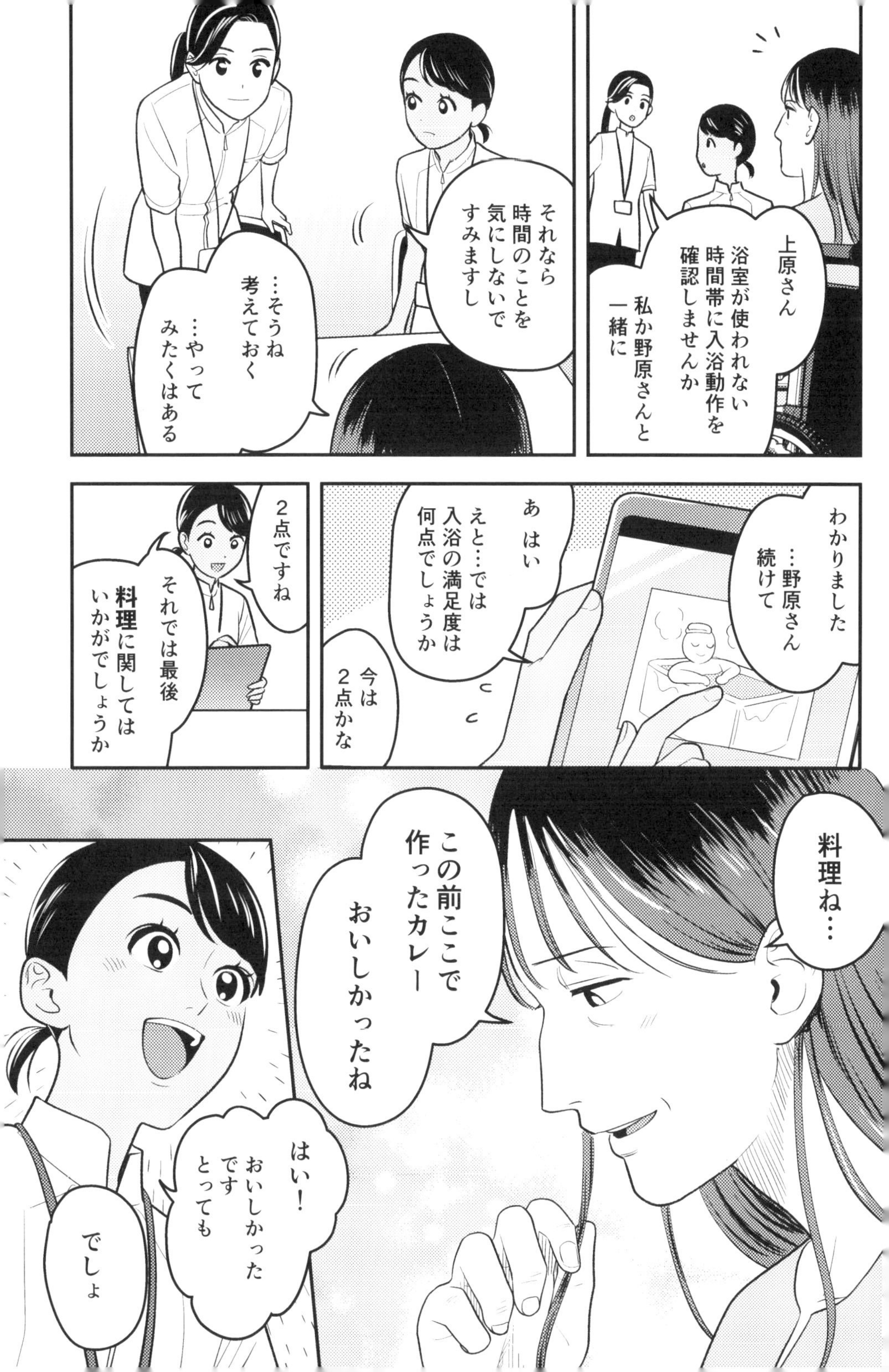
上原さん
浴室が使われない時間帯に入浴動作を確認しませんか
私か野原さんと一緒に
それなら時間のことを気にしないですみますし
…そうね考えておく
…やってみたくはある
わかりました
…野原さん続けて
あ はい
えと…では入浴の満足度は何点でしょうか
今は2点かな
2点ですね
それでは最後料理に関してはいかがでしょうか
料理ね…
この前ここで作ったカレー
おいしかったね
はい！
とってもおいしかったです
でしょ

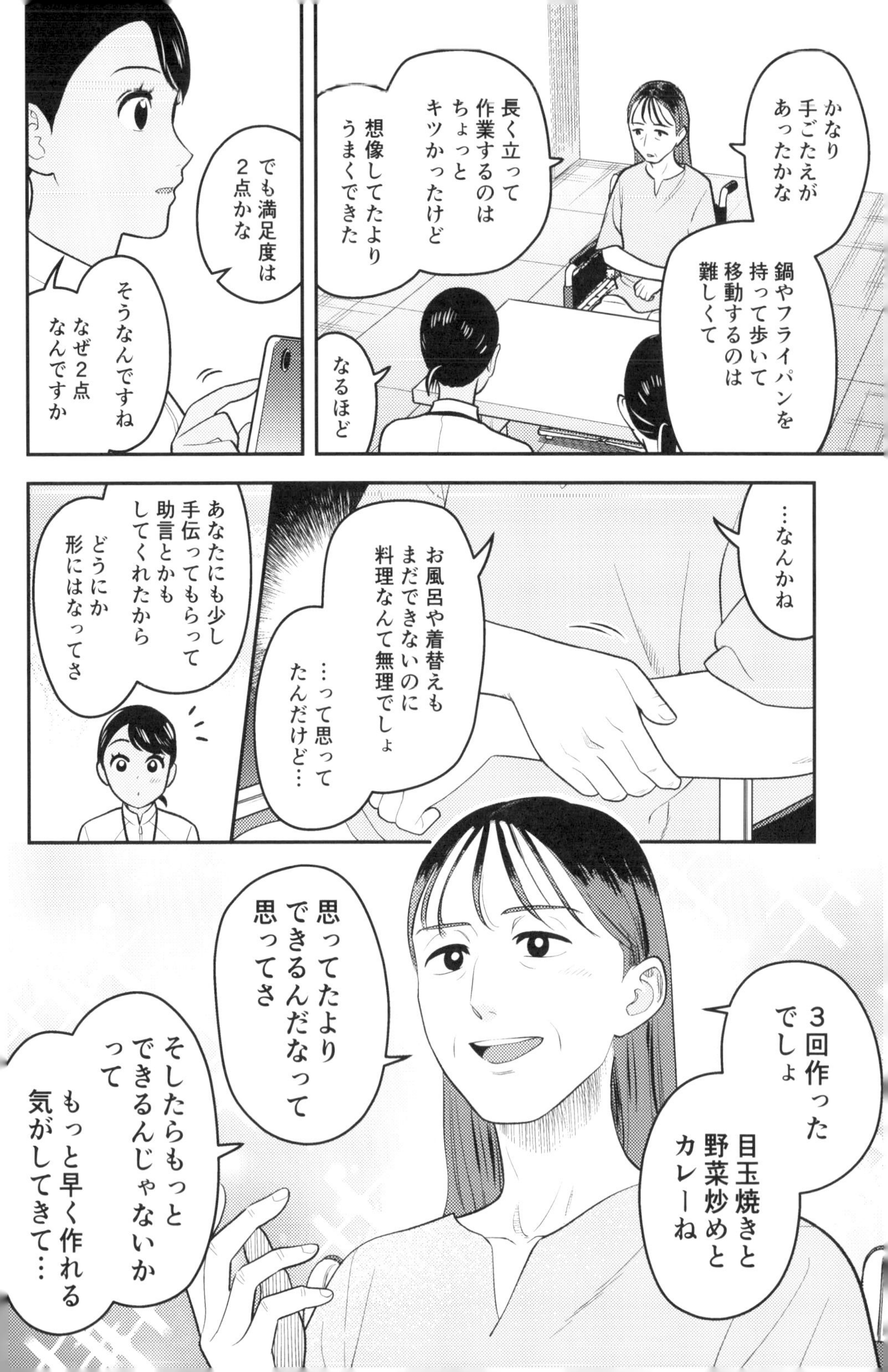
かなり手ごたえがあったかな
鍋やフライパンを持って歩いて移動するのは難しくて
長く立って作業するのはちょっとキツかったけど
想像してたよりうまくできた
なるほど
でも満足度は2点かな
そうなんですね
なぜ2点なんですか
…なんかね
お風呂や着替えもまだできないのに料理なんて無理でしょ
…って思ってたんだけど…
あなたにも少し手伝ってもらって助言とかもしてくれたから
どうにか形にはなってさ
3回作ったでしょ
目玉焼きと野菜炒めとカレーね
思ってたよりできるんだなって思ってさ
そしたらもっとできるんじゃないかって
もっと早く作れる気がしてきて…

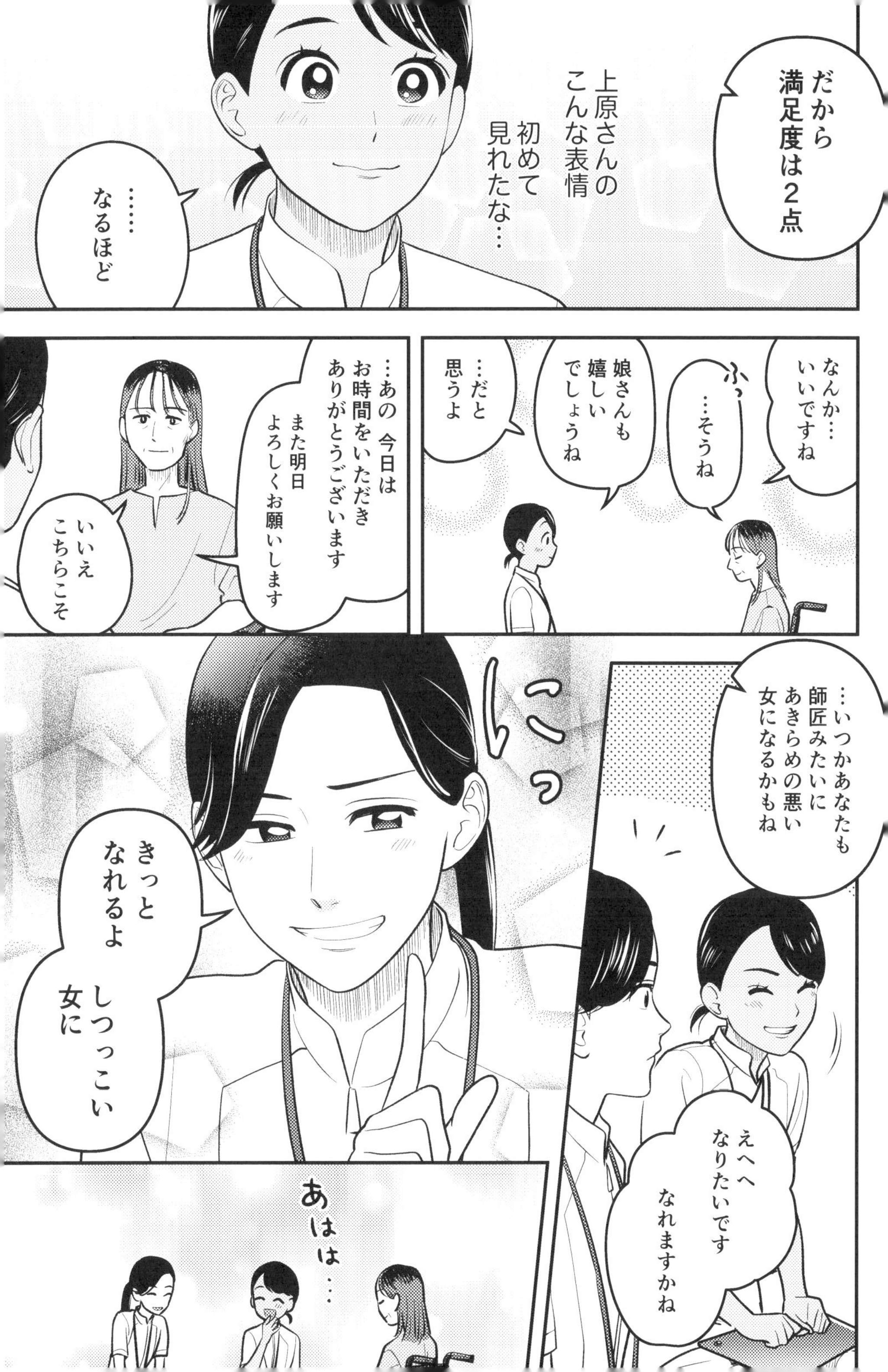
だから満足度は2点
上原さんのこんな表情初めて見れたな…
……なるほど
なんか…いいですね
ふっ
…そうね
娘さんも嬉しいでしょうね
…だと思うよ
…あの 今日はお時間をいただきありがとうございます また明日よろしくお願いします
いいえこちらこそ
…いつかあなたも師匠みたいにあきらめの悪い女になるかもね
えへへなりたいです なれますかね
にっ
きっとなれるよ しつっこい女に
あはは…

解説

対象者の大切な作業を共有する

今回は、上原さんの変化や野原の成長を感じることができるエピソードでした。野原は上原さんに対して、作業選択意思決定支援ソフト（Aid for Decision-making in Occupation Choice：ADOC）を使って再評価の面接を実施しました。ここで印象的だったのは、野原がただ質問するのではなく、上原さんの内省を促すことに重点を置いていたことです。実習開始当初は「どうすれば聞き取ることができるのか」にばかり関心が向いていた野原も、ようやく面接評価の要点に気づき、体現できるようになってきたようです。

対象者と一緒に言語化する

言うまでもなく対象者は「生きる主体」です。

面接評価を行わなくても、対象者は常にさまざまなことを考えています。

しかし、対象者が一人でその思考を目標の達成や自己実現に向かう行動へとつなげることは容易ではありません。今回野原は、上原さんが自分自身で考えていることを言語化してもらうことを重視していました。また、ただ内省を促すだけではなく、満足度の変化を確認しながら、その数値を選択した理由を確認することで、さらに上原さんの内省と言語化を促しました。

対象者が大切な作業を想起しやすい工夫を行う

上原さんと野原がこのような協働的な面接評価ができるようになるまで、ずいぶん時間を要したように、対象者が自身の生活を作業の視点で内省することは容易ではありません。

筆者も臨床時代、内省が難しそうな対象者を担当する際には、入院初日にADOC（PAPER版）［**図1**、無料でダウンロード可能］[1]を渡し、

「私の仕事は作業療法士といいます。リハビリにもいろいろな職種がありますが、作業療法士は、○○さんにとって大切なことができるように一緒に取り組む仕事です。大切なことの内容は一人ひとり違いますので、まずは○○さんがどのような生活をしていたのか、どのような生活に戻る必要があるのか、どのような生活に戻りたいのかを教えていただきたいのです。明日のリハビリの時間に話し合いの時間を設けますので、このシート（ADOC PAPER版）を眺めながら、自

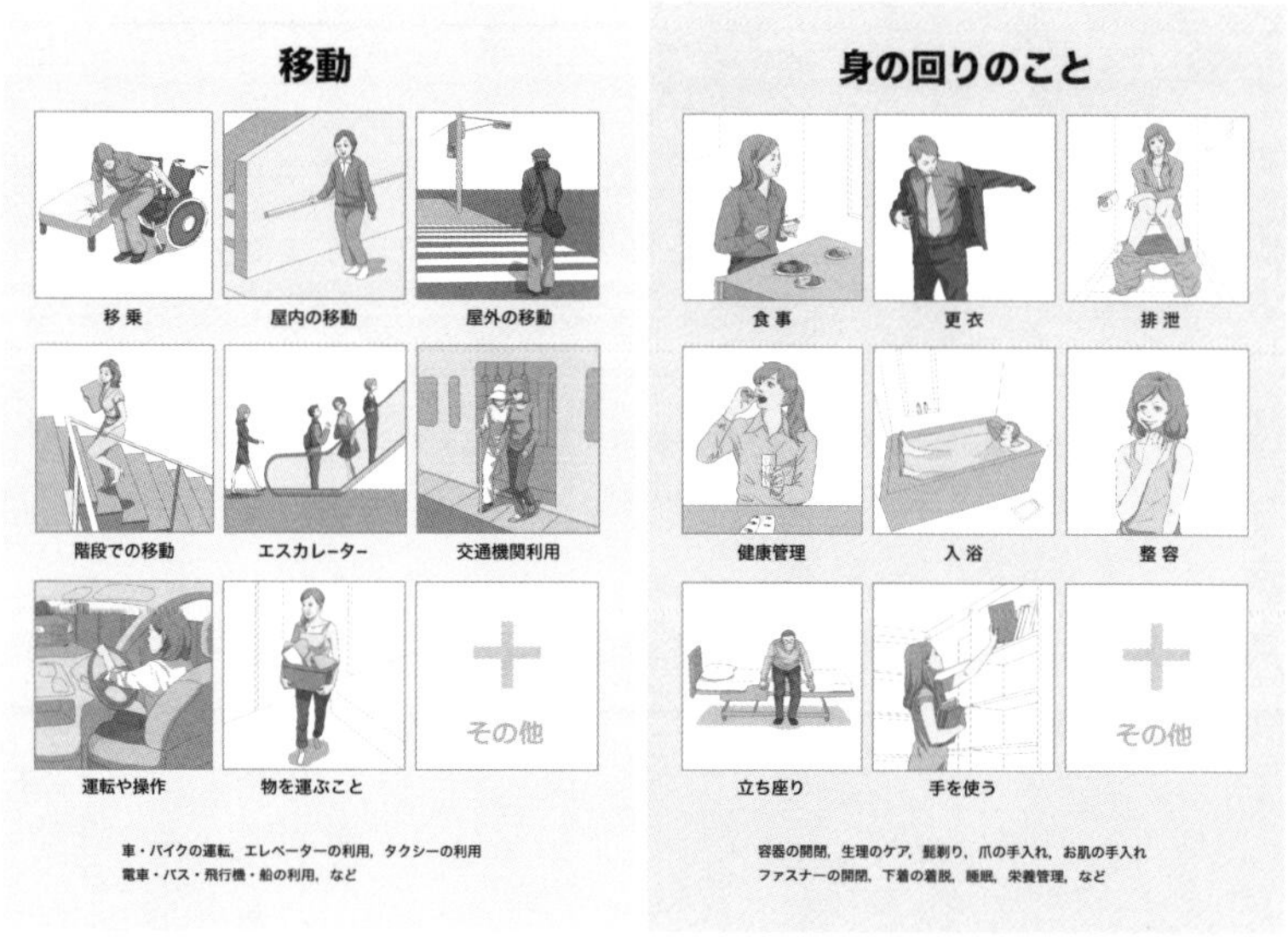

図１　ADOC（エードック）
日常生活上の作業が描かれた95枚のイラストを用い、対象者自身に価値のある作業を引き出していく。本図はADOC（PAPER版）。

分の生活について思い出す作業をしておいていただけますか」といった説明をしていました。

どのような話題から進めていくべきか

いざ面接評価を実施する際には、「やりたいことは何ですか？」といった質問をいきなりすることは避け、「いま一番困っていることは何ですか？」「いますぐにでも解決したい困りごとは何ですか？」といった質問から始めることが多かったです。もちろん対象者の状況はさまざまであり、質問の順序に定説はありません。そうした中ではじめに前述したような質問をするのは、脳卒中などの大変なライフイベントを経験し、混乱と不安の最中にいる対象者と面接を行う場合、まずは対象者の理解者になること、そして、作業療法士が緊急度の高い困りごとを一緒に解決することができる存在であることを知ってもらいたいからです。

作業の三つの側面を意識しながら面接を進める

さらに、面接評価を進める際には、大切な作業の名前をただ共有するのではなく、作業の三つの側面を意識しながら面接を進めていました。

作業は、「意味」「形態」「機能」の三側面に分けて考えることができます。「意味」は文字通りその作業に込められた意味や目的、意図などを表します。同じ名前の作業であっても、作業の意味はさまざまです。作業療法士は、「目の前の対象者にとってその作業にはどのような意味があるのか」をしっかりと確認することが必要です。

なぜその作業が大切なのか？

意味を十分に共有できていると、その作業遂行能力の向上を支援するにあたり、どのような要素を重視すればよいのかをより柔軟に考えることができるようになります。また、障害の程度や

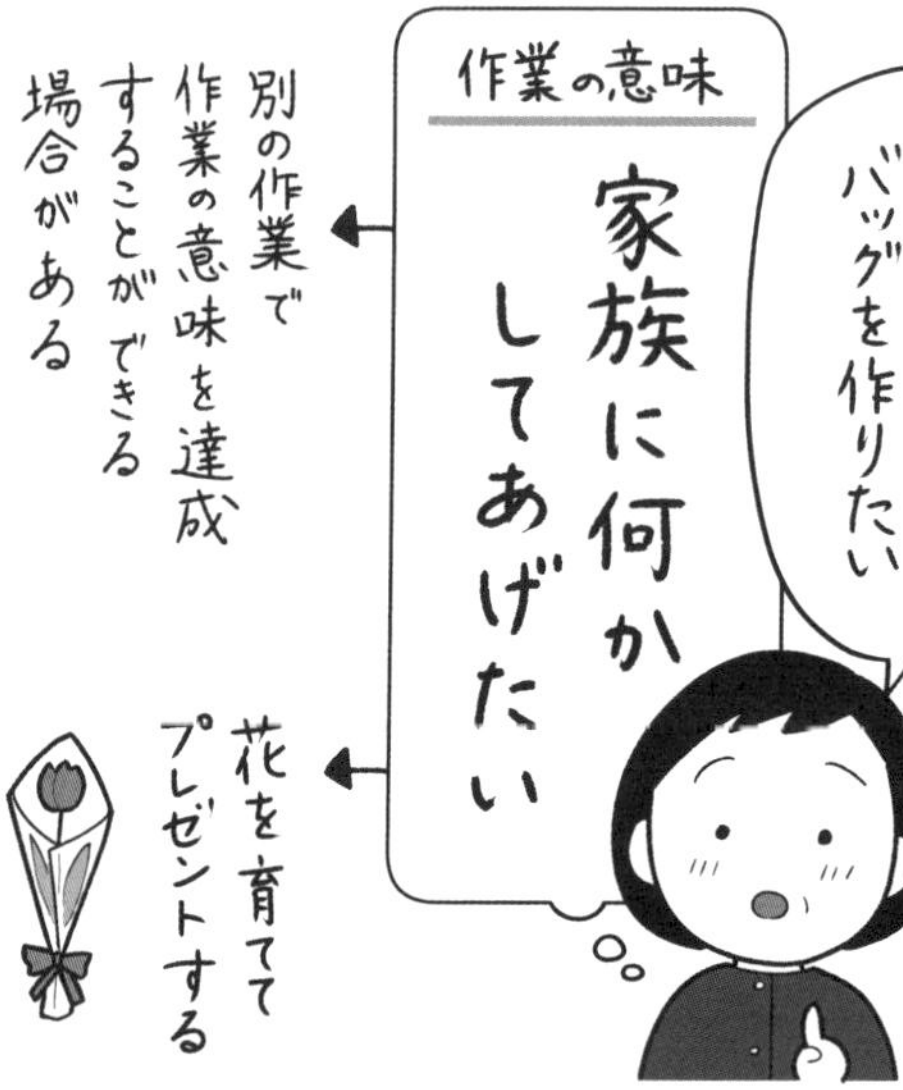

図2　その作業にはどのような意味があるのか

環境の影響で、万が一その作業自体の再開が難しい場合も、**別の作業を通して、その作業に込められた意味を実現できる場合もあります**［図2］。

しかしながら、意味というのは対象者の内省と言語化を経て初めて表出されるものであり、観察することができません。また、意味は固定されているものではなく、対象者が置かれている状況によって変化する可能性を含んでいます。対象者との相互交流の中で、対象者がその作業の意味を語ってくれた場合でも、それを貴重な情報としつつも、絶対的なものとしてとらえず、変化しうるものとして扱う視点を持つことが重要です。

大切な作業は、ただ自立すればよいわけではない

作業の「形態」は、その作業がどのように観察されるのかを示す側面です。同じ名前の作業であっても、人によってそのやり方や使用する道具はさまざまです。培われた習慣、対象者特有のこだわり、地域特有の文化など、作業のやり方は非常に多くの要素によって形づくられていきます。作業療法士は、対象者が特定の作業の遂行に難渋する場合、その原因を取り除く方法をいくつも知っています。機能の回復を支援する場合もありますし、障害を呈した新しい身体をどのように使えば作業を遂行できるのかを助言し、一緒に練習を行う場合もあります。また、自助具などの道具を含めた「環境」を変えることで、作業遂行の改善をはかる場合もあります。

これらはどれも状況によっては非常に効果的な支援になります。一方で、作業形態に関する情報を対象者と共有せずに支援手段を選択した場合、対象者が納得できない内容になってしまう場合もあります。その結果、

「恥ずかしくてこんな道具を使って友人と食事したくない」

「こんなに時間がかかるならサービスを頼んだほうがよっぽどよい」

といったことが起こり得ます。

第12話

こうしたことが起こらないよう、作業療法士は、前述した作業の「意味」と合わせて「形態」に関する情報を対象者と十分に共有し、どのような方法で作業遂行能力を高めていけばよいのかを考えることが大切です。

対象者の希望通りの形態を採用できない場合もありますが、作業の意味や形態に関する情報を共有する過程は、作業療法士にとっての情報収集の時間になるだけではありません。対象者が自身を作業的存在として振り返る時間になるため、対象者も主体的に解決策の提案などがしやすくなります。

作業の持つ力を扱うということ

作業の「機能」は、その作業が対象者の適応や成長などにどのように役に立つかを示す側面です。これまでも繰り返し述べてきたように、作業療法士は、作業を通して対象者の健康と幸福を支援する専門職です。間違ってはいけないのは、対象者の希望を何でも叶える人ではないということです。

作業には力があります。人が作業をするとき、作業は人に何らかの影響を与えます。それは、ポジティブな影響だけでなく、時にはネガティブな影響も与えます。作業療法士は、面接評価を行う際、いかに対象者の大切な作業に関する情報を共有できるかに関心を向けます。そして、対象者が主体的に特定の作業の再開を希望してくれると、「作業療法らしい面接評価ができた」という気持ちになりがちです。しかし、そこで共有した内容を冷静にとらえなおす必要があります。その作業は、対象者にどのような影響を与えるのか、健康と幸福に寄与するものなのかを考え、仮にそうではないと判断できる内容であれば、対象者との対話の中で、生活の改善に向けて方向転換することも必要です。

思いを定量化する

ちなみに、ADOCやカナダ作業遂行測定（Canadian Occupational Performance Measure：COPM）などを用いて面接評価を実施する際、大切な作業についての話をするだけで、遂行度や満足度を評価しないという話をときどき耳にします。しかし、遂行度や満足度などの指標は、単に前回の評価結果との比較のために存在するのではありません。

現在の遂行度や満足度を数値で表すために状況を言語化する、前回との差について理由を考え言語化するというプロセスは、対象者が感覚的にしかとらえていなかったことを明確にする効果が期待できます。つまり、次に解決すべき課題を明確にすることや、目標を適切に修正することを補助します。

仮に遂行度が向上しても、満足度の向上が伴わない場合、対象者はその作業を遂行しないかもしれません。反対に、満足度が向上しても、遂行度が伴わない作業は、長続きしないかもしれません。作業療法士は、遂行度・満足度について対象者と十分に話し合いながら、その両方が向上していくように協働する姿勢が求められます。

評価の信頼性は協働の程度に比例する

遂行度や満足度といった患者報告式アウトカム（patient reported outcome：PRO）は、しばしばその信頼性が議論の的になります。確かに客観的かつ定量的な検査などと比較すると、信頼性に欠く印象は否めません。また、対象者の中には、「前回は○○と答えたから、今回は少し高めに回答したほうがよいのか…？」「お世話になっている先生だから高めに答えたほうがよいか…」など、さまざまなバイアスが介在する可能性も否定できません。

では、このようなPROには意味がないのかというと、決してそんなことはありません。今回のエピソードの上原さんがそうであったように、主体的に作業療法に参加し、作業療法士と協働できている場合は、対象者自身が目標指向的に内省を行いながら、余計なバイアスが介在しない回答をしてくれます。PROの信頼性の是非を問う前に、まずは対象者自身がしっかりと回答してくれるような協働関係を構築することに価値を置きましょう。

背負う強さとは？

ここまで、面接評価時のポイントや注意点を説明してきました。対象者にとって過度なストレスにならないよう十分に注意を払いながら、対象者が心の中で考えていることを言語化する過程を補助し、そのプロセス自体が次の行動の動機づけになるように面接評価を行うことが大切です。上原さんがエンパワメントされていく様子に、野原はかなり嬉しそうでした。対象者のいきいきとした姿を見るととても嬉しい気持ちになります。時にはワイワイとにぎやかな時間が流れることもあるでしょう。一方で、第7話［p102］でも触れた、対象者の心の内にある重さを忘れてはいけません。どんなにADL能力が向上しても、趣味や家事が再開できるようになっても、対象者は障害を持ちながら生きる思いを一生背負い続けます。

時間の流れや、さまざまな目標を達成する過程を通して、以前より折り合いをつけることができるようになっても、それは前述の思いが消えたわけではありません。

対象者は、「障害を抱えて生きる」という事実をずっと背負って生きていきます。

そして、私たちが支援できる「背負う強さ」とは、大切な作業にかかわることによって得る役割や習慣です。

○会話が盛り上がっても、対象者が抱える苦しみを忘れないようにしよう

○対象者の現状を理解しようとし続けよう。そのうえで対象者が大切な作業を想起できるように工夫をしよう

○面接評価は、作業の三つの側面を意識しながら進めよう

［文献］
［1］ ADOC PAPER版：http://adocproject.com/manual/trial

第13話

作業療法をすることで作業療法士になる

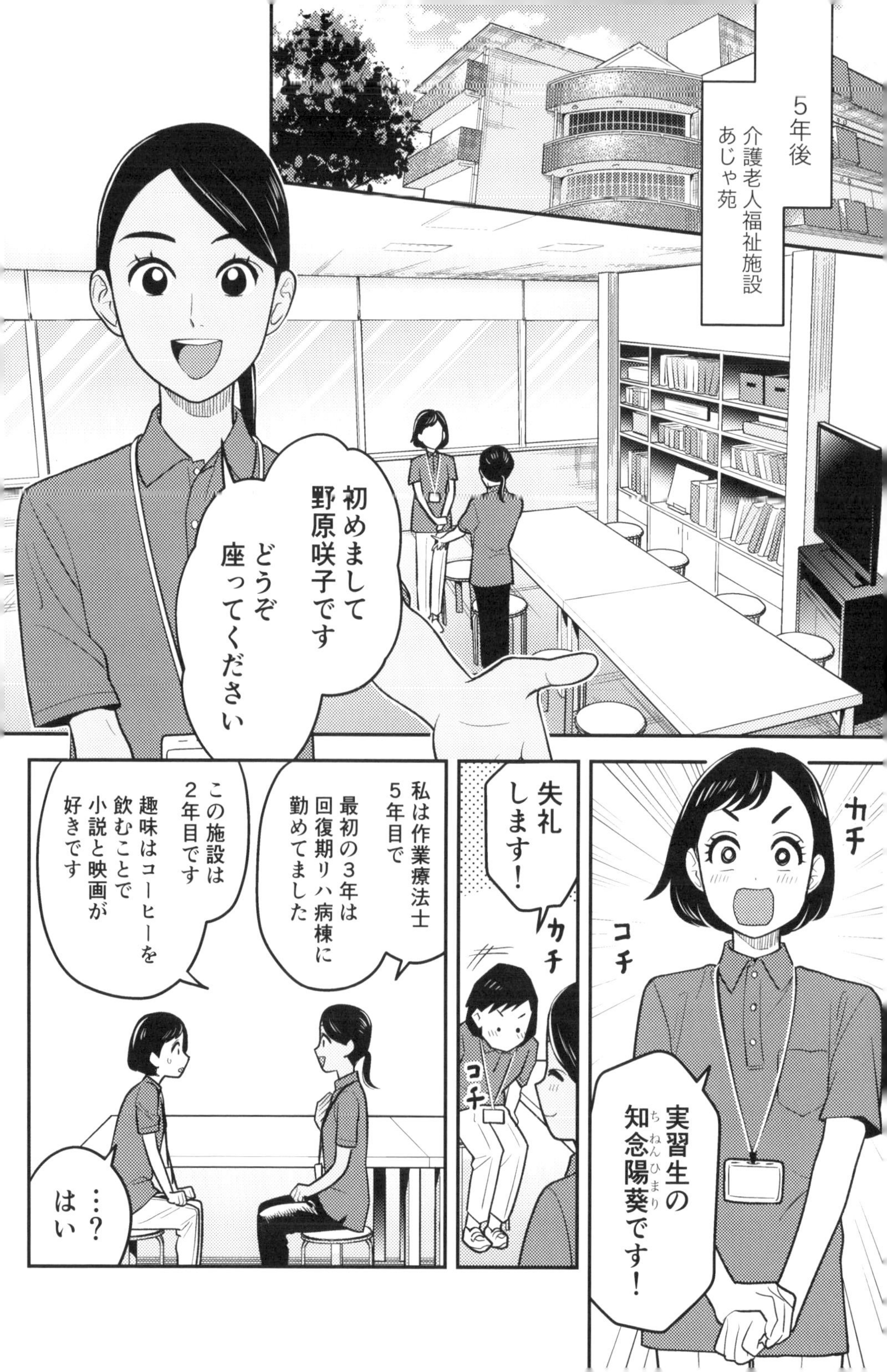
5年後
介護老人福祉施設
あじや苑
初めまして 野原咲子です どうぞ 座ってください
カチ
コチ
実習生の 知念《ちねん》陽葵《ひまり》です！
失礼 します！
カチ
コチ
私は作業療法士 5年目で 最初の3年は 回復期リハ病棟に 勤めてました
この施設は 2年目です 趣味はコーヒーを 飲むことで 小説と映画が 好きです
…？ はい

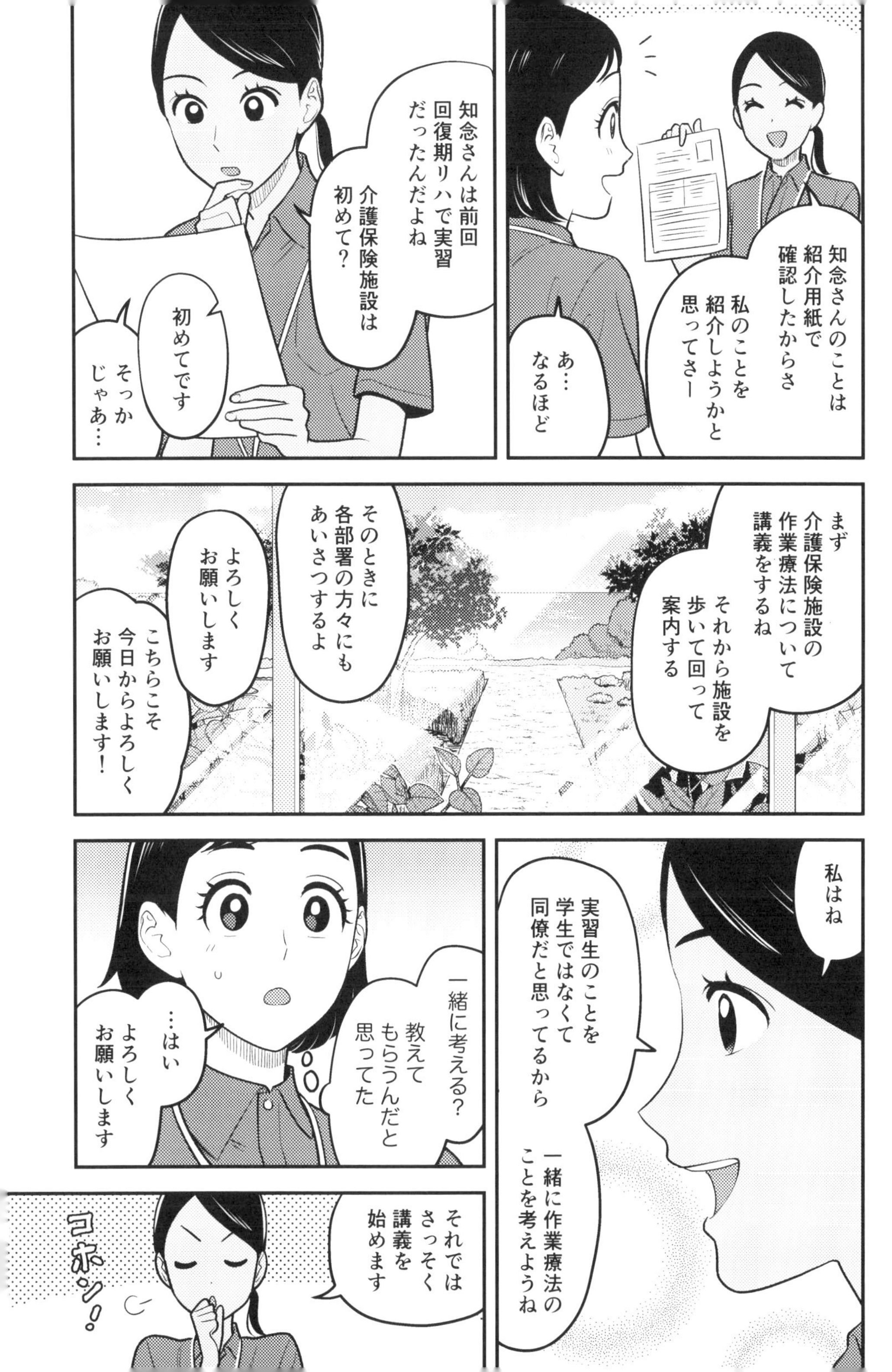
知念さんのことは紹介用紙で確認したからさ
私のことを紹介しようかと思ってさー
あ…なるほど
知念さんは前回回復期リハで実習だったんだよね
介護保険施設は初めて?
初めてです
そっかじゃあ…
まず介護保険施設の作業療法について講義をするね
それから施設を歩いて回って案内する
そのときに各部署の方々にもあいさつするよ
よろしくお願いします
こちらこそ今日からよろしくお願いします!
私はね
実習生のことを学生ではなくて同僚だと思ってるから
一緒に作業療法のことを考えようね
一緒に考える?
教えてもらうんだと思ってた
…はい
よろしくお願いします
それではさっそく講義を始めます
コホン!

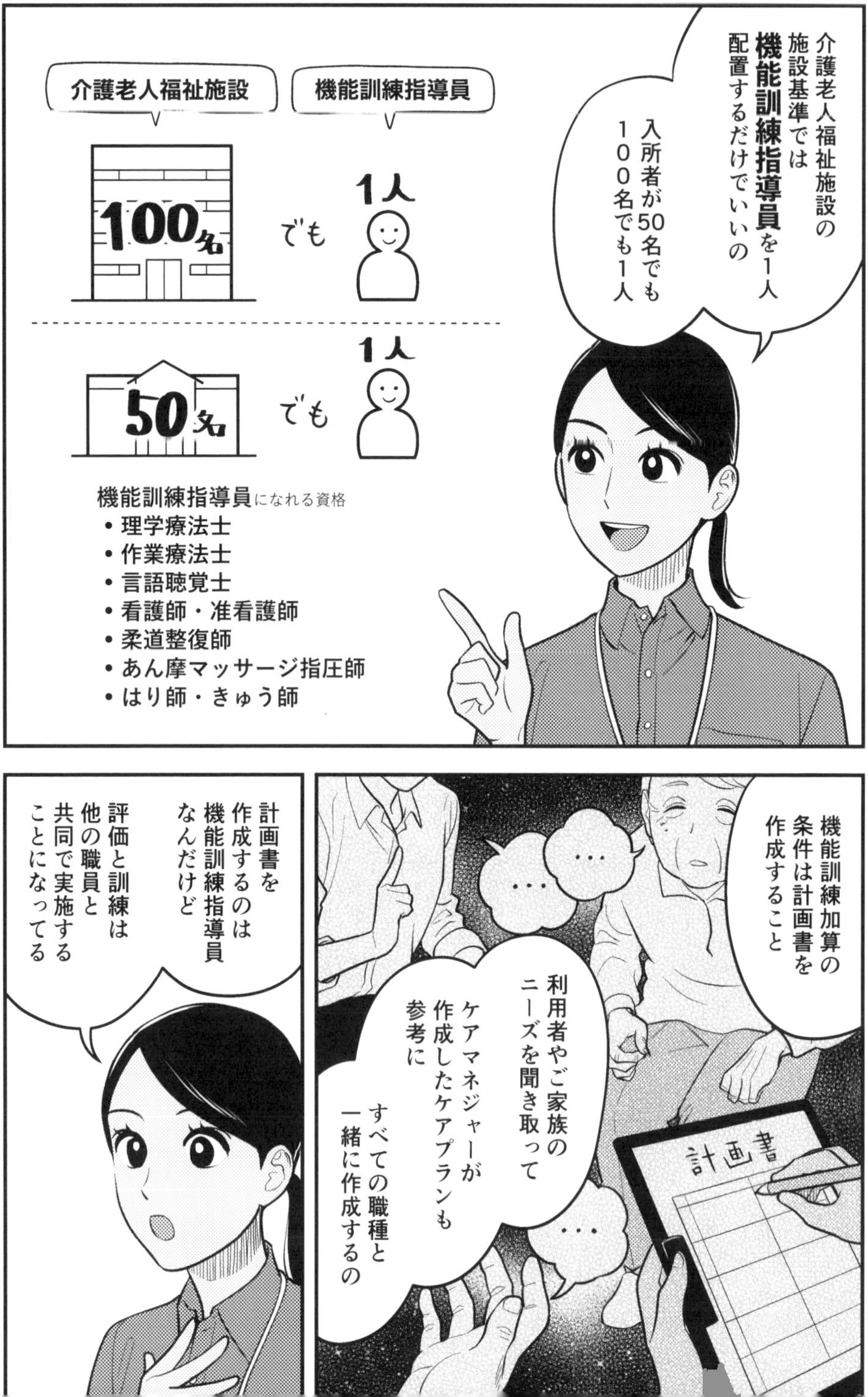

介護老人福祉施設の施設基準では**機能訓練指導員**を1人配置するだけでいいの
入所者が50名でも100名でも1人
介護老人福祉施設
機能訓練指導員
100名
でも
1人
50名
でも
1人
機能訓練指導員になれる資格
• 理学療法士
• 作業療法士
• 言語聴覚士
• 看護師・准看護師
• 柔道整復師
• あん摩マッサージ指圧師
• はり師・きゅう師
機能訓練加算の条件は計画書を作成すること
…
…
利用者やご家族のニーズを聞き取って
ケアマネジャーが作成したケアプランも参考に
すべての職種と一緒に作成するの
計画書
…
計画書を作成するのは機能訓練指導員なんだけど
評価と訓練は他の職員と共同で実施することになってる

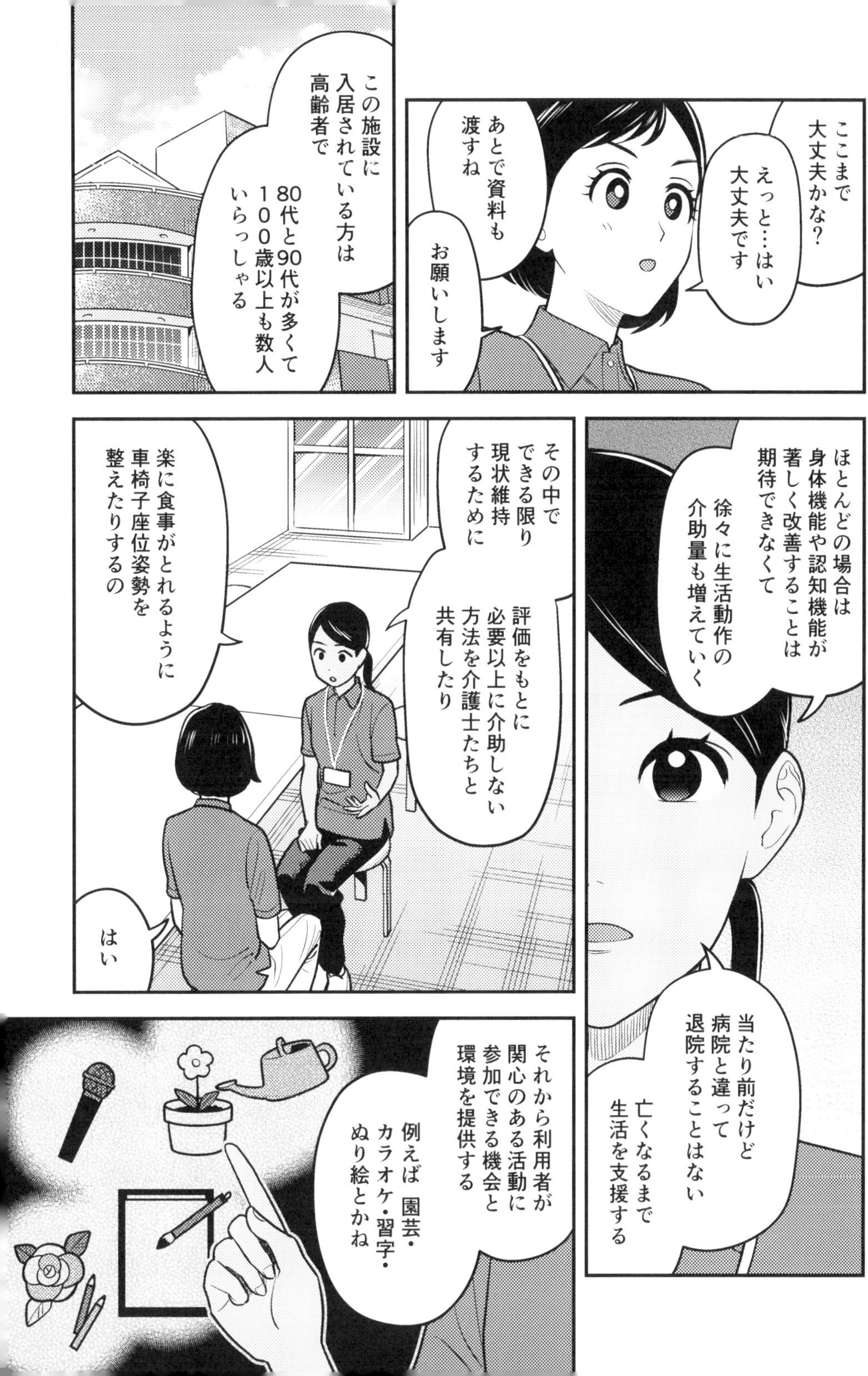
ここまで大丈夫かな?
えっと…はい大丈夫です
あとで資料も渡すね
お願いします
この施設に入居されている方は高齢者で
80代と90代が多くて100歳以上も数人いらっしゃる
ほとんどの場合は身体機能や認知機能が著しく改善することは期待できなくて
徐々に生活動作の介助量も増えていく
その中でできる限り現状維持するために
評価をもとに必要以上に介助しない方法を介護士たちと共有したり
楽に食事がとれるように車椅子座位姿勢を整えたりするの
はい
当たり前だけど病院と違って退院することはない
亡くなるまで生活を支援する
それから利用者が関心のある活動に参加できる機会と環境を提供する
例えば 園芸・カラオケ・習字・ぬり絵とかね

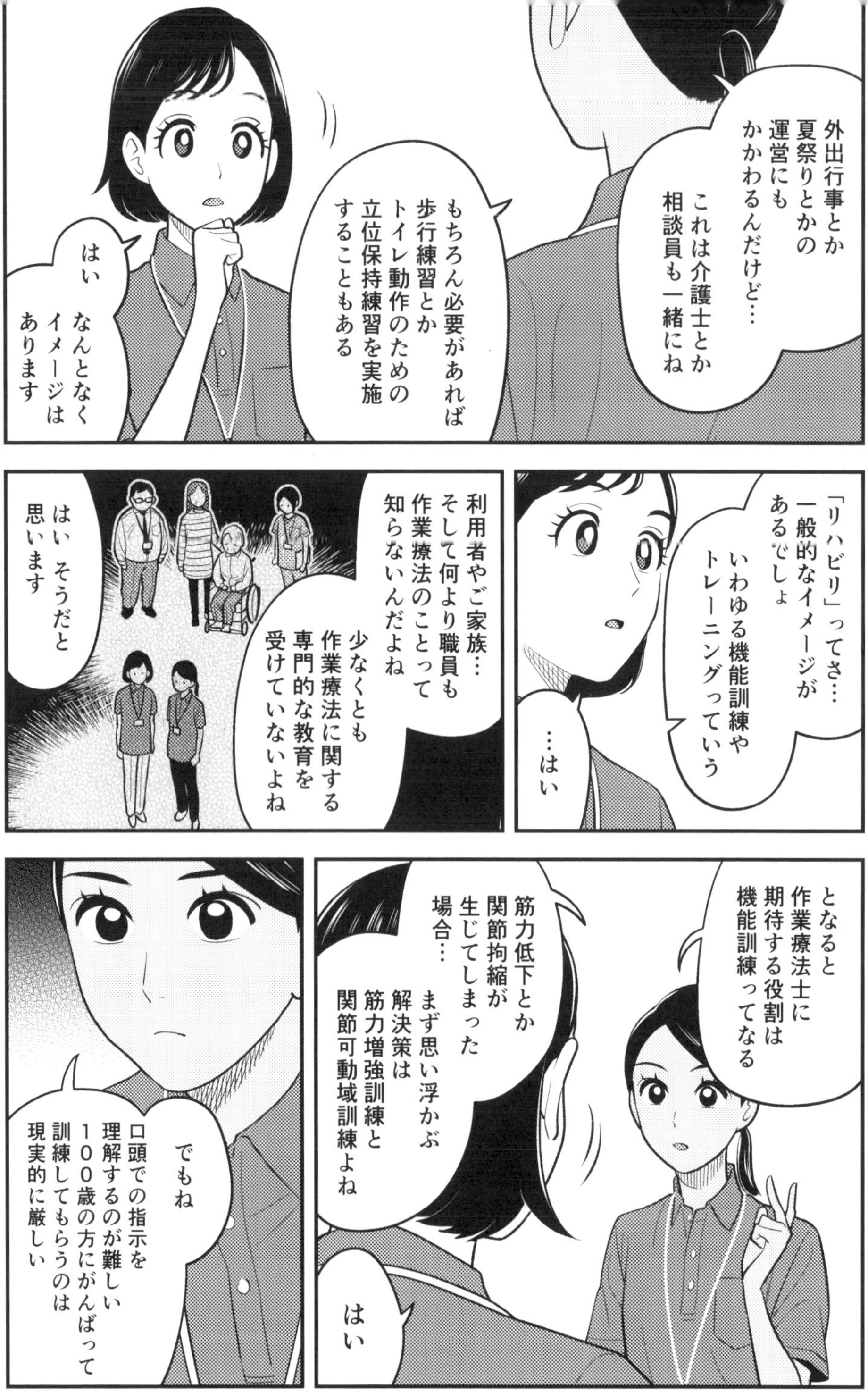
外出行事とか
夏祭りとかの
運営にも
かかわるんだけど…
これは介護士とか
相談員も一緒にね
もちろん必要があれば
歩行練習とか
トイレ動作のための
立位保持練習を実施
することもある
はい　なんとなく
イメージは
あります
「リハビリ」ってさ…
一般的なイメージが
あるでしょ
いわゆる機能訓練や
トレーニングっていう
…はい
利用者やご家族…
そして何より職員も
作業療法のことって
知らないんだよね
少なくとも
作業療法に関する
専門的な教育を
受けていないよね
はい　そうだと
思います
となると
作業療法士に
期待する役割は
機能訓練ってなる
筋力低下とか
関節拘縮が
生じてしまった
場合…
まず思い浮かぶ
解決策は
筋力増強訓練と
関節可動域訓練よね
はい
でもね
口頭での指示を
理解するのが難しい
100歳の方にがんばって
訓練してもらうのは
現実的に厳しい

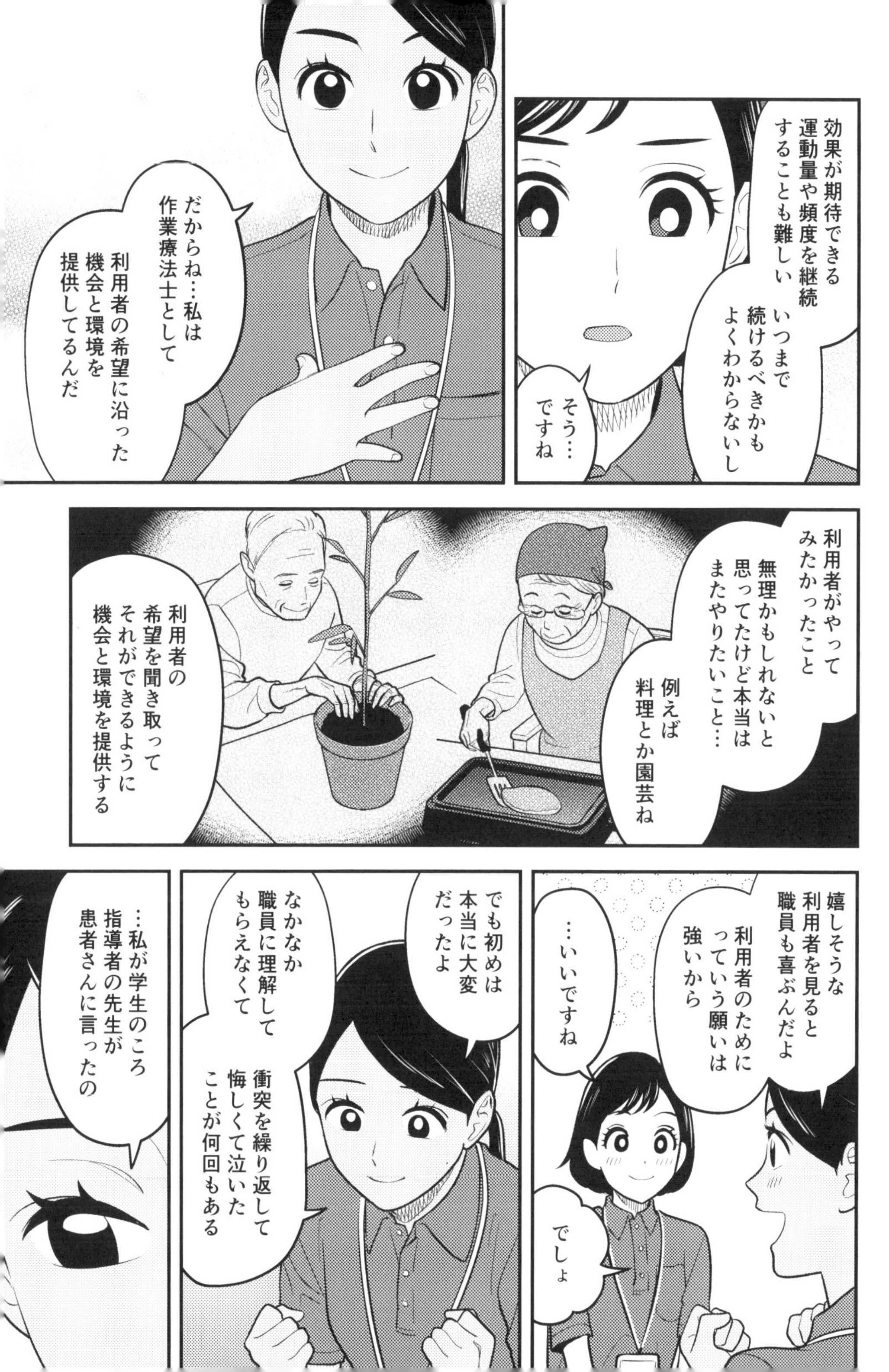
効果が期待できる運動量や頻度を継続することも難しい
いつまで続けるべきかもよくわからないし
そう…ですね
だからね…私は作業療法士として利用者の希望に沿った機会と環境を提供してるんだ
利用者がやってみたかったこと
無理かもしれないと思ってたけど本当はまたやりたいこと…
例えば料理とか園芸ね
利用者の希望を聞き取ってそれができるように機会と環境を提供する
嬉しそうな利用者を見ると職員も喜ぶんだよ
利用者のためにっていう願いは強いから
…いいですね
でしょ
でも初めは本当に大変だったよ
なかなか職員に理解してもらえなくて
衝突を繰り返して悔しくて泣いたことが何回もある
…私が学生のころ指導者の先生が患者さんに言ったの

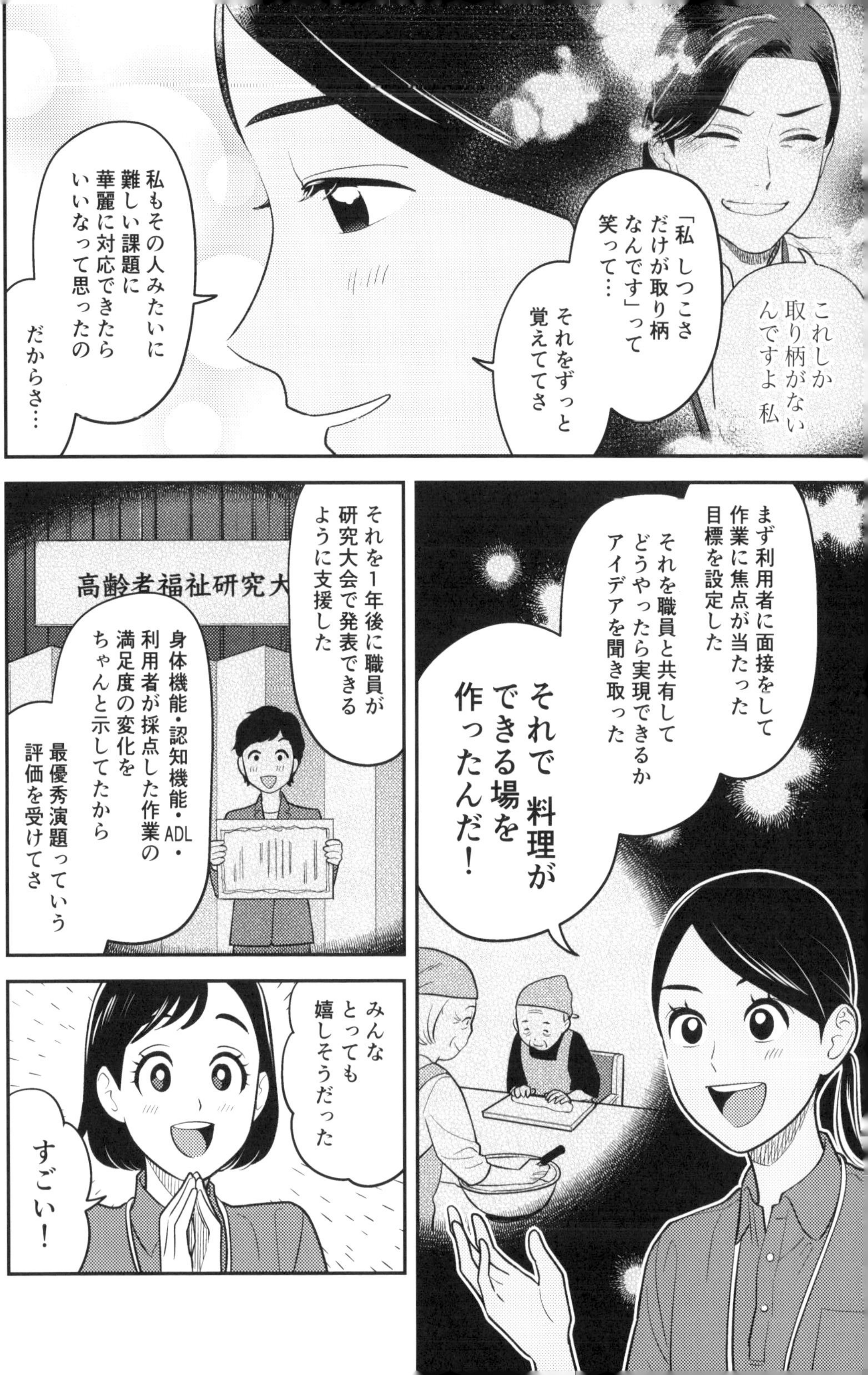
これしか取り柄がないんですよ 私
「私 しつこさだけが取り柄なんです」って笑って…
それをずっと覚えててさ
私もその人みたいに難しい課題に華麗に対応できたらいいなって思ったの
だからさ…
まず利用者に面接をして作業に焦点が当たった目標を設定した
それを職員と共有してどうやったら実現できるかアイデアを聞き取った
それで 料理ができる場を作ったんだ!
高齢者福祉研究大
それを1年後に職員が研究大会で発表できるように支援した
身体機能・認知機能・ADL・利用者が採点した作業の満足度の変化をちゃんと示してたから
最優秀演題っていう評価を受けてさ
みんなとっても嬉しそうだった
すごい!

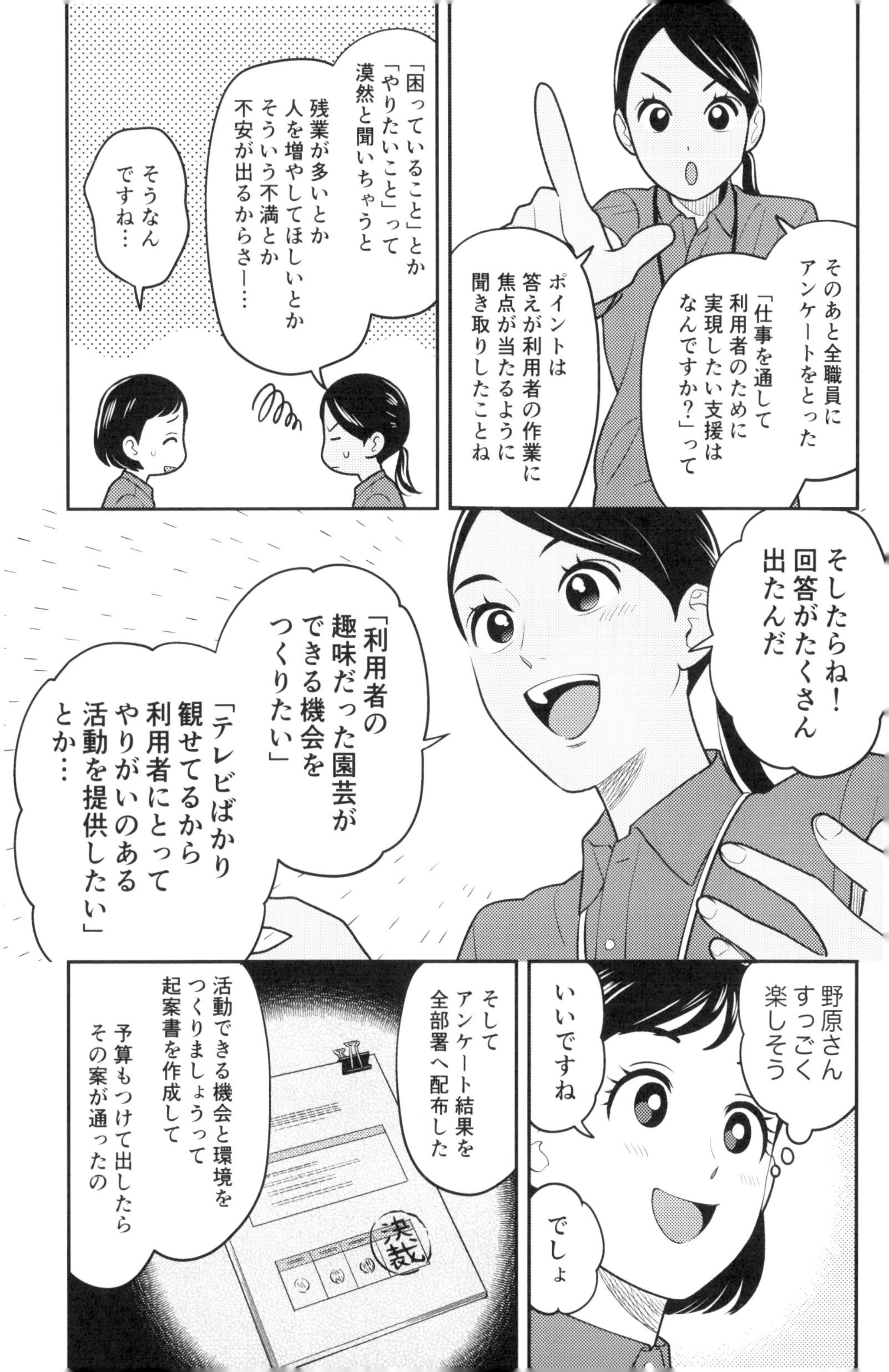
そのあと全職員にアンケートをとった
「仕事を通して利用者のために実現したい支援はなんですか？」って
ポイントは答えが利用者の作業に焦点が当たるように聞き取りしたことね
「困っていること」とか「やりたいこと」って漠然と聞いちゃうと
残業が多いとか人を増やしてほしいとかそういう不満とか不安が出るからさー…
そうなんですね…
そしたらね！回答がたくさん出たんだ
「利用者の趣味だった園芸ができる機会をつくりたい」
「テレビばかり観せてるから利用者にとってやりがいのある活動を提供したい」とか…
野原さんすっごく楽しそう
いいですね
でしょ
そしてアンケート結果を全部署へ配布した
活動できる機会と環境をつくりましょうって起案書を作成して
予算もつけて出したらその案が通ったの
決裁

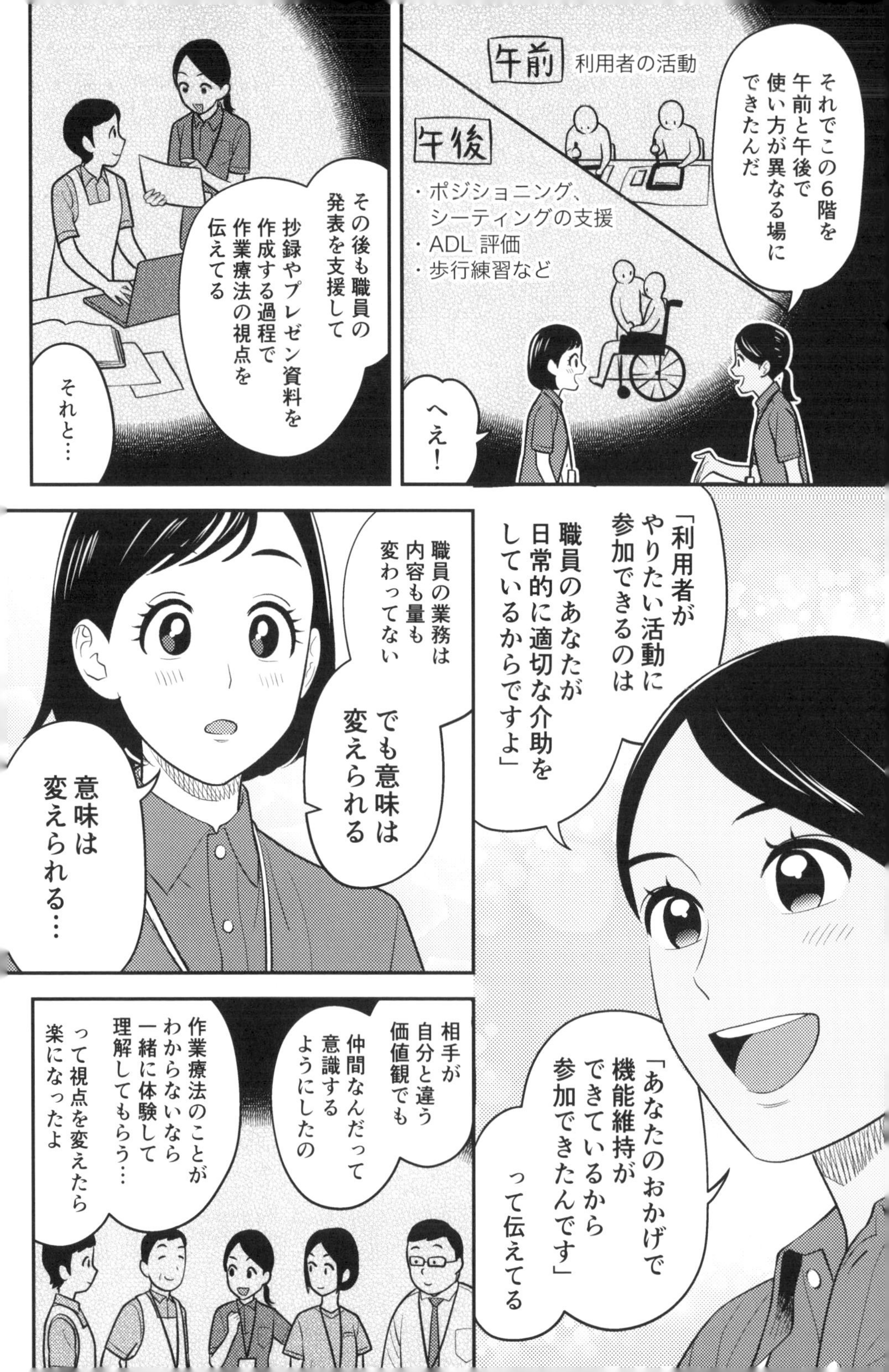

それでこの6階を午前と午後で使い方が異なる場にできたんだ
午前
利用者の活動
午後
・ポジショニング、シーティングの支援
・ADL 評価
・歩行練習など
へぇ！
その後も職員の発表を支援して抄録やプレゼン資料を作成する過程で作業療法の視点を伝えてる
それと…
「利用者がやりたい活動に参加できるのは職員のあなたが日常的に適切な介助をしているからですよ」
職員の業務は内容も量も変わってない
でも意味は変えられる
意味は変えられる…
「あなたのおかげで機能維持ができているから参加できたんです」
って伝えてる
相手が自分と違う価値観でも仲間なんだって意識するようにしたの
作業療法のことがわからないなら一緒に体験して理解してもらう…
って視点を変えたら楽になったよ

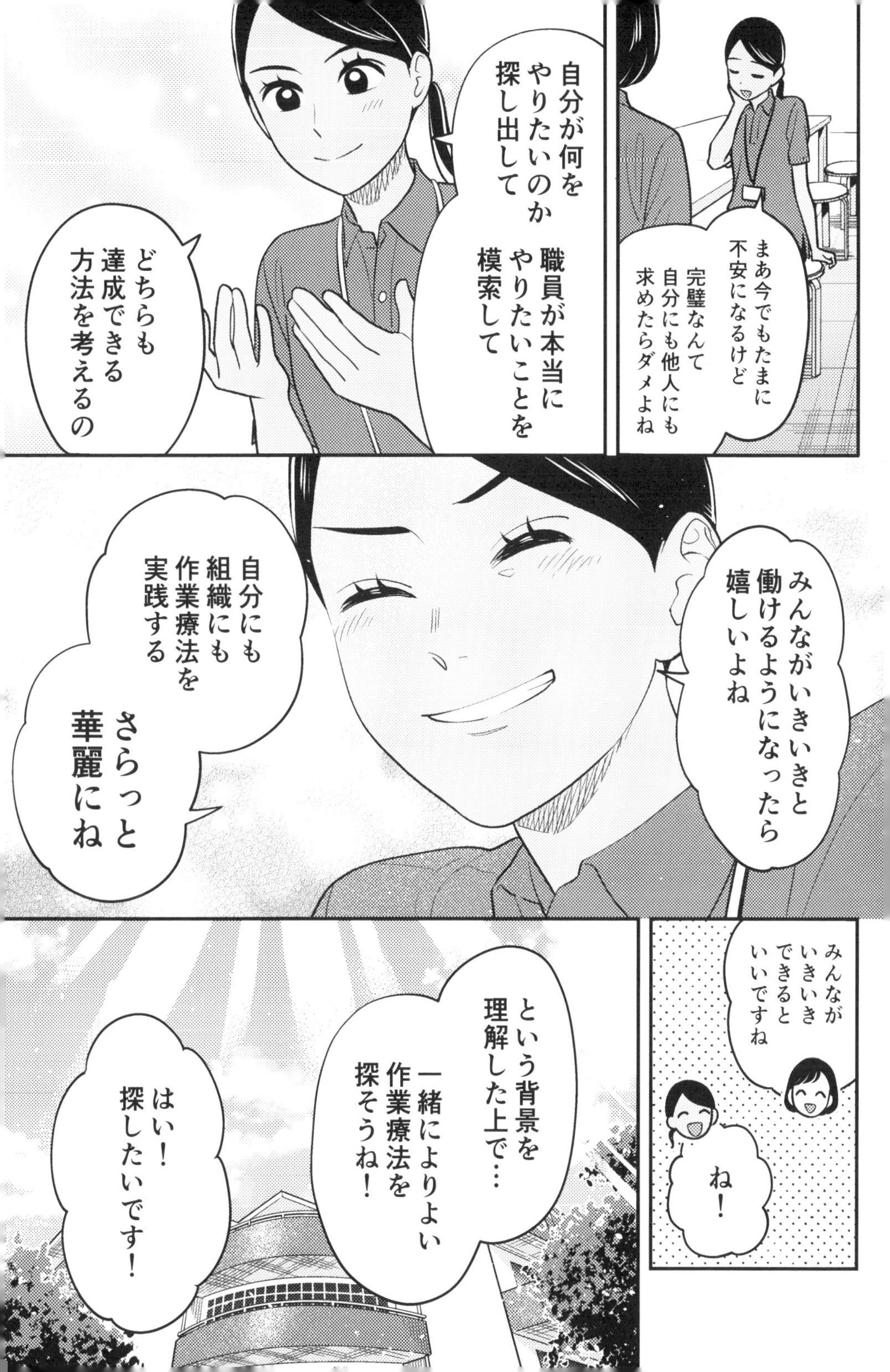
まあ今でもたまに不安になるけど
完璧なんて自分にも他人にも求めたらダメよね
自分が何をやりたいのか探し出して
職員が本当にやりたいことを模索して
どちらも達成できる方法を考えるの
みんながいきいきと働けるようになったら嬉しいよね
自分にも組織にも作業療法を実践する
さらっと華麗にね
みんながいきいきできるといいですね
ね!
という背景を理解した上で…
一緒によりよい作業療法を探そうね!
はい!探したいです!

解説

皆でよりよい作業的存在になるために

ずいぶんと時間が流れ、最終話は野原が臨床実習指導者になる場面でした。野原が学生の知念と接する様子は、まるであの日の花城のようです。本書を手にとってくれた実習指導者の先生も、過去には学生として臨床実習に臨んだことがありました。また、学生さんも、いつか自分自身が学生指導を行う日がきます。

臨床実習指導は「作業療法」そのもの

「臨床実習指導者講習会」が全国で開催されるようになり、指導者の「実習指導」という作業の形態は、以前よりも統一性のあるものになってきたものの、やはりそこには指導者の個性が出ます。野原は知念の実習初日から、臨床の難しさ、楽しさ、作業に焦点を当てた実践の障壁、障壁を乗り越えた経験など、さまざまな側面をしっかりと言語化して学生に伝えた上で、希望を持つことができるようにかかわっていました。

対象者と向き合う作業療法、そして学生と向き合う臨床実習、この構造はきわめて似ています。

臨床実習指導とは、つまりは「学生という対象者」が、「作業療法という作業」ができるように支援を行う「作業療法」です。学生指導に必要な要素は、日々行っている作業療法の中にあります。学生は大きな不安を抱えて実習初日を迎えます。その不安を取り除くためには、指導者との信頼関係が必要です。また、「できなかったことができるようになる」経験をショートステップに積み重ねることも大切です。そして、最初は指導者の指示通りに遂行する場面が多いかもしれませんが、少しずつ、指導者の監督下で学生自身が考え、思考を統合・言語化し、望ましい行動選択ができるようになっていくことが望まれます。学生が臨床実習指導者から受けた「作業療法」が、脈々と次世代に受け継がれていきます。

理想と現実の間を生きる

野原は知念に対して、自身が働く施設での過去の取り組みについて説明していました。この取り組みは、もちろん対象者のために行われたものですが、そこには、「対象者も、職員も、自分自身も、みんなでよりよい作業的存在になろう！」というメッセージが込められています。だれもが皆、よい仕事をしたいと思っています。しかし、臨床現場の忙しさの中で、いつの間にか大切なことを忘れ、最初に抱いた志とは異なるような仕事をしてしまうこともあります。いえ、おそらく忘れてはいないのです。わかっているからこそ苦しいのだと思います。このようなジレンマを抱えながら日々業務にかかわる人は少なくないのではないでしょうか。

自分の大切な作業を大切にするために

野原はこのような現状に対して、対象者中心の実践を周囲に押しつけるのではなく、全員がエンパワメントできる方法を選択しました。

対象者の作業療法に成功体験の蓄積が不可欠なように、対象者を支援する職員にも成功体験が必要です。

私たちは、成功体験の大切さを誰よりもわかっていながら、自分に対してはおざなりになりがちかもしれません。

目の前の対象者と向き合うとき、そこには大きく分けて二つの選択肢があります。一つは、全力で目標達成を支援すること。そしてもう一つは、できるだけ労力をかけずに省エネな支援を行うことです。言うまでもなく必要な支援は前者なわけですが、人は日々の業務に疲弊すると、後者を選択しがちになります。しかしながら皮肉なことに、後者を選択した場合、刹那的な業務量を減らすことはできても、自分の仕事を、そして自分自身を、どんどん嫌いになっていきます。反対に、前者を選択した場合は、業務量的には大変な場合もありますが、確実に対象者にかかわる人全員がエンパワメントされていきます。

臨床現場は綺麗事では片付けられない課題がたくさんあります。多忙を極める中で理想を追求し続けることは容易ではありません。だからこそ、大変なときにこそ、私たちは「心の声」を聞く必要があります。そして、心の声に向き合った結果が、対象者と自分たち全員にとって利益となるように、つまり、誰かの自己犠牲によって成り立つ対象者中心の実践ではなく、かかわる人全員がエンパワメントされるように、組織づくりを行うことが大切です。

曖昧さ=自由と責任

さて、本書もそろそろ終わりに近づいてきました。みなさんの中に何か変化はありましたか？本書のテーマは「作業療法の曖昧さ」でした。「この疾患の対象者には○○をする。」そんなふうに決まっていたら楽ですよね。でも作業療法にはこうした画一的な方法は準備されていません。

ここまで繰り返し述べてきたように、人はどうすればよいか悩むとき、どうしても「何をするのか？」に関心が向きます。しかし、悩めるときに必要なのは、「なぜするのか？」に立ち返ることです。

対象者とのコミュニケーションも、文献を調べることも、クリニカルリーズニングも、提供する一つひとつの作業療法プログラムも、

それらの質や意義は、すべてあなたが考える「なぜ?」の上に乗っています。

対象者は、一人ひとり異なる作業的存在です。異なる作業的存在であるということは、作業療法目標も全員異なり、当然その目標にたどりつくためのプログラムも全員異なります。時間をかけて立案した目標やプログラムを、明日にはもう変更しなければならない場合もあります。

確かに作業療法は曖昧な仕事と言えるかもしれません。しかし、曖昧であるということは、自由度が高いと言い換えることもできます。同時に、自由度が高いということは、そこに責任を同居させる必要があります。

みなさんが養成校で学んだのは、作業療法の答えではなく、作業療法を考えるための知識です。作業療法の曖昧さを引き受けることができるよう、いつも「なぜ?」を忘れず、対象者のことを考え続けてください。対象者と一緒に考え続けてください。

作業療法は「よく生きる方法」

そう言えば、以前『作業療法ジャーナル（三輪書店）』の連載欄「あなたにとって作業療法とは

何ですか？」に寄稿したことがありました。これは、毎月一人の作業療法士が、自分にとっての「作業療法」を色紙一枚に自由に表現するというものです。筆者が色紙に示したのは、たった一言「よく生きる方法」でした。

そこには作業という言葉を使用しませんでした。生きるとは作業とかかわり続けることだからです。また、すべての人が作業とかかわりながら生きているわけですから、対象を限定するような障害という言葉も使いませんでした。加えて、「よりよく生きる」ではなく「よく生きる」としました。相対的な比較対象を設定することに意味を見出せなかったからです。

作業療法士になるために私たちが学んだ知識や技術は、人がよく生きるための方法です。それは、目の前の対象者に対してのみならず、自分自身に対しても、もちろん臨床実習指導においても活かすことができます。

- 臨床現場には綺麗事ではすまされないことがたくさんある。でもみんなでよりよい作業的存在になろう
- そのために、自分の大切な作業を大切にしよう。対象者にも、家族にも、チームにも、そして自分にも作業療法をしよう

Column7

なんで学会に参加するの？

みなさんは学会に参加したことはありますか？　毎年開催される「日本作業療法学会」をはじめとする、さまざまな全国規模の学会や各都道府県学会、地方学会などがあります。また、作業療法学会のほかにも、作業療法士が参加する学会の分野・領域は多岐にわたります。学生であれば、格安（無料の場合もあり）で参加できる学会も少なくありません。

そもそも学会に参加することにはどのような意義があるのでしょうか？参加の形は大きく分けて二つあります。一つは演者（発表する立場）として参加する形、もう一つは演題を持たずに参加する形です。

前者の場合、自分が経験した事例報告や研究発表を行います。「なぜわざわざ発表なんてしなきゃならないの？」と思う人もいるかもしれません。もちろん発表は“しなければならない”わけではありません。しかし、私たちが現在、作業療法士として診療報酬を得られるのは、先人たちが星の数ほどの実践報告や作業療法の発展につながる研究報告を重ねてきてくれたからにほかならない、という事実は真摯に受け止める必要があります。

みなさんが自分の実践や研究をまとめ、それを世の中に向かって発信することは、目の前の対象者のみならず、まだ出会ったことのない未来の誰かの役に立つかもしれません。国家資格を持つプロフェッショナルとして仕事をする以上、自分や目の前の対象者にとっての利益だけでなく、より俯瞰的な視野で社会を見つめ、その発展に寄与する行動を心がけたいものです。

もちろん上記のほかにも学会で発表する意義はたくさんあります。同じような実践をした仲間と出会うことで、お互いの実践をより洗練させることができるかもしれません。これから研究を一緒に行う仲間との出会いがあるかもしれません。演題を持たずに参加する場合であっても、臨床の悩みの解決につながるような報告を聴くことができるかもしれません。学会への参加には、自分の可能性を広げるヒントやチャンスがたくさんあります。それは当然のことながら対象者の利益へとつながります。

学会と聞くと、“難しそう”“怖い”などと思う人もいるかもしれません。確かに、初めて演題発表を行ったときは筆者もガチガチに緊張したことを今でも覚えています。まずは演題を持たずに気楽に参加してみてはいかがでしょうか？　できれば学生のうちに経験することをオススメします。

付録

原作者・上江洲の感性を磨いた作品 本書の誕生秘話

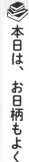

原作者・上江洲の 感性を磨いた作品

本日は、お日柄もよく

原田マハ（徳間文庫、二〇一三年）

スピーチライターという職業の話。実習生に勧める初めの一冊。失敗を繰り返しながら少しずつ自信を育んでいく過程に、新人だったころの自分が重なる。何が正しいのかわからなくてもいい。知ろうとする過程にこそ価値がある。少しでも何かを手に入れたなら、それを必要とする誰かに届けたい。わかりやすく、美しい言葉で手渡したい。

美丘

石田衣良（角川文庫、二〇〇九年）

命はいつまでもあるものではない。キャラクター性の強いヒロインに振り回される主人公。生き急ぐように見えた彼女には、誰も知らない秘密があった。物語の流れが読めず没頭してしまう。外見や行動では人の抱える苦しみはわからない。時間をかけて理解に近づいたとき、私たちにはどのような選択肢があるのか。選んだことに責任を持てるのか。

レインツリーの国

有川 浩（角川文庫、二〇一五年）

障害のことは本当の意味で他人には理解できない。私たちは誰かを思いやり、理解したいと望む。障害者として対峙するとき、なおさら強く願う。しかし、相手へ伝わりすぎないように配慮する。あわれみと誤解されないように。何が正しいのかわからないままに。私たちは絶望から逃げたくて正解を求めたがる習性がある。是非は問わない。自覚はしたい。

号泣する準備はできていた

江國香織（新潮文庫、二〇〇六年）

人の言葉と気持ちを美しく、深く、愉快に表現している短編集。傷つけたくない、傷つけられたくないと望むのに、人はどうして時に自分を殺してまで、痛い言葉を選んでしまうのか。気持ちはいつも穏やかでいられないのか。答えを探すのではなく、感じるための旅。過去に誰かを傷つけてしまったことを記憶している人は、きっと優しい人になれる。

海をあげる

上間陽子（筑摩書房、二〇二〇年）

質的調査で地域の課題をとらえようとする教育学者のエッセイと調査報告が混じり合った作品。痛々しい内容なのに、ページをめくる手が止まらない。作業療法士が解決しようと臨んでいる課題は、社会全体から見ればわずかなことにすぎないという当たり前のことを気づかせてくれた。関心を持つことが、私たちにできる初めの勇気ある一歩である。

チ。地球の運動について（全8巻）

魚豊（小学館、二〇二〇～二〇二二年）

科学と信念と勇気がテーマのマンガ。私たちは常識や慣例にとらわれていないか疑い、前提が正しくないと感じたのなら、勇気を持って真実を追究する一歩を踏み出すべきだ。それは義務というよりは、知ろうとする自分自身に従う権利と言える。しかし、考えることを放棄する権利もある。私たちは選ぶ権利を他人に委ねてはならない。

インターステラー

クリストファー・ノーラン監督（ワーナー・ブラザーズ、二〇一四年）

「時間の仮定を疑わない理論の下で答えを導こうとした前提では、再帰的で意味がない。両手を縛られたままで戦うようなものだ」と静かに憤るマーフのセリフが忘れられない。時間を作業療法に置き換えて、冷静さを保とうと意識している。宇宙や時間の概念は少し難解かもしれない。あまり深く考えすぎずに、自由に映像を楽しんでほしい。

しあわせのかおり

三原光尋監督（二〇〇八年）

障害と生き甲斐について考えさせられた。そこに作業療法という言葉はないが、私たち作業療法士が目指す作業に近いものを感じる。自分だけの生活史、失って初めて自覚する誇り、これから生きていく目的…。作業とは、特別なイベントだけではない。培ってきた経験が、困難に直面した瞬間から意味を生み始める。それを見つけ、大切にできる作業療法士になりたい。

フォレスト・ガンプ／一期一会

ロバート・ゼメキス監督（一九九五年）

己の限界を決めつけず、可能性を自由に求める。人に認められることよりも、純粋に興味あることへ没頭し、どこまでも走り続ける。そこに何があるのかはわからなくてもいい。何もなくてもいい。それでもきっといつか点と点はつながって、人とのかかわりに結びつく。自分への疑いを捨て去って飛び出せば、すべての人生は強くて美しい。

湯を沸かすほどの熱い愛

中野量太監督（二〇一八年）

命に限りがあると知ったとき、私たちは何を望み、何を恐れるのか。生きている間にやるべきことは何か、実現できない場合に絶望することは何か。テーマは重いはずなのに、軽快な言葉と大胆な行動に心が動く。ただ一つ、なぜあそこで石を投げたのか、いまだにわからない場面がある。それも人生の醍醐味かもしれない。大切な人と何度でも観たい映画。

本書の誕生秘話

制作が一段落したころ、原作者の上江洲先生、解説担当の齋藤先生、漫画家のえんぴつさんに、制作過程での苦労や工夫、各場面に込めた思いを振り返っていただきました。
本書が発行に至るまでにどんなことがあったのか、三人の「頭の中」を、読者の皆さまへのメッセージとして、あとがきに代えてお届けします。

責任を背負った選択

――早速ですが、企画の出発点を振り返ってみていかがですか？

上江洲　企画のスタートのことは、はっきり覚えていますよ。福岡の学会〔1〕で齋藤さんから担当の小段さん（自身も作業療法士免許を持つ医学書院の編集者）を紹介してもらったのが始まりでしたよね。たしか昼間からビールを飲んで……。

齋藤　いやいや、昼じゃないですよ！　夕方かな（笑）。

上江洲　学会終わりの夕方だったね（笑）。そうそう、そこで小段さんから（僕らの）「頭の中を見たい」と言われたんですよね。実はこの質問は学会やセミナーの講演終わりによく聞かれるんですけど、いつも答えることを躊躇していました。というのも、この質問に答えることは「Aという状況ではBのように対応しましょう」という画一的なマニュアルを教えることになるんじゃないかという懸念があって、すごく悩んでいたからです。

齋藤 ハウツー本をつくる怖さみたいなことでしょう?

上江洲 そうそう。でも、今はSNSを中心にいろんなハウツーが紹介されていて、それらのツールを利用して学ぶ人が多いよね。でも、だからと言って臨床の力が育ちにくくなったかというと、そうでもないよね。むしろ自分たちのときより、ずっと優秀だし。

齋藤 もしも状況を問わず、ある言説に従って画一的に評価や治療を進めてしまうと、対象者にとっては不利益になりかねないですよね。そうした危険性があることを公の立場で発信するのは、ものすごく無責任だなと僕も感じていました。でも、世の中には僕らが発信するもの以外に無数のものがある。だから、たくさんある中のバリエーションの一つと考えればいいのかなって、今はそう思っています。

上江洲 本書の内容は、学会の終わりに後輩たちと食事をしながら話しているようなことなんです。教科書に書いてない、リアルな、ちょっと暗くて重いようなことを、「こんなふうに受け止めないといけないときもある」とか「こういう解釈をしたら、こういう声がけもあるんじゃないか」っていう、すごく具体的な話ですよね。

[1] 第53回日本作業療法学会(二〇一九年九月六~八日@福岡国際会議場、福岡サンパレス)

それって、なかなか公には語られないけど実際はすごく必要とされている。だからこういう形で届けられるならやってみてもいいかもしれないと思いました。「これがすべての正解じゃない」というのが前提で、話を伝えられる。この企画が始まってそう思えるようになりました。

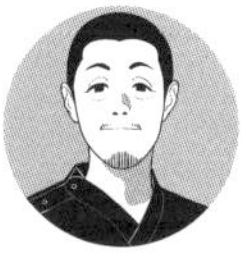

齋藤

趣味：車、コーヒー、酒、家電、料理、読書、文章を書くこと。座右の銘：Publish or Perish

マンガという表現方法

——企画を進めることが決まったところで、上江洲先生が「マンガしかないね」とおっしゃったのが、すごく印象に残っています。

上江洲　それはホントすぐ言ったよね。『HUNTER×HUNTER』（冨樫義博、集英社、一九九八年〜）の「ヒソカ対クロロ」[2]のイメージって（笑）。「何十回読んでもぜんぜん意味がわからない。でもなんだかゾクゾクする。ここでああ考えて、こうきたらこう返して……」みたいなワクワクが、すごく印象に残っていて、それと同じように作業療法の場面を書き出してみると面白いかもと思ったんですよ。

齋藤　しかも、こうやって実際に形になるのが驚きですよね。えんぴつさんの描くキャラクターが、とってもよかったです。特に花城がカッコいいんですよ。僕が小さいころは公園とかでよくヒーローごっこをしていたんですけど、そういう憧れみたいなものも、この作品には込められていると感じています。

おそらく読者層としては野原を追体験して一緒に学んでいく人が多いと思いますが、その一方で、花城になりきって臨床をするという側面もあると思うんです。だから、花城がカッコいいというのは、すごく大事なんですよね。花城の存在に心を動かされる人は多いと思います。

えんぴつ　そう言っていただけるととてもうれしいです！　ありがとうございます。

対象者のことを考え抜く

上江洲　たしかに花城の対象者に向き合う姿勢ってカッコいいよね。対象者の人生にグッとのめり込んでいくっていうか…。

齋藤　うんうん。例えば、トイレがうまくできない人の支援とか、いわゆるテクニック的なとこ

［2］　共に作中のキャラクターの名前。複数の特殊な能力を使って攻撃してくるクロロに対し、ヒソカはその発動条件やタイミング、周囲の状況など複雑な思考を巡らすことを強いられる。その思考がすべて言葉で説明されており、マンガとは思えない圧倒的な文字量で紙面が埋め尽くされている。

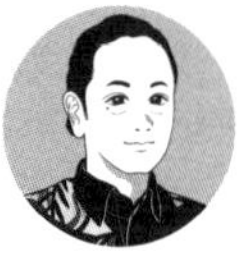

上江洲

趣味：読書、映画鑑賞、カフェめぐり、ブログ「琉球OT」

ろは、経験を積めばスキルは向上していくけど、その先に対象者の人生をどれだけ考え抜くのかは個人差がすごく大きいところだと思います。

上江洲　その差は診療報酬には反映されないし、深く考えなくても誰にも責められない。そういうふうに考えてみると、齋藤さんの言ったように、花城みたいになりたいと思う人が増えてくれると嬉しいですね。

齋藤　最終話の野原がまさにそうだよね。花城のいいところを自分にうまく落とし込んで、対象者だけでなく組織や学生にも働きかけている。

上江洲　それに、花城も（最終話の）野原も、課題を一方的に投げているだけじゃなくて、「こんなことができるようになったら超楽しいんじゃない？」というモデルになっているところがいいよね。中堅も、新人も、学生もみんな楽しんで仕事ができるようになればいいなと思う。

阿吽の呼吸

——そうした思いを背負ってスタートしたわけですが、原作を書き進める中では苦労したことも多かったのではないでしょうか。

上江洲　もともとは、各章それぞれのテーマを先に決めてからストーリーを書き始めたんです。例えば第1章だと「対象者との信頼関係」みたいな感じで。でも書き始めてみたらそれじゃうまくいかない気がして、だいたいの着地点は決めつつ、ストーリーの流れにまかせてキャラを勝手に走らせてみたんです。どんな形になっても齋藤さんだったら完璧に解説してくれると信じていたので。「ごめんなさい、アレちょっと無視します。好きにやりまーす。あとお願いしまーす」って（笑）。

齋藤　なんかもう、途中の記憶があまりない……（笑）。でも書きにくいと思った箇所は一つもなかったですね、不思議と。

上江洲　そんなふうに進めたから、一つの話の中にいくつも重要なポイントが出てきたり、複数

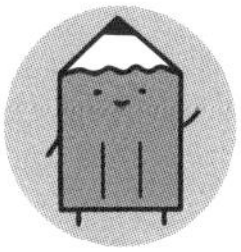

えんぴつ

趣味：絵を描くこと、手芸、石を眺めること。
友人とオレンジポメラニアンの「ぽんちゃん」と一緒に暮らしている。

の話でキーワードが重複したりしてしまって。結局、原作とマンガがすべて出揃ってから解説を書いてもらうという、とんでもない予定外のことをさせてしまったなと思っています。

齋藤　でも、いいですよね、そのほうが。勝手にキャラが動き出して、よかったと思います。

上江洲　もちろんテーマに沿って書けと言われれば書けるとは思うんですよ？　でも今回は自由にやれそうな雰囲気だったので、自由にやらせていただきました（笑）。

――お二人の関係性がなせるワザですね。

上江洲　それはありますよね。「はい！　あとよろしく」って（笑）。結果的にものすごい速さで解説ができあがってきて、さすがに驚きました。

齋藤　ぜんぜん速くはないですよ。でも、なんて言ったらいいんだろう、ストーリーを読んだときに、既視感というか、そういう感覚を抱きました。上江洲さんとはもう十年来の付き合いで、授業で使う資料をシェアしてもらったこともあったし、大城さんがピアノを弾いたところは実際に写真で見たことがあったよね。

上江洲　そうでしたね。

齋藤　それに、臨床への思いも重なる部分が多いから、「上江洲さんは、このときどういうふうに考えていたんだろう」ってすごく頭をひねって解説を書いたような、そんな感じはまったくなかったですよ。もちろんすべてが聞いたことのあるエピソードではなかったですが、自分にも同じような経験があったので「ここで何を言いたいのか」は、すぐにイメージできました。

隠れた工夫・設定

──えんぴつさんは、最初にこの企画を持ちかけられたときはどう思われたんでしょうか。

えんぴつ　率直に「難しそう〜」って思いました。作業療法士さんのお仕事の内容も知らなかったし、「病院の中ってよく知らないし、描くのが大変な物も多そう……」と心配していました。でも、すごく難しそうだけど、学生さんたちの役に立つならやってみたいなというのが、大きな動機になって引き受けさせていただきました。

──そのあと原作をご覧になったときはいかがでしたか？

えんぴつ　すごく描写が細かくて驚きました。マンガで全部は描ききれないけど、詳細に書いてあるのはすごくありがたかったです。キャラの設定で、どんな本が好きかとか、野原さんは彼氏が途切れずいたタイプだとかが書かれていて、「あ、そういう子なんだ」みたいな（笑）。

齋藤　すごく細かかったですね。上江洲さんの設定は。

上江洲　実は、登場人物全員にイメージしている誰かがいて、もちろん個人情報は特定できないようにアレンジしていますが、モデルになる人をベースに創作でキャラを付け足していけば、どんどん膨らむなぁと思ったんです。使うところはほんの一部なんだろうけど、セリフの端々に表れるのかもしれないなと思いながら肉付けしていきました。「普通はそうやってつくるんだから」って、小段さんから急に言われて……ね（笑）。

えんぴつ　最初、それ（図）を見て「こんなに登場人物が多いの!?」って驚きました。ストーリーをまだ全部いただいてなかったので、「これは大変だぞ」と。でも実際に登場したのは数名だったのでホッとしました（笑）。

──マンガを描かれるうえで、何かここはこだわったというポイントはありますか。

えんぴつ　地味なこだわりなんですけど、花城さんの吹き出しはきれいな形にしています。対照的に野原さんはフリーハンドで揺らぎを出して……。

上江洲　ホントだ！　初めて気づいた。

えんぴつ　『ドラゴンボール』（鳥山明、集英社、一九八四〜一九九五年）だとベジータのセリフの吹き出しって、いつもカクカクしているんですよ。そういうのいいなぁって。

齋藤　超面白い（笑）。

上江洲　文字の配置や改行の位置もすごく計算されているのがわかります。

えんぴつ　ありがとうございます。セリフはなるべく4行以上にならないように気をつけました。私は状況や心情をすべてセリフで説明しているマンガを見ると、「キエーッ」ってなっちゃうんですよね（笑）。「絵で説明せぇ、それを！」と思うので、絵で表現することを心がけました。

齋藤　いかに言葉を使わずに表現するかというのは、プロとしてのこだわりどころなんですね。

えんぴつ　そうできるようにがんばっています。でも、その一方で、本書では言葉を尽くしてやり取りすることが大事な場面も多いので、そこはなるべく削らないようにしました。

作業療法のイメージ

上江洲　ところで、えんぴつさんは作業療法のことをあまり知らなかったとおっしゃいましたけど、描いているうちにだんだんわかってきた感じがありますよね。

えんぴつ　そう言っていただけるとうれしいです。でも、話そうとすると、いまだに理学療法と作業療法がゴッチャになるときはありますね……。頭の中ではわかっているつもりなんですが（笑）。

又吉　楓
（またよし・かえで）

22歳、ベリーショート、たれ目、精神科で実習中、明るい、丸顔、弱いところを見せられない、勉強できる、父親が軽い脳梗塞で入院したことがある、飲み会のムードメーカー、意外と傷つきやすい、おしゃれにカッコつける人は苦手、彼女がいる人を好きになってしまうことがある。電車がないので沖縄の学生は車で通学・通勤する、白い中古の軽自動車、ジーパン、「ま、いいじゃん」、「あはははは」。

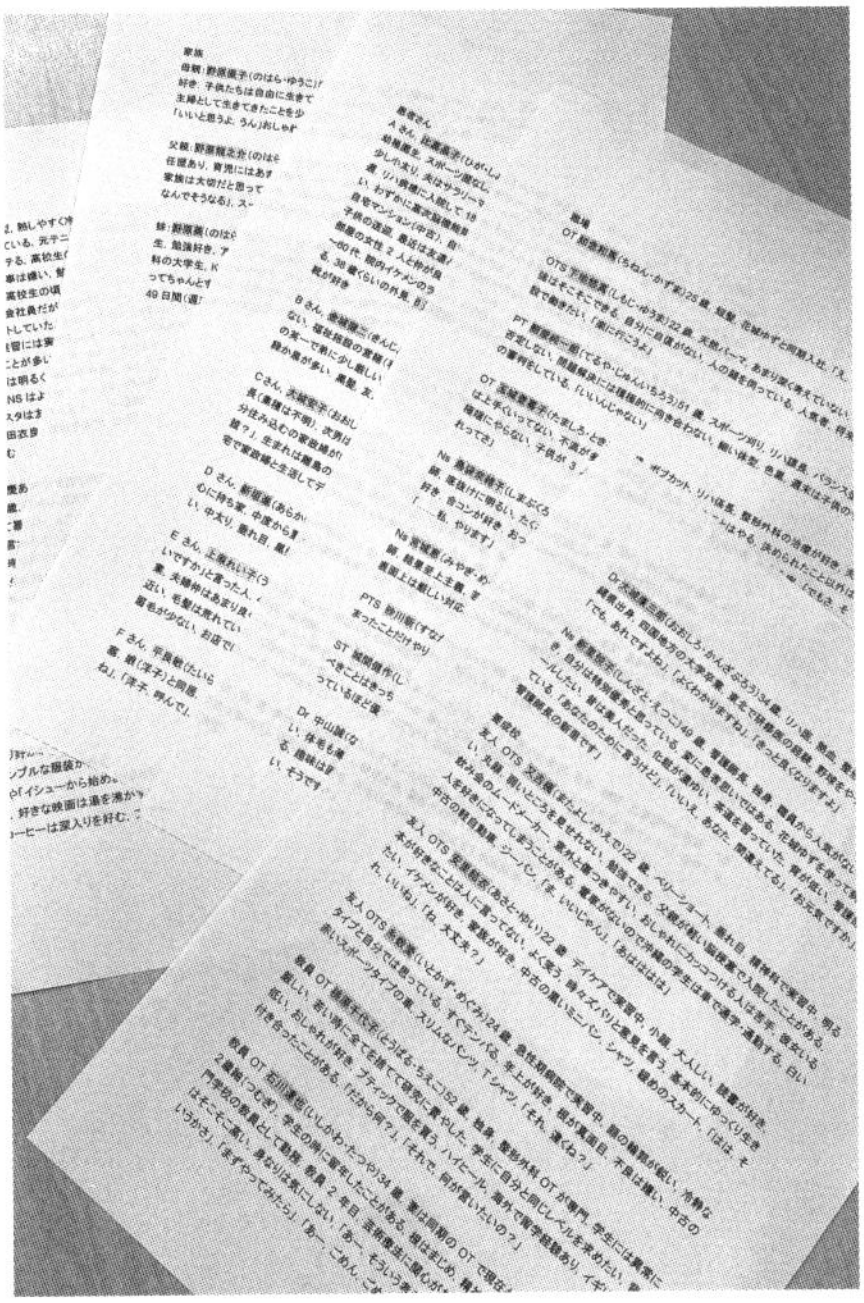

図　膨大なキャラ設定

例えば、野原の友人である又吉楓は、上記のように詳しいプロフィールが設定されていた。このようなキャラ設定が、他の友人や家族、職場の同僚など、本編には登場しないキャラだけで総勢22名に決められていた。

齋藤　いや、えんぴつさんは、かなり理解されていますよ。

えんぴつ　ありがとうございます。実は私の母が介護や看護助手の仕事を長い間しているので、「こういうマンガを描いているんだよ」と話してみたんです。そうしたら、「正解なんて、ないんやないやろか」と言われて、「そう！　『正解はない』っていうことを伝えるマンガなんだよ」って返しました（笑）。

上江洲　核心をついていますね。それで描いているうちにどんどんイメージできるようになったんですか？

えんぴつ　はい、描いているうちに、なんとなく……。いま、当たり前にできている「物を動かす」「絵を描く」といったことを不自由なくできること自体が、幸福を感じられることなんだなということにびっくりしました。そこに着目して療法として確立されているということにも驚きましたし、尊い仕事だなぁと思いました。

上江洲　すごく認知度が低いんですけどね（笑）。でも本書は一般の人が読んでも違和感ないじゃないですか。特にマンガの部分は。これを入り口にして作業療法を知る人が一人でも増えたらとっても嬉しいなと思います。

えんぴつ　中学校や高校の図書館にあったらいいですよね。

上江洲　それいいですね。マンガ部分だけでも読んでもらえればいいですね。専門的な用語も多少はあるけど、そこが理解できなくても流れとしては理解できると思います。実際、高校生の娘に読んでもらったら、作業療法士の仕事が初めて理解できたって言われたんです。

えんぴつ　えぇー！　すごいですね！

上江洲　「こんなこと、考える仕事なのね」って言われました。「えぇー、こんなに毎日一緒にいるのに？」と思いつつ……（笑）。

本当は方言のチェックをしてほしいって渡したんですけど（野原や花城のセリフを方言にする案もあった）、「なんか、没頭しちゃった」って、ただただ読んで「よくわかった」って言っていました。「じゃあ、高校生読めるじゃん」と思いましたよね。そんなふうに広がってくれたら嬉しいです。

絶対にわかるはずない

――本書の推しポイントを教えてください。

齋藤　ん～、たくさんあるので悩みますが……まず全体として、希望に向かっている感じがいいな、と思っています。悩みすぎてただ沈んでしまうと、「現場に出るのが怖い」ってなっちゃいますよね。野原の緊張感とか、誠実さとか、問題から逃げてないところがしっかり描かれている一方で、花城があたたかく支えていて……みたいな、その関係性がすごくいいなぁと思います。

あと、個人的に好きなのは、花城が「（患者さんの悩みは）私やあなたがイメージするよりも百倍重いの」と言うシーンです。あそこはけっこう刺さりましたよ。本当にその通りなので。たぶん、あれを面と向かって言える人はあまりいないよな、と思いながら読みました。

上江洲　なかなか直接は言えないよね。

齋藤　だけど、花城は頭の中を開示して、自分がどう悩んでいるのか、どう考えているのかとか、そうしたことを全部、野原にわかってもらえるように伝えているからこそ、あの言葉をやさしさとして受け取れるんだと思います。

えんぴつ　あの場面は、私が患者の立場だったら「患者が一番苦しんでいることを医療者に理解してもらえているのは救いになるだろうな」と思いながら描きました。

私は、このストーリーを読むことで、野原さん（学生）の気持ちにもなれるし、花城さん（指導者）の気持ちにもなれるし、上原さんたち（患者）の気持ちにもなれるようになっているところを推したいと思います。というのも、このマンガを描くまでは、町の中で杖をついて歩いている人を見たときに「この人はこの間まで杖をついていなかったかもしれない」と考えたことは、一度もなかったんですよね。なんというか、目の前のその人に人生があるということまで想像していなかったなぁというのが、大きな気づきでした。

そうした事実が、押しつけがましい形ではなくて、読んだ人に自然と気づいてもらえる表現になっているのが、すごいと思います。患者さんのご家族の立場もあるし、大城さんの息子さんが「治ってくれないと帰れないなー」と言って本当に困っているのも、「そうよねぇ」と思いました。

齋藤　そういうふうに受けとることができるえんぴつさんの感性が、すごいと思います。

えんぴつ　この気づきを得られたのは、「壮大な大城さん一家の物語にほんの一瞬かかわっただけ」という、花城さんのセリフのおかげです。その絵をどう描くか迷ったときに、患者さんとご家族の人生の脇に、小さく野原さんと花城さんがいる、というイメージが浮かんだんです。

花城みたいに悩みたい

えんぴつ　先生方もおっしゃっていたように、花城さんをモデルにがんばろうという新人さんが出てきたらいいなと思います。現実の世界だと、お手本にするには「この人、仕事はできるけどあまり好きになれないな」といった感情が邪魔したりすると思うんです（笑）。それが架空のキャラで表現できるのはいいアプローチだなと思いました。

上江洲　それは言い得て妙ですね。たしかに、お手本にするにはマンガのほうが受け入れやすい気がします。

僕からは「どこを読んでも届きますよ」ということを（先ほどの推しポイントとしても）ぜひお伝えしたいです。もちろん、ストーリーに沿って読み進めるほうが、対象者の変化や野原の成長を追えるわけですが、それぞれの話ごとに重要なポイントは完結しているので、ここが知りたいとか、ここが不安だというところから読み始めていただけるといいと思います。そうして、いろいろな人が抱えているモヤモヤを一緒に解決できたらいいですね。

齋藤　それは僕も強く思う。あと、「花城も悩んでいることがわかる」っていうことが非常に重要なポイントだと思います。学生の野原は、指導者の花城は悩まず迷いなく臨床をやっていると、最初は思っているじゃないですか。だけど、最後にわかったのは、花城は悩んでいないわけではなくて、自分の中の仮説をすべて壊してつくり直すという前提のもとで考えている。つまり、悩んでいないわけでも、迷っていないわけでもなくて「どう悩めばいいのかをわかっている」ということなんです。

この座談会のはじめのほうで、花城はヒーローみたいでカッコいいとは言ったものの、実は、この作品は完璧なヒーローがいるきれいな物語ではなくて、すごく生々しい現実が描かれています。花城はカッコいいし、しっかり導いてくれているんだけど、迷いがないところに導いてくれているわけではないんですよね。だから、この作品を通して「花城みたいに悩みたい」と思う人が増えてくれることを切に願っています。

（了）

索引

著者プロフィール

齋藤佑樹《さいとうゆうき》

作業療法士。学校法人北杜学園仙台青葉学院短期大学リハビリテーション学科作業療法学専攻 教授。1977年神奈川県生まれ。2000年4月，一般財団法人太田綜合病院附属太田熱海病院入職，回復期リハビリテーション病棟，通所リハビリテーション，訪問リハビリテーション，介護老人保健施設，介護療養型医療施設を経験する。その後，専門学校の教員，大学設置準備室を経て，2017年4月より現所属。

上江洲聖《うえずせい》

作業療法士。学校法人智帆学苑琉球リハビリテーション学院 作業療法学科 学科長代理。1977年東京都生まれ，沖縄県育ち。2001年4月，医療法人一灯の会沖縄中央病院精神科入職，沖縄赤十字病院回復期リハビリテーション病棟，琉球リハビリテーション学院を経験する。その後，日赤安謝福祉複合施設を経て，2022年1月より現所属。

作業療法の曖昧さを引き受けるということ

発　行　2023年10月15日　第1版第1刷©

著　者　齋藤佑樹・上江洲聖

発行者　株式会社　医学書院

代表取締役　金原　俊

〒113-8719　東京都文京区本郷1-28-23

電話　03-3817-5600(社内案内)

印刷・製本　三報社印刷

ISBN978-4-260-05057-9